中國近代中醫藥期刊彙編

第一輯

30

中西醫學報

上海辭書出版社

目録

中華民國三年八月出版

中西醫學報

第五年第一期

本期之目錄

本報全年十二冊本埠八角四分外埠九角六分上海
英大馬路泥城橋西首龍飛馬車行西間壁三十九號
丁福保醫寓發行

請看代乳粉哺養小孩之幸福

得賞洋壹萬圓

愛蘭漢百利公司所製代乳粉久為歐美各國所寶貴因其研究精細配製合宜確能替代人乳嬰兒食之易於長成西曆一千九百十二年十一月份在英國開考驗孩童體質會集嬰孩有十六萬四千八百人之多經國家醫生逐一考驗而獨以此孩為第

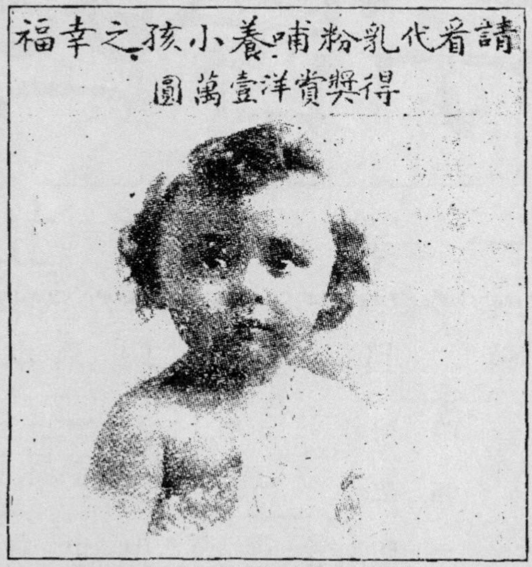

一蓋此孩自初生以至到會僅二十二個月歷用本公司之代乳粉養成體魄偉壯血脈清通竟能奪到頭標得賞洋一萬元洵屬難能可貴緣育嬰一道至為深奧設遇母乳缺乏喂養失宜必致不能養成完全之嬰孩惟本公司之代乳粉悉心研究與人乳最相似按年齡之大小而分重輕苟哺服得法小孩自然強壯自初生至三月服第一號三月至六月服第二號六月以後服第三號本公司鑒於育兒之難特印育兒寶鑑一書以便育兒之家得問津焉如荷函索本埠請寄郵費一分外埠二分半隨即將書郵奉諸君購用

各埠大藥房均有分售本總公司開設在英京倫敦林拔街今設分公司在上海北京路八號即郵政總局對門並售牛乳高咕粉各種魚肝油牛肉汁以及各種佳藥價目另有價表

愛蘭漢百利西藥公司謹啓

上海咪吔洋行經售各種良藥

謹啓者本行經理德國柏林哥努爾立德大藥廠各種原質以及藥丸藥片藥水等均備如蒙惠顧請移玉本行或通函接洽均可

○哥那生白濁丸○專治男女五淋白濁此藥屢經萬國醫士深加研究服之不但立能止濁且可益精健體

○信石化路多時○信石一物華人未敢用者因其含有毒質在西醫精於化學而有實行之研究不獨無害於人藉能治人身血氣受虧皮膚不潔筋絡不活等症

○固本壯陽片○此藥片乃德國名醫發明專治陽事不舉精神困倦服之立見奇效亦可開胃潤脾

○檀香白濁丸○此藥丸專治五淋白濁並能開胃益神固精健體屢經考驗其效如神本行實爲欲除此惡症起見非敢云牟利也

○金雞納霜藥片○本行向在德國柏林製造正牌金雞納霜藥片已有百餘年精益求精各國諸醫士均共認爲第一之上品其品質之佳妙功效之神速除瘧之靈驗誠衛生之要藥也

上海南四川路咪吔洋行謹識

函授花柳病學講習社招生廣告

世界愈文明。患花柳病者亦愈多。一患此病。求治正復不易。今仿實業函授學校之例。用通函教授法教授花柳病學。即以敝處所出之花柳病療法爲講義。另有極效之處方。倘講義中有疑義。可通函質問。將疑義摘錄一紙。註明出處及頁數。每一問後留空紙一行。以便就此註釋。後即以原紙寄還。期限以讀畢花柳病療法爲限。舉行通信試驗。及格者給予修業證書。但須行外科手術療法者。則不在函授範圍之內。入此函授講習社有二大利益。一凡患花柳病者。自能依法治療。無須求治於醫師。其藥物可向敝處函購。一凡對於患花柳病者。可以代爲治療。必有奇效。一舉兩得。莫善於此。學費三元。講義費五角。學費講義費於報名時須一律繳清。報名時須將姓名字號年歲籍貫職業及現在通信處詳細示知。報名處在上海英大馬路泥城橋西首龍飛西間壁三十九號丁福保醫寓　丁福保謹啟

中西醫學報緊要啟事

啟者。敝報自刊行以來。銷數日增。內容力求完美。第一人之心思有限。擬設徵文一項。以收廣益集思之效。如蒙海內諸名士以關於醫學上之論說學說等見貺者。一經刊登。當酌贈書報以酬高誼。望不吝珠玉。時錫瑤章。以交換智識而改良醫學。是所盼禱。惟原稿刊與不刊。恕不寄還。再閱報諸君。前定敝報至第四年第十二期者。刻已屆期。後尚希惠資續訂。以便照寄。　中西醫學報編輯部謹啟

收買舊書

敝局擬收買經史子集各種舊書。閱報諸君。如願將此項書籍出售者。請將書名刻版人名印刷年月價目紙質冊數詳細示知。或將第一冊從郵局掛號寄下亦可。回件寄上海英大馬路泥城橋西首龍飛西間壁三十九號醫學書局

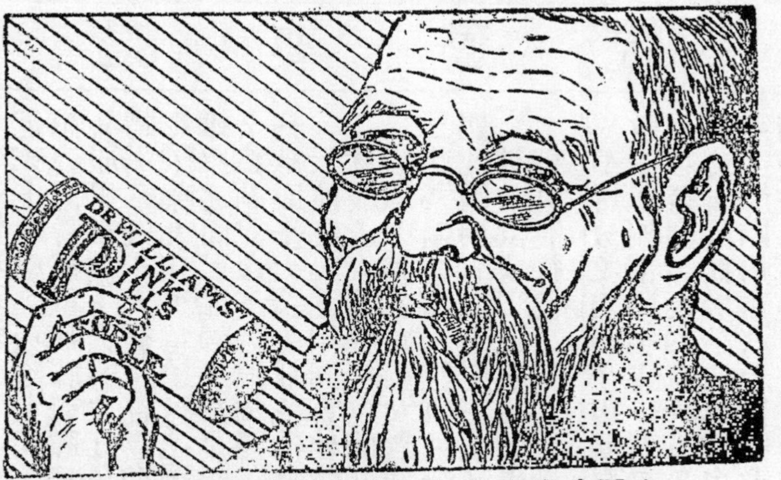

晚年妙訣

大抵晚年之人若得血氣充足常覺年輕廿載欲得身體康壯年老勿衰非有血氣充足不可故韋廉士大醫生紅色補丸往往中年以後服之能得晚年長享康樂也　福建沈立凡君係民國陸軍第十四師司令部秘書官前清孝廉方正曾服紅色補丸不覺年老者之一也其來函云鄙人老矣年事漸增而精力不稍衰肌肉加豐確係常服章廉士大醫生紅色補丸之功效也夫一家之人常服此丸能使老者勿衰弱者轉强苟一國之人常服此丸可一躍而爲世界强國矣章廉士大醫生紅色補丸有反弱爲强之功因其能生新血使有力之新血直達於腦補益全體得享康健安樂也已曾治愈諸慮百損　全體乏力　胃不消化　血薄氣衰　房事無能　瘋溼骨痛以及婦科各症請試購一瓶購時留心切勿誤購他藥因欺詐之商店或云此藥與韋廉士紅色補丸相同切勿輕信因無有他藥可能如章廉士紅色補丸之功力能可返老還童轉弱爲强也此丸中國各處之經售西藥者均有出售或直向上海四川路八十四號韋廉士醫生藥局函購每一瓶大洋一元五角每六瓶大洋八元無論遠近郵費一律在內

最要警告

保安大衆

近來上海馳名火險公司副經理某君乃商界之偉人也被奸商所欺矇彼曾患瘋濕骨痛重症膝蓋腫痛其痛連足骨繼及脊樑有友人見其如此慘苦勸其服用韋廉士大醫生紅色補丸以冀亦若他友之獲愈也不料遣人向商店購辦韋廉士大醫生紅色補丸該店因祇顧厚利即以紅色補丸名目相同之影戤藥丸相混售與之數瓶誤購之藥丸服完之後非但無濟於事而病反加劇細察之而已貽誤矣於是亟購眞正韋廉士大醫生紅色補丸服之始得十分全愈請記以下數端爲要

一　韋廉士大醫生紅色補丸係韋廉士大醫生藥局獨得之秘方故凡商店如云他藥與之相同實相欺也因彼等何由而知敝局之秘方耶

二　韋廉士大醫生紅色補丸通行歐洲美洲非洲澳洲已歷二十餘年且已曾治愈中華各處男女老幼數萬人矣

三　此丸適合華人體質並無嗎啡鴉片等類各種上癮之雜質以害身體也

四　凡購藥者宜立定主意必求自己之康健勿聽讒言所惑即如商店云此與彼無異或曰此實相同也等語請勿聽必要購用眞正韋廉士大醫生紅色補丸而後已

不費分文可得小書閱之大有趣味

敝局新編精美小書一卷名曰遊歷溯源五彩畫圖封面內有天下最緊要名勝圖甚多特備此劵請塡寫姓名住址剪下寄至上海四川路八十四號韋廉士醫生藥局原班寄奉不取分文

住址…………

姓名…………

此劵從何報剪下…………

請將此劵貼於明信片上寄來可也

中西醫學會課社啟事一

本社第一次會課題限期短促致遠地同志
諸君雖有佳作不及郵寄抱歉實深後當
延長期限以期不負　諸君之雅意

中西醫學會課社啟事二

本社第一次會課題內有主攻補者一句補
字原係代字被手民誤入補字特此更正

中西醫學會課社啟事三

本社現蒙丁仲祜先生慨助書籍多種作每
次會課前列　諸君之贈品祗領之下書此
鳴謝

中西醫學會課社第一次會課揭曉

◉第一題超等三名　郁
瑞　何夢齡　丁自申◉特
等三名　馬廷榦　談仁齡　涂德基◉一等六名　楊廷燐　于書麒　朱宗燻
張德威　朱玉鳴　張仲仁◉第二題超等一名　韓雲鶴◉特等三名　熊鳴
旭　韓　溥　傳　然◉一等四名　于書麒　張仲仁　張德威　沈詠霓
以上前列　諸君本社略有贈品當付郵寄上所有第一次課藝先行刊登一藝後

當陸續刊登中西醫學報特此奉告

中西醫學會課社第二次會課題

◉第一題　疫痧喉三症前賢議論頗多有專論疫論痧論喉者有論疫痧合併疫喉合併喉痧合併者議論紛紜莫衷一是醫學家當以何者爲宗試合論諸家之得失以定診治之從違◉第二題　水銀及沃度均爲治療黴毒之特效藥然醫家慣例於第一二期每多用水銀劑於第三期則專用沃度劑試詳述其功用及其用途之不同

以上二題作一題卽爲完卷全作者聽卷式須歸一律每頁十二行每行二十字字須端正陽曆十月中截止卷寄上海英大馬路泥城橋西首龍飛西間壁醫學書局交陳治愚收或寄上海鐵馬路圖南里五百四十七號張寓交陳治愚收

陳邦賢啟事

啟者邦賢前因事返里繼來滬上復患加答兒性結膜炎致醫史研究會及中西醫學會課社消息不能如期揭登卽遠近同志諸君惠函亦不能卽時裁覆殊深歉仄現目患已漸就痊可後如蒙　賜教當隨時答覆不誤

偉人修養錄

人當少年時代。心志未定。知識未充。雖有長者之訓誨。若無良書之誘導。以養成其高尚偉大之志。往往蕩檢踰閑。漸入於小人之域。江陰徐君。慨焉惜之。乃迻譯日本菅綠蔭氏所編之偉人修養錄。以餉吾青年。書凡三編。曰立志編。詳述吾人立志之必要。曰處世編。詳述處世之要訣。曰健康編。詳述健康之要道。各編語語切要。足爲成大事立大業者之模範。而學生又當奉爲圭臬也。　每部三角

西洋古格言

吾國先哲之格言夥矣。而泰西之格言無聞焉。江陰徐君譯西洋古格言。共分三十五章。漢文列於上。西文列於下。薈萃各國之精理名言於一編。誠洋洋乎大觀也。欲研究泰西之道德及古今之風俗者。不可不讀此書。而學西文者。又可以此爲自修參攷之資。　每部五角

改良風俗教科書

編者欲改革舊社會之種種腐敗。欲造成新社會之良善習慣。故編此書。凡飲食、言語、吐痰、便溺等薄物細故。以及地方自治公德私德諸大端。皆言之綦詳。欲養成學生之新道德者。不可不以此書爲圭臬。　每部二角

高等修身教科書

修身書頗難編輯。非膚即陋。是書采周季秦漢之粹言。不雜漢後一語。杜撰語錄之譏。庶幾免矣。至於文詞之短峭雄傑。雖懸諸國門。曾不能損其一字。並作文料之敎資。諒亦無愧。　每部一角

延壽新法序

僕慚謭陋。未足以言撰述。回溯十稔前。藐躬多病。藥石寡靈。不得不攷求衞生。棄羶葷。甘素食。愼起居。吸清空。力行不倦。厥體漸癯。而持之益篤。其時輒遭揶揄。詢以何徒自苦。僕惟向道。不惑人言。久之見夙疾頓蠲。精神日勝。步履無異少年。訕笑羣息。又久之見兩鬢復黑。乃奇而訝焉。由是多就余問還童術。曾否著書。爰答以祇改良飲食。研究衞生而已。非有秘密良方也。然鄙意善與人同。惟願咸躋壽域。曩宦京華。每以肉食無益。不如蔬筍之味得清眞。爲養生者所引導。解組後。在滬開衞生會。月必兩集。爲同志之講求。又創設愼食衞生館。專備素庖。俾開風氣。惟世人多嗜肥甘。罕趨淡泊。衆擎未協。鼎力難伸。凡事改移風俗。中外皆稱棘手。由孔孟而徵諸各教祖。目睹成效。力瘁心勞。古今同憾。僕何人斯。詎敢希蹤往哲。惟一片苦心。欲世無疾苦而已。今春滬瀆閒居。

罕接塵鞅。成此十三章。就平日之所知。貢俚言之易解。或徵中外前哲之書。或采泰西新獲之理。或從博士討論而得其眞相。或自醫家領悟而究其實情。且非身歷其境。而驗厥功效者。不敢筆之於書。以告閱者。幸勿薄爲淺俚。并謂粗舉大略。而患行之不獲其全也。如謂事涉繁瑣。諉以廢時失事。則試行一二。亦睹微效。僕有一言奉勸。無論政界商界人生事業。自非體魄强健。生命延長。不克竟其事功。苟信之無疑。持之毅力。隨時隨地。皆可作爲課程。蓋人非不能爲。只患不肯爲耳。况衞生一節。卽在起居飲食之中。頤養天和。各適其適。何人不可行。何時不可行。眼前之原理。切己之要圖。而可委之不知不識耶。願閱者細思而審擇焉。則區區之誠。不徒自慶也。甲寅孟春新會伍廷芳書於觀渡廬

延壽新法序

司馬遷言。老子修道養壽。莊周之書。亦謂養生以盡年。夫年壽天也。而所以養之者人也。得其養則純固康强。失其養則有札瘥夭昏之患。此理之常也。昇仙不死之說。其事誕欺而不經。至於導氣攝生。吐故納新。使人心體安舒。形神和暢。其極足以還年而却老。雖謂之仙可矣。新會伍秩庸先生。溫良質直。博通中外之故。與予同官京朝時。交好最洽。每聞其論衛生之旨。在甘素食。愼起居。日夜噓吸清空之氣。予心善其言。而未能行也。別後十餘年。相見於滬上。而先生神采矍鑠倍曩時。耳目聰明。鬚髮益蒼黑。齒牢健啖。登樓超級以上。足輕舉如飛。行年踰七十。望之若四十許人。問何以然。則曰吾衛生之效如此。吾不欲自私。他日當著一編。以公諸世。願天下人共躋仁壽之域也。頃之書成。名曰延壽新法。舉以示予。則昔之所聞於先生者。一一在焉。而言之特詳且密。無幽渺怪迂之術。無矯揉鹵莽之弊。其理明顯而易知。其事平易而可行。其於歐美習尙。飲食衣服之間。亦復析言其得失。蓋先生惟善之從而已。不囿於中。亦不徇於西。又豈獨衞生一端云爾哉。讀是書者。苟深信而篤行之。持之以不息。康寧和樂。其應殆可操劵。是則先生與人爲善之意也夫。湘西瞿鴻禨

論體育之功效

萬靑選　偉卿

此余前作山都小史之末一段按語也。山都爲近世之大體育家。其得以有此不可思議之偉大體力者。悉由於注重體育而來。練習體育法。能收强身却病之效。此篇有關於體育。故摘錄之。而標其題曰論體育之功效。內略載山都之事實。欲知其詳。請購讀丁仲祜先生譯述之實驗却病法內所載之山都小史可也。

體育之於人身。猶德育智育之於人心。體育重要之關係。在養成發育完全之體質。又在力挽尙文輕武之頽風。丁此弱肉强食。有强權無公理之時代。國家之强弱。視國民之强弱爲正比例。國民而强。其國自不至患弱。國民而弱。其國又焉能獨强。此說固非一人之私見。而實爲世界所共認。前日本人有嘉納者。學武術於我中國。洎學成歸國後。設講習所於國中。以徧敎其國人。名曰柔術。數年之間。普及於海陸各軍。後日俄之戰。日遂有以勝俄。遽一躍而成爲世界上之强國。非由其國民之練習武術。不致此。近年則英國且有人學武術於日本。武術價値之寶貴。卽此已可見一斑。昔華盛頓八年血戰。還我自由。智耶兒城下。請盟依然獨立。瑞西片壤。荷蘭小國。形勢雖孱。至今無恙。者實無一不歸功於武力。彼波蘭之裂。埃及之亡。已入沈淪之劫。不乏悲憤之士。徒以

論體育之功效

二

民習既懦國風非俠以致先亡耳亞洲諸國其猶號稱獨立者大者爲土耳其小者爲廓爾廓亦皆以武力自存朝鮮不然卒演出滅亡之慘劇此爲天演之公理而要均足引爲前車之殷鑒我中國土地之廣於地球上各國雖居第三而人口之繁則爲各國所不及試就我中國各省之民俗而論關西之民世代尚武蒙滿之悍部以及打狌索倫諸族皆我之苛薩克也北數省之民氣質剛勁冒刃不悔餘如贛閩廣屬械鬬之鄉如皖屬之鳳潁如蘇屬之徐海民皆有強悍之性質如湖南之常德寶慶如川東其武俠之風俗則千年未改茍能卽其性之所近迎機而善導之俾知體育之爲重要而納入於體育法範圍之中專致力於體育一項且由此而漸普及於全國則我中國行將不失爲強國一旦有事奚難與二十世紀東西民族以鐵火相見以血肉相搏雖然此特自其廣義上言之耳而自其狹義上言之則可以保身可以保家幷可以却病體育法之用大矣體育法之效偉焉蓋人之體力惟人能自養成之欲養成體力則非練習體育法不爲功所謂體育法者固宜於少壯之人而又宜於中年之人至於婦人女子亦可練習今以德國著名強有力者之大體育家如山都其人者初非生而卽有此過人之體力而特以工夫鍛鍊之有素遂成爲世界上第一強有力者之偉人雖舉天下

之廣人類之多恐無有能與之角力恆見世之大力之人能以隻手舉極重之物而從容闊步或積數米袋於其腹上以作此種種大力之舉動人見之驟疑其體力之偉非復人間所有但若此類者全恃其天禀之氣質具此偉力而至其自工夫上以鍛練而養成者則吾見亦罕惟山都則否幼年體質極孱弱年十歲猶不識體力為何物後雖入體操傳習所初亦不甚見效至年十八歲始知發育身體斷在解剖學之研究以此而定運動之表準追練習既久始得有此發達之筋肉而具拔山舉鼎之偉力到處演技廣設體育學校更能於前數年間勝薩模松勝獅子至今則聲名徧於全球鮮有不知山都為強有力者之大體育家若是則體育法固足以養成其體力而體力之所以養成則貴於練習之際當灌注精神於所運用之處捐棄雜念不以鴻鵠紛擾其心造其極能使全體皆受精神上之指揮即安坐時亦可以心力運動筋肉而發育之力與心同時運用故筋肉能日即於發達彼勞力之徒終日從事於勞動意其體力必有偉大之希望而卒未見其有何等之體力者則以力與心不能同時運用之弊舉凡練習體育法之人務以力矯此弊為最緊要況體育與德育智育三者並重體力而既養成以之禦暴自衛則可以之恃力淩人則不可否則體力過人適以之為好勇鬬很之一

助夫何貴乎有此體育法者所以練習體育法之人必須先使其知人格之至爲高尚而陶淑其性情意氣革除其好名爭勝之心以歸於矜平而躁釋此實爲練習體育法者主要之關鍵若養成體力而身體强壯則其所生之子女身體必堅實無疑此又爲練習體育法者影響及於强種之確證迺者對於武術之事有多數之人知其爲强國之要素而竭力提倡各處設立體操傳習所或設立拳術練習所則我中國之武術似已知注重於今日而後日武術之必將盛行直意計中事事理甚明初無待於蓍蔡而練習體育法者其有關於武術上者甚鉅要亦武術中之一部分也靜觀時局默察將來特本其見垣之眼光以發爲穿札之快論我中國四百兆二百六十八萬之同胞其有聞之而蹶然以起奮然以興遠追斯巴達尚武之前烈近步日本武士道之後塵而注意於體力之養成不肯使山都一人獨專美於前則所謂强身也强種也强國也其道悉於是乎在矣

論中毒

萬青選 偉卿

中毒者何即基因於受化學的物質之作用以致障礙健康或喪失其生命之謂也藥物中毒之症狀有急性中毒與慢性中毒之二大別一時輸入足以傷害身體之多量毒物於體內者稱之爲急性中毒症有輸入不足以傷害身體之少量毒物於體內久之而於組織發病的症狀者稱之爲慢性中毒症此種之有毒物質非常繁多均能使人中毒而起中毒症狀欲悉數之則更僕難終但自古迄今一般之學者及世人皆概稱之爲毒物以區別於其他之化學的物質雖其所服用者僅爲少量亦足以使人障礙健康或喪失其生命在法律上之所稱爲毒物者必以其少量之有毒物質輸入於其人之體內致器械的溫熱的作用有異使人障礙健康或喪失其生命始謂之中毒故於法律上之中毒死者即曰基因於如此有毒物質之作用而致死約言之即以何種毒物致死則謂之中何種毒物死也由此觀之以法律上毒物之意義與毒物學上之意義互相比較則法律上毒物之意義覺稍爲狹隘茲試自廣義上以言之凡其對於化學的物質有能障礙健康或喪失其生命者初不必問其所施用之分量之如何要皆以毒物稱之試約舉數例以爲之證明例如人類生活於第三星球中酸素爲吾

論中毒

人所須臾不可缺乏以其於吾人有極重要之關係也然苟吾人吸入過多之酸素時則其呼吸中樞之興奮性往往因之而減衰而其時呼吸遂不免於停止又如重炭酸那篤僧謨於藥物中爲最普通之藥物然此藥物而如濫用則其胃腸勢必至於有所妨害不特此也有如硝酸加僧謨不服用其過多之分量固不至中毒而起中毒症狀至如白砒石之服用雖僅服用其少量即不免於起中毒且不獨其能起中毒而已而又能起劇烈之中毒症狀故無論如何不必於其有障礙健康或喪失其生命之眞毒物始得以稱之爲毒物即僅其備有一定之要件者亦得以稱之爲毒物此時對於硝酸加僧謨之藥物欲不謂之爲一種毒物在其可得耶在硝酸加僧謨所施用之分量及其作用與白砒石雖有不同之點而其均能起中毒症狀則初無不同之點洵若此也在人之爲一種極端之議論者往往謂世間之物質皆得以毒物稱之於此種極端之議論而爲之普通解釋即於其各種之化學的物質雖所施用者而爲少量其足以使人障礙健康或喪失其生命者概稱之爲毒物至其作用之如何則又恆隨其施用物質之狀態與其施用毒物量之多少以及其施用毒物之方法並各人之個人的性質而有不同者也

吾國醫家學派自金元以後始分門戶有主寒涼者有主溫補者有主滋陰者有主攻伐者有信古者有趨時者前清醫學家頗不乏人試詳敘各醫家學派之變遷及流弊

郁瑞

上古神農氏以一藥治一病至內經立君臣佐使之法乃始有方焉周有長桑扁鵲漢有陽慶倉公皆世所稱神於醫者然皆禁方傳授不輕示人故世人無由取法雖史遷作扁倉列傳其說近怪未敢深信逮漢季張仲景集各家之經方作傷寒金匱二書於是醫學遂有所宗但其時天下擾亂舊帙散失賴晉王叔和搜采遺書重爲編次使後人得復見仲景之書不可謂非叔和之力也唐孫眞人王燾又采漢晉六朝諸名醫方作千金外臺二書博大精深爲世所重自局方以後務在便易喜用溫燥古法蕩然此醫學之一大變也雖有嚴用和許叔微輩接踵而起然終不敢闢局方也及金張子和劉守眞出始毅然力反其法張以人之病也皆本於邪故用汗吐下三法以攻邪邪去則正氣自安劉以內經病機十九條屬火者多且見溫燥之弊故以寒涼瀉火立論然局方之弊雖得漸去而攻瀉之弊又復叢生東垣本元素之學處張劉之後以世人於內傷外感兩症混同論治又以脾胃爲水穀之海氣血之源淸陽之氣賁乎上升因作

內外傷辨脾胃論等書大旨以補中升陽爲主丹溪晚出見局方之弊未盡去因著局方發揮以闢之又以張子和法爲不可盡信因作攻擊注論以辨之惟東垣之法雖稱王道但陽氣既升陰分必虧自當以滋陰清火爲務後人以四家之法各不相同遂稱爲四派其實皆補偏救弊之良法也明嘉靖時吳人薛立齋爲太醫院使所治皆膏粱之病不勝攻伐乃以四君六君歸脾補中逍遙六味等十餘方爲治病之利器趙養葵高鼓峰輩從而和之幾若十餘方可以治盡萬病宜乎爲徐洄溪所砭也會稽張景岳者才大學博見世人喜用寒涼攻伐陽氣乃歸咎於劉朱而創溫補之法然觀其傳忠錄有云以丹溪補陰之說謬故不得不爲此反言可見陽常不足之論乃所以矯陽常有餘之說亦不得已而爲之也金壇王肯堂之作證治準繩也搜羅宏富議論和平可師可法雲間李氏之作醫宗必讀也書僅五卷而藏象脈法藥性病症治法醫案咸備遂開簡便之門而醫學從此尤卑矣喻嘉言生於明季當衆派紛紜醫道湮沒之時而能與方中行獨尊仲景闡發至理使後人知崇經學是又不可謂非方喻之力也前清醫學最爲昌明而又以吾吳爲最著自張路玉之後葉薛徐尤相繼而起葉之春溫病論薛之溼熱條辨徐之八種尤之金匱皆爲不磨之作但徐爲信古葉乃趨時他如錢

塘之張隱菴高士宗慈溪之柯韻伯長樂之陳脩園並爲信古而淮陰之吳鞠通海昌之王孟英丹陽之林佩琴皆屬趨時以上所述各家分爲各派各立門戶互相攻擊是以天士有景岳發揮之刻脩園有新方八陣之砭而盧谷孟英輩亦羣起而與景岳爲難溫補一派已立於失敗之地至於黃坤載之八種陳遠公之秘錄則又各有瑕疵之可指摘不足爲醫家法也茲試更進而言之西醫之興始自合信氏其後嘉約翰輩相繼而起譯本日多降至今日乃分爲守舊與維新兩大派守舊派者以尊經闢西爲主旨維新派者以斥經崇西爲目的此又醫學之一大變也醫學家既分爲守舊與維新兩大派遂爭意見而不爭是非各是其所是各非其所非所謂非交訌日益劇烈而靡有已時不特此也在守舊派輒自詡爲純正而詆維新派爲浮夸在維新派輒自詡爲開通而詆守舊派爲頑固守舊派之所主張與維新派之所主張截然不同職是之故守舊派與維新派之意見日深其兩不相容之勢如冰炭之不能並貯一器如南北之不能並居一地如晝夜之不能並見一時焉然近有謂守舊派之失在空虛維新派之失在呆滯而倡混和之說者是實爲醫家學派變遷之動機曠觀時局特未知將來吾國醫家學派之變遷及流弊較今日又將何如耳

語不離宗言皆有物松風水月詎能比其清華仙露明珠未必有斯朗潤知於此道三折肱矣陳治愚僭評

淋漓酣暢多斬釘截鐵之言流利輕圓無帶水拖泥之弊斷非率爾操觚者所能望其項背萬叔豪僭評

慮周藻密調熟機圓正如初寫黃庭恰到好處此等文字非斲輪老手而具有眞實工夫者不辦孫祖烈僭評

中熱病之症狀及治法

萬鈞 叔豪

中熱病者。體溫之昇騰與放散。失其調節。以致體溫驟然昇騰。起危險之全身障礙之謂也。而其時日光之直射。於原因上初無甚大之關係。原中熱病之所由起。最多者爲夏日長途行軍之軍隊。而其次則爲農夫、水夫等。當盛夏之時。如勞働過度。則體溫驟然昇騰。設其時體溫之放散而有所妨礙。溫遂蓄積於體內。而起所謂中熱病。夏日無風而炎熱過甚之際。以及身體密着狹窄之衣服而有妨汗之蒸發時。起中熱病最多。凡基因於體溫之上昇而致死者。謂之熱射死。就熱射死而論。以軀體肥大之人而與强壯健康之人。互相比較。則軀體肥大之人。較諸强壯健康之人。其熱射死尤爲易易。然如火夫每日接近於過高之熱度。而此等火夫。對於過高之熱度。一若能無所畏懼。絕不慮及此過高之熱度。於身體上之健康有所妨礙。非以其有漸次習慣之性質。焉能若是。例如彼南洋各島地方之一般勞働家。亦以其有漸次習慣之性質。故能不畏熱也。罹中熱病之患者。最初時呈輕度之鬱抑狀態。而其後起重篤之症狀。幾與日射病相等。而至於不能區別。但中熱病所起之障礙。多現於中樞神經。先起意識溷濁、四肢痙攣、譫語、幻視、幻聽、大便失禁等之諸症狀。陷於虛脫顏面初呈黯赤色而浮腫。後則蒼白冷却，四肢亦多厥冷。惟軀體之皮膚。溫暖而乾燥。呼吸短促不正。脈搏細數結代。其時肛門內之體溫。自四十一度至四十二度或四十四度。重症之患者。原於心臟衰弱及肺水腫而不克保其生命。更有腦之刺戟症狀。忽焉停止。諸症一時呈輕快之現象。後卒死亡於中樞神經之痲痺以此觀之。中熱病之豫後。大抵不良。但如其脈搏强實。能營深息。皮膚溫暖而滓潤。患者漸漸醒覺。尚可保其無喪失生命之虞。據周謨氏之說謂中熱病治愈以後。多不免仍罹心臟之疾患。(增大衰弱及瓣膜異常)要之對於中熱病。必須先講豫防法約言之。卽如夏日炎天之勞働家及長途行軍之軍隊等。身體上所着之衣服。務取其適當。忌暴食暴飲。宜納涼於樹陰之下。飲用清涼之水。此則所急宜注意者也。既發中熱病後之治法。先將其衣服脫除。灌溉冷水於全身。并用冷滓布以被覆之。冷却過熱之身體。呼吸不利之時。宜行人工呼吸法。其人而缺乏水分者。宜灌注水於腸內。行食鹽水之皮下或靜脈內注入法。患者而猶能嚥下食物。則以冷水令患者飲用如患者有虛脫之現象時。可行依的兒或羯布兒(羯布兒一作羯布羅、卽樟腦、一名潮腦、一名片腦、又名樟冰)之皮下注射。內服藥之最佳者為規尼涅(規尼涅卽金雞納精、博醫會作貴林)此藥實能收卓效。

夏日之衛生談

各種疾病含有傳染性質者。大概係一種微小蟲類爲多。夏日天氣酷熱之際。此種小蟲。發現獨盛。考近日醫家新論。謂暑氣及蟲類、微生菌三者。於夏日衛生。關係最巨。不若天寒地凍。蟲豸之屬。皆蟄藏不出。故疾病蔓延較少。當天氣漸熱。各種蟲豸。蠕蠕而出。生殖之繁。每以數百萬計。可知暑日即我人極危險之時也。苟非豫爲防禦。受害何可言喻。茲將防禦之法略述之於下。

(一)飲食　夏日飲食宜略減少。不宜多食油膩類食物。常須更易菜蔬。最爲合宜。肉食當減少。不覺飢餓。不可進食。未飢時宜使腸胃休息。勿令過勞。即進食時亦不宜過多。且吾人不但宜慎選食物之種類。又宜留心食品之潔淨與否。店鋪所售之肉類。大都經蚊蠅之屬。飛集於上。即遺有無數之微生蟲。又如不煮熟而食。必於衛生大有關礙。間或傳染傷寒諸瘟疫種種危險症狀。天時最熱之日。宜慎食各種果實。如葡萄、香蕉之類。恐所附之微生蟲。最易傳染霍亂等症。暑熱、蚊蠅、微菌。此三者。實吾人夏日之大敵也。

(二)運動　運動身體。亦係衛生之善法。若冬從事操習。夏日一至。即行放棄。殊非衛生家所宜如此。要知人在夏天。更宜操練。俾得汗孔勿令閉塞。且人在夏時。飲食或較多。運動之能助消化力。不致有食積之病。如少運動人必疲乏。且生活力亦必減少。易受外界種種病症。

蟲豸之類。蚊蠅爲害最大。卽如黃熱症之類。亦係蚊蟲所遺傳。每年因此而殞命者。不知凡幾。欲滅除蚊蠅。其時卽在四五月之間。此時滅除一蠅。至八月時可少千蠅。因此種蟲豸。生殖速而多。欲除後患。不可不在此時豫防之。以上所述。凡衞生家所急宜注意者也。

他種新鮮之食物。傳染病氣。既廣且烈。靜言思之。豈不寒心歟。庫勃氏嘗實驗種種之黴菌。雖通過種種之蠅之腹中。皆毫無變化。而排洩於體外。故其排洩之黴菌。外出後。立能繁殖。胞子亦然。雖食物在蠅腹中。遇消化液而已經變化。獨胞子完全生存。毫不損傷其原形。亦可畏矣。(下章傳染病中更詳述之)蠅體有毒。吾人誤入之。則吐瀉而發病氣。其頭部尤毒。食之者。恒發痛。俗以夏日吐瀉。或由於嚥下蒼蠅脚。非無因也。

第三章　家蠅之傳播病源體

家蠅爲惡疫病源體之傳播者。又裝假面而爲人類之暗殺者。此種社會。怨歎之聲。十數年來。時聞於世界各國。近且就事實上一一徵實之。至確無誤。實惡疫豫防法之一大進步。所以增進人類之幸福者。效力至偉大也。揆其起源。當自一八九八年美西戰爭以來。始引起世人之注意。更前於此者。則爲一八六九年。倫般脫氏曾自行實驗。倡論家蠅及蒼蠅之一種。能傳播家畜之惡性膿瘍症。又一八七一年。亞惠普里氏曾確證家蠅能傳播人畜傷口所出之毒液於各方。是年又有賴伊者氏。曾證明北美內亂之際。所患之壞疽創瘍。實爲家蠅。而自甲傳乙。自乙傳丙。更前則一八八年。賴惠倫氏亦報告結膜炎之傳染性分泌物。附着於家蠅之吻與足。而感染他人。由此觀之。是家

說蠅

十

蠅傳播病源體之事實。自昔早已發見。惟非惹世人之注目耳。病源體如何傳播者歟。欲明蠅類傳播病源體之方法。不可不覆述其口器之構造。凡蠅類之口器。構造各異。攝取食物之方法。亦從而不同。如刺蠅之口器。錐形而中空。略如醫生所用之注射鍼。能刺人畜之皮膚。而吸其血液。家蠅之口器。爲吻狀。祇適於舐取液汁。不能螫物而吸收。故刺蠅於刺食血液時。善以家畜所常有之悪性膿瘍病源體。隨血液同時吸收。迨更刺他種無病之家畜。卽注入此病源體於是體中。殆無異於蚊之傳播瘧病種子。至家蠅則善於傳播病者排洩於體外之病源體者也。蓋家蠅之習性與構造。最適於此種目的。當人畜之病源體。隨糞尿與喀痰而排出體外時。却爲家蠅所深嗜而酷好者。立時羣集此齷齪物上。與病源體相接觸。其舐取食物之口吻及體部。與足部叢生之剛毛。實爲附着病源體最適當之構造。雖吻端之管孔。細密如篩形。而以病源體之纖細。固猶能自由通過。入於口腔者也。

有此習性與構造之家蠅。藉以傳播病源體之方法有二。一卽附着於體之表面。而爲之運送。一則吸食口中。(或直卽吸取食物或洗刷體部舐入口中詳前章習性中)通過消化管。隨糞便排出。散布於各處。或旣入嗉囊而再返至口中。隨唾液吐出。散布於各處。病源體既如斯傳播。則其微生物之附着於蠅體者。果多至若干歟。又微生物之數及種類。果由於家蠅往來之場所而不同者歟。據肖叔氏之實驗。可以知其一斑。氏曾於一九零八年。捕三類之蠅而實驗之。(一)居於普通之房屋中者。(二)在戶外者。(三)在垃圾箱內者。各使之行過寒天培養基上。乃保持此寒天培養基於適當之溫度。經四日後驗之。則第一類蠅行過之培養基。得有二十五個之裂殖菌(拔克台利亞)集團與六個之菌類集團。第二類之培養基。得四十六個之拔克台利亞集團與七個之菌類集團。第三類之培養基得一百六十個之拔克台利亞集團與十個之菌類集團。此種試驗。不過令蠅脚徑行於培養基之表面而已。僅屬附着於家蠅全身之微生物之一小部分。固不待言。然所有之微生物。已如此其衆。則家蠅搬運微生物之繁多。亦可想見。又家蠅自他處來者。微生物較多。亦可徵明矣。

家蠅足部之黏着病菌。可設淺近之事喩之。今如有作苦工者。足登草履。陷入泥濘中。及其拔出。而水泥已如塗塗附。表裏皆是。

自是而行。經門汀路上。或復升堂入室。則足印重重。徧地殆滿。每一足印所印之泥斑。實無異於蠅足之行於培養基上。或飲食物上。而留着多數之病菌。其數之多。不難想見。

微生物之通過消化器而排出者。與一經嚥下而再自口中吐出者。依然生存。而保有發病之能力。亦既就種種之病源體實驗之。所得之結果。誠足以證明其確實。又此類微生物在家蠅消化管內及其糞便內。能持續生活至於若干日歟。亦已有事實可徵。當於下文分類詳述之。

家蠅吸食病菌之狀況。可以鯨魚之吞取食物喻之。蓋鯨魚之口之有鬚。猶之蠅口之有篩狀細孔。鯨魚張口茹吞。細小之魚類。隨水而盡入口中。無異於病菌之通過篩孔。而入蠅之口腔也。病菌吸入之數。不綦多歟。

窒扶斯之傳播　家蠅之傳播窒扶斯病。(腸窒扶斯卽俗稱之傷寒病)所以顯然惹起世人之注目者。乃一八九八年美西戰爭以來之事。當戰事方殷時。美之軍人。患窒扶斯而死者。非常繁多。美軍因此所受之損害。直勝於戰場之礮火。美政府調查其原因。知窒扶斯病之傳播。全出於家蠅之搬運。當時濮卡謨氏曾有一報告。謂窒扶斯患者之糞便。家蠅時至羣集。又往來於食堂所陳之飲食物上。故將校之食堂天幕。有被覆物。防家蠅之接近。因之而患窒扶斯病之人。較少於無此設備之兵卒。又窒扶斯病。

自一八九八年之秋末。漸入於冬期。則窒扶斯患者。隨家蠅之減少而共減。眞足證明窒扶斯病之全出於家蠅之傳播。

自發見此事實後。美之軍中必於糞便上。撒布石灰或白粉或柴灰等。不令家蠅接近。如此處置之後。有家蠅偶自糞便傳播病源體於飲食物者。亦足爲證明事實。堅人確信之一助。蓋撒布於糞便之石灰。附着蠅體後。更飛集飲食物上時。必留有白斑。美軍中亦發見此事實也。此外之報告。謂家蠅於糞便及飲食物上。輾轉羣集者。又不一而足云。

南非洲之英脫戰爭。英軍之死亡者。亦有患窒扶斯而斃。病源體傳播者。亦多由於家蠅。據薄卡謨氏之調查。謂美西戰爭。窒扶斯之傳染。雖尙有他種原因。要當以家蠅爲主。其原因於水之不潔者。在患窒扶斯病者之八十人中。不過五人而已。

戰爭時何故多窒扶斯歟　美西戰爭與英脫戰爭。窒扶斯病菌之十分猖獗。既如上文所述。則戰爭時何故盛行此病歟。推其原因。全由於病源體之散亂、傳播者之繁多及飲食物之不注意三條件。蓋戰時之便所。設備甚不完全。自在排洩之糞便。殆到處皆是。即一定之厠所。亦因設備不完而家蠅之往來出入。非常自由。與散亂於小野者。

殆無所別。因此之故。糞便中之病菌。附着於家蠅之體。而搬運各處之機會。自是甚多。次則戰爭時飲食之殘餘物、腐敗之動植物及人馬之排洩物。始終不十分注意。故家蠅之食物及發生場所。亦極豐富而家蠅之數。自必隨之而非常增多。亦卽窒扶斯之傳播者。因是而非常增多也。更次則戰爭時兵士之飲食物。爲家蠅而加以保護者。不甚注意。故飲食物上。附着家蠅所致之病源體者。侵入口中之機會自然甚多。戰時既備此三者之條件。則窒扶斯傳染之速。流行之盛。亦必然之勢矣。

平時窒扶斯之傳播　病源體之散亂、傳播者之繁多及飲食物之不注意。苟平時亦備此三條件者。窒扶斯亦蔓延極盛。此種之適例甚多。於此但舉其一。美國之克洛拉特省之某區。有一擠牛乳而販賣之人家。當某年之八月間。店主之妻。忽患窒扶斯病。始尚不以爲劇病。因留家中者凡三週。然後入於病院。不意延至九月間。該區之北部一帶。窒扶斯患者。乃流行極盛。後人調查其原因。則知患者之多數。皆飲用是家之牛乳。因此牛乳店主之妻發病後。滯留家中。歷三週之久。其夫亦因爲窒扶斯所侵。而其夫尚依然擠乳。不絕其營業。又此夫婦二人所用之便所。離牛乳場不過三丈許。便所之構造。亦至不完全。家蠅能自由出入並往來於便所與牛乳場間。可知區中流行之窒扶斯病源。確爲此牛乳店。且由家蠅而傳播於外者也。時有人置培養基於是店之便所與牛乳場。試驗而報告其結果。乃知亦有爲窒扶斯菌所使而全不發病者。此主在健康過人之士。實常見之。由此觀之。則窒扶斯潛伏期內之人及不發病樣之人。排洩物中。既必有此病源體。可知家蠅之接近排洩物。實爲極危險之禍根。重病之接踵而來者。機會至多。所以厠所之構造。務必求其完全。不可令家蠅偶或接近。實爲豫防窒扶斯病傳染之唯一要件也。且窒扶斯菌。不僅恃家蠅爲傳染之媒介。且恃家蠅爲傳播之主要作用。故近世所稱之家蠅。毋寧稱之爲窒扶斯蠅爲正當焉。

窒扶斯菌傳播之方法　家蠅傳播窒扶斯菌之方法。大抵有二。卽上述之附着於體面與入於消化管而排出也。夫兩處之培養基。經短時間後。皆得窒扶斯多數之集團。由此更可知窒扶斯菌實由家蠅傳播之自便所而運致於牛乳場之器具。更自用器而入牛乳中。遂令該區中流行窒扶斯病者也。

就此事實論之。誠足以表明窒扶斯之傳播與家蠅之關係。毫無遺憾。但吾人尙當知一切之窒扶斯菌。不僅窒扶斯患者之排洩物中實際存在。卽視爲健康之人之排洩物中。亦往往有所發見。易言之。卽窒扶斯菌入於人體後。非立卽發病者。必經過所稱之潛伏期約一週間。亦有在十日內外者。更丁寧檢查之。

窒扶斯菌之繁殖。不形成胞子。此人之所知也。故窒扶斯菌。附着於家蠅體外而搬運。不甚適合。寧入於蠅之消化管內而散布。爲有永保生活與發病能力之利益。據史密斯氏之研究。窒扶斯菌在家蠅之腸內。經六日而猶能生存。附着於體外者。僅一二日或更稍久之壽命而已。又據斐開爾氏之研究。則以附着窒扶斯菌之食物飼家蠅。經二十三日後。於家蠅之腸內。得發見其生活之菌體。此外則以附着窒扶斯菌之食物。飼家蠅之幼蟲。迨幼蟲成長後。於其腸內保存此病菌。皆嘗以實驗之結果證明之。故窒扶斯病之豫防法。始終以患者之排洩物及其他之有菌物。處置得宜。不使家蠅接觸及產卵於其上。爲必要者也。

疫痢病之傳播　疫痢病爲攫奪小兒生命最可恐怕之病。又都市之中。較多於田舍。此人之所知也。此種病氣。爲家蠅所傳播。與窒扶斯同。吾人已灼見而無隱。最初研究此病之人。爲那希氏。氏謂疫痢病患者之多少。與家蠅之多少相一致。例如一九零二年至一九零三年間。英國各地多雨。家蠅因是不適於發育繁殖。二年間之疫痢患者。頓然減少。自那希氏實驗以來。頗有多人略與那氏持同一之議論。皆謂不潔之地及腐敗物殘留甚多之地。則此病氣必見其多。就中以最大之設備。行詳細的實驗者。爲那伊文氏。氏嘗積數年之功力。反覆實驗之。計算每週間家蠅之數。與疫痢病患者之數。爲比較對照之用。按其結果。亦復發見家蠅較多時。而患者必較多。今以一九零四年。滿遮斯德市統計之家蠅多少。與該病多少之比較。作曲線圖。斯郎那伊文氏實驗之結果。公布於一九一一年者也。而霍孟氏亦嘗就家蠅之數。與疫痢病患者之數。比較而驗究之。謂初秋之際。家蠅之數。與盛夏時同樣繁殖。而疫痢病患者。却於初秋有減少之傾向。由此觀之。是疫痢病患者之數。與家蠅之多少。必非全相一致者。因此之故。家蠅之傳播疫痢病氣。不得不有可疑者在。此霍孟氏實驗上所發之疑問也。時有希威德氏者。爲作精妙之解答。謂初秋家蠅之繁盛。雖不減於盛夏。然疫痢病患者之所以減少。實全因家蠅之活動能力。入秋而逐漸遲鈍。日趨於衰弱之傾向。所以家蠅之數。初秋尚未減少。已不能十分活潑。爲傳播病源體之活動。據此希威德氏之說。是與其謂家蠅之數。與疫痢病患者之數相一致。毋寧謂家蠅活動之盛衰。與疫痢病患者之多少相一致也。經此質問解答以後。初秋時病者減少之事實。不僅家蠅傳播說之毫不因是而動搖。更足以證實家蠅爲疫痢病之傳播者焉。(疫痢病之病源體)此種病菌。尙未十分明瞭。卽此種病氣。謂爲家蠅所傳播。尙未能於細菌學上得有完全之實證也。莫爾根氏曾自疫痢病患者之排洩物中。發見一種拔克台利亞。謂病者五十五人。皆有此種拔克台利亞。又嘗移植此拔克台利亞於鼠與猿身。而檢得其下痢症之因是發起。此外則從病家及無此病人之家捕獲之家蠅。無不於體內發見此拔克台利亞。故此種拔克台利亞。果爲疫痢病之病源體與否。尙未分明也。

虎列拉病之傳播　虎列拉（卽霍亂吐瀉）之傳染。由家蠅爲媒介。自昔卽已知之。一八五三年。穆亞氏曾注意於家蠅之動作。考其自虎列拉患者之排洩物或他物運去病源體者。殆實有之。因痛惡家蠅之接近於飮食物。努力防閑。不敢少懈。至觀察此種事實。而公布其結果於世上者。則始於一八七三年之尼古拉司氏。氏曾於一八四九年。於收容虎列拉患者之病院中。考得有多數之家蠅。實排居於疫室中。又此家蠅常自患者之排洩物而移其病源體於飮食物中。至於翌年。有地中海之某艦隊。當其與近接海岸之陸地交通時。發見本艦內有多數之家蠅。同時又發生多數虎列拉之病人。及其起椗放洋。漸遠於陸地。則家蠅之數從而漸減。虎列拉病人之數。亦同時減少。迨更近於陸地。而病者又復增多。自是而虎列拉患者之多少。與家蠅之多少相一致。後之學者皆自認之。後至一八八五年。馬特克司氏乃首以培養之虎列拉菌。飼蒼蠅之一種。而於其糞便中。發見該菌之存在。於是蠅類之傳播虎列拉菌。始於細菌學上得有完全之證明。自是而後。又經多數學者以人工培養虎列拉菌。而證明其爲家蠅所搬運之實在。今更舉其一例以爲左證。一八九二年。有恵弗爾孟氏飼虎列拉菌於一家蠅。而暫時納之於玻璃器中。然後用此器製作培養基。得虎列拉菌之集團。有一萬零五百之多。

又以同樣之家蠅。暫時納於玻璃器中。復充以牛乳。保持二十度許之溫度。經十六時間後。振盪牛乳。取牛乳一滴檢之。亦發見虎列拉菌。多至一百許。傳播之速。發育之盛。至於如斯。良足令人不寒而慄。此外又有一例。爲一八九十年蒲哈那氏之報告。據言是年之前歲六月。有鄰近排特文監獄之民家。發生虎列拉患者。而彼處之家蠅。良足自由往來於病家與監舍之間。於是囚人之食此獄舍中所貯之飲食物者。竟無一不患虎列拉。家蠅與虎列拉之關係如此。誠無異於彼響此應。吾儕今日。處家蠅發生方盛之期。及虎列拉將近發現之際。不亦深可畏耶。

結核菌之傳播　結核菌之爲家蠅所傳播。從事實上及實驗之結果上觀之。皆已無有可疑之餘地。夫唾壺之內。有無數之家蠅。隨時羣集。人盡知之者也。則此等家蠅之飛散時。必能運送結核菌於牛乳、麪包、砂糖、果子、肉類及蔬菜等物之上。顯然甚明。凡此事實。以實驗的證明之者。成例至多。一八八七年。有史披爾孟氏及華斯哈推爾氏兩人。捕某病院病室內之家蠅檢查之。從其腸內及糞便中。見有無數之結核菌存在。同時有霍夫孟氏。從結核病死亡者之居室中。捕一家蠅檢查之。亦於糞便中察出結核菌之存在。又一九零四年。哈華特氏曾以唾壺內含有結核菌之喀痰飼家蠅。乃用此蠅作培養基。則於十六個之培養基內。有十個培養基。曾發見結核菌之存在。是可見家蠅之糞便中。固存有結核菌。卽蠅體之外表。亦必同時附着。到處飛翔。隨地散布。可確證而無疑者也。

家蠅體內之結核菌。能生存至若干日歟。其脫糞中之結核菌。仍有發病之能力歟。或脫糞後能保持其生活。至於若干日歟。此研究結核菌之傳染者。最切要之問題也。據陸德氏之實驗。知結核菌之嚥下於蠅之消化管中者。在蠅體內。至少必能保留至十五日之久而猶生存。一九零一年。史密斯氏又用人工培養法。得多數試驗之結果。知家蠅之嗉囊中。至少必能於三日間。見有生活之結核菌。腸內則六日。糞便中則五日後。猶得見之。時有脫糞後十四日。而依然生存者。此可見無論何者皆能長久保續其生命。無可疑也。但一八八六年霍夫孟氏曾以含有結核病菌之排洩物飼之於土撥鼠而實驗之。則試驗之二鼠。皆安全而不被其害。霍夫孟氏乃由此權定結論。謂通過家蠅腸管之結核菌。已失發病之能力。卽或不然。至少亦必減弱其能力。自是而後。又有史黑氏飼家蠅以含有結核菌之喀痰。乃用此家蠅之菌。令二兎食之。二兎皆致於發病。氏又以此家蠅之糞便。洗之以水。注射此洗液於土撥鼠之體中。亦足以使之發病。由此等前例觀之。可知通過家蠅腸管而脫出之結核菌。實依然保有發病之能力者也。

史密斯氏曾實驗家蠅脫糞之回數。用單舍利別飼家蠅者。一日間之脫糞。平均數自四回至於七回。用牛乳飼之。則一日間爲八回。用喀痰飼之。則多至二十二回。是又可以見家蠅之䑛食喀痰之結核菌者。脫糞異常頻數。愈易散布病源體於各處者也。

如右所述。雖皆以肺結核菌之傳播爲主。然如腸結核菌。亦大同而不過小異。惟病菌一在患者之喀痰中。一則在患者之糞便中。爲其相異之點。至家蠅傳播病菌之方法。實全然同一也。

結膜炎之傳播　多數之埃及土人。不論男女老幼。無有不爲傳染性之結膜炎症所侵犯者。又其眼角常有多數之家蠅羣集。此種記事。實旅行於埃及田舍之旅行家所同聲報告。足以表示家蠅傳染結膜炎之事實者也。

夫家蠅之習性。原最喜飛集於濕潤之處及有臭氣之處。則夫埃及土人之眼。因結膜炎而充血者。其眼瞼自必糜爛。而常有濕氣。家蠅之羣集其上。自非出於無因。當此之際。附着於家蠅身體內外部之病源體。隨蠅之飛翔而迸散於各處。亦爲事勢所必然。此種事實。既爲多數學者所公認。而最初調查之者。則爲排脫氏。時當一八六二年。其後則一八八八年之賴惠倫氏。一八八八年之哈惠氏等又確證之。哈惠氏謂結膜炎症。與窒扶斯及疫痢病同。結膜炎患者之多少。亦與家蠅之多少相一致。氏嘗就集於結膜炎眼部之家蠅。從其體上發見拔克台利亞。與見於患者眼部之拔克台利亞。全然相同。因以證明家蠅實爲結膜炎症之傳播者。

麥夫蘭氏亦謂顆粒性結膜炎。以手指、衣類等直接間接之接觸病眼而傳染者爲主。結膜炎（加答皃性結膜炎化膿性結膜炎等）則由於家蠅而媒介傳染者爲多。是可見家蠅之傳播結膜炎症。已出於研究者之異口同聲。更無能爲諱者也。

上文所述之例證。以埃及之結膜炎患者爲主。但坎拿大亦見有同一之事實。卽其他各地亦多見之。世人因眼病而充血。家蠅因眼病而飛集於眼瞼之現象。蓋吾人時時有所目擊也。

脾脫疽病之傳播　脾脫疽桿菌。常侵犯牛、羊等之家畜。而流行可怕之毒害者。全由其形成胞子之拔克台利亞。苟侵及人體。則發生所謂惡性膿症者。此種病氣之傳播。實由家蠅之螫刺患者。爲散布病菌之起源。此在十八世紀之頃。卽已知之者也。但當時以家蠅與刺蠅相混同。誤以爲家蠅能螫刺人畜。傳播病菌。實則能刺者爲刺蠅而非家蠅。當時所見者。乃刺蠅之刺人畜而發病耳。至於近日。則研究愈精。彼家蠅傳播脾脫疽菌之事實。頗得多數學者之報告。

夫家蠅固無螫刺之器官者。欲自病體中吸取病源體。自是無由。惟因種種機會而接觸夫病源體之出於病體外者。則黏着蠅體以爲搬運。殊非難事。此在實際上。已有多數學者證實之。卽斃命於脾脫疽菌之屍體或屍體所在之室。皆有此種病菌。因家蠅之接觸而傳播於各地者也。一八六九年。倫般脫氏曾以家蠅與蒼蠅之一吻二翅四足。飼之於土撥鼠。更以一翅與二足。飼又一土撥鼠。則此二鼠無不爲脾脫疽菌所侵犯。越六十日而斃命。大足爲家蠅傳播脾脫疽菌之事實。立確實之證例。及翌年。陀惠奴氏又就蒼蠅之一種實驗之。以證明倫般脫氏所說之眞實不謬。一八七四年。薄林士亞氏以脾脫疽病死之牛屍。接觸家蠅。檢查此家蠅之消化管。果發見該病菌之存在。蒲哈能氏又以脾脫疽病死之土撥鼠。與蒼蠅之一種。共入於鐘狀玻璃器中。然後移此蒼蠅於寒天培養基上。發見此種病菌。史密斯氏又以死於本病之鼠之屍體。感染於食物。以飼家蠅。亦於蠅之吐出物中。發見該病菌之存在。

史密斯氏嘗證明家蠅傳播之脾脫疽病菌。能長時保續其生活。卽該病菌附着於蠅體之表面者。生存於二十四小時以上。已覺困難。在蠅之嗉囊內。居其凝固之血液中者。則五日間又得保其生活。又知家蠅感染此病菌而後。經四十八時間。排洩之糞便中。尚有脾脫疽菌。隨同外出。且亦依然生存。

且脾脫疽菌。乃形成胞子而繁殖者。其胞子之生存期。比菌之自身。尤能長久。亦有事實證明之。例如在糞便或吐瀉物排出之胞子。雖已乾燥。猶能於二十日間。保續其生存。在家蠅既死之屍體內。尤能生活至四百二十八日之長期。此外則又有最後最重要之事實。蒼蠅之幼蟲。食彼斃於脾脫疽病之人畜之屍體。而嚥下此病菌之胞子者。

從幼蟲之體內。轉入於蛹體。更羽化而爲成蟲後。閱二日間檢查之。則胞子依然存在。且尚具感染發病之能力。由此種全例觀之。可知因脾脫疽菌而斃命之屍體。始終不可不安置於家蠅不能產卵之處者也。

百斯篤病之傳播　百斯篤病。卽所稱之黑死病。或又謂之鼠疫。此病之傳染。以蚤蝨爲主要之媒介物。然有時亦爲蠅類所傳播。一八九七年。那泰爾氏曾以實驗證明家蠅之被侵於百斯篤菌者。能生存至七八日而後斃命。且百斯篤菌入蠅之體內。在四十八時間。猶保有其感染發病之能力。故百斯篤患者之屍體。仍須禁絕蠅類之接觸。

寄生蟲之傳播　家蠅能輔助寄生蟲卵之散亂傳播。與其傳播惡疫病源體。全出於同一之方法。夫寄生蟲之卵子。較上文所述諸種之病源體。形大而體重。固屬必然。然此卵子。亦能附着於家蠅身體之內外部而搬運者也。不論爲人爲畜。所有寄生蟲之卵子。無不隨糞尿與喀痰。爲排洩於體外之主者。家蠅之習性。既好食此種排洩物。則所食之卵子。附着於蠅體。而散布於各方。亦勢所必然。且家蠅又好食砂糖、果物、糖果、肉類、蔬菜、牛乳及麪包等而羣集其上。故寄生蟲之卵子。隨此等飲食物同入於人畜之體內者。機會甚多。

小兒好舐食砂糖及糖果者。父母恆以舐糖而腹內生蟲之警語誥誡之。如吾國則小兒之好吮衣袖及手巾等物者。亦深戒之。實世界各國共有之常語也。夫舐食砂糖等物。必生何種蟲類。古人原不甚分明。惟以自昔相傳之經驗。遂藉此爲大聲疾呼之詞耳。由今考之。頗亦近於眞理。例如小兒體內最普通之蛔蟲。家蠅既移運其卵子於糖類之上。則小兒於不知不覺之間。吸入口中。而蛔蟲於此發生。亦屬當然之事。卽實際上蛔蟲之卵子。附着於蠅體而傳播。實例亦復甚多。故自古相傳之俗說。實卽禁小兒舐食家蠅羣集之糖類。要非無稽之談可知也。

此外如十二指腸蟲、毛頭蟲及蟯蟲等之卵子。被家蠅搬運而散亂於各地者。亦可就多數之實驗證明之。一八八八年。格拉希氏以有鉤蟯蟲之片節。破碎於水中。令家蠅吞水時。並此卵子而共吞之。更檢查此蠅之糞便。則發見蟯蟲之卵子。實毫無變化。隨便而共同排出。毛頭蟲之卵子。亦嘗在家蠅之腹內及排出之糞便中發見之。又有加里惠來亞氏之實驗。證明十二指腸蟲之卵子。爲蠅類所傳播。一九零六年。有卡倫特爾幾亞氏。亦證明寄生蟲之卵子。通過家蠅之腸管者。尚得爲感染發病之基。曾有萎小蟯蟲之卵子。嚥下於蠅腹後。蠅卽飛集於砂糖。脫糞而排出卵子於其上。一少女買然食此砂糖。卵子亦食於腹中。經二十六日之後。遂於少女之糞便中。發見蔞小蟯蟲。其卵子已長成矣。

一九一一年。尼古爾氏曾就蠅與寄生蟲卵子之關係。詳細研究。而徵之於實驗。知家蠅不僅於無意中移運種種蟯蟲(如爪食蟯蟲邊緣蟯蟲及鋸齒蟯蟲等)之卵子。且能於多數蟯蟲卵子存在之際。有選擇吸食之意味。其擇取最多者。為蔞小蟯蟲之卵子。又蠅之幼蟲。為異常之饕餮。家蠅苟有幼蟲二三。則較其身體大二十倍至三十倍之寄生蟲。於二三日內食盡之。此幼蟲嚥下之卵子。自幼蟲轉化而為蛹。更自羽化而為成蟲時。依然殘存於體內歟。據尼古爾氏之意見。謂為不能殘存者。惟史泰爾氏則謂寄生蟲之卵子。不僅殘存於蟲之體內。且有卵子業經發育而為仔蟲者。

第四章　家蠅傳播病菌之豫防法

上文列記之實例。是家蠅之傳播惡疫病源體及寄生蟲卵子之作用。足以助此等病氣之流行蔓延者。無可疑而良可畏也。故更就豫防法述之。

家蠅之傳播病種。既如是其盛。故歐美先進諸國。對於此種豫防法。已講求有素。其研究最力設備最善者。為美國。因惡疫傳染之要件。如上文所述。為病源體之散亂、傳播者之繁多及飲食物之不注意三項。苟備此三要件者。卽不論何處。傳染病必流行甚烈。欲豫防惡疫之流行。不可不以此三要件爲戒備之目的。且此三要件。無不與家蠅有深切之關係。故豫防法可要言之曰。杜絕家蠅之蹤跡。今就此三要件爲豫防計。可分述如下。

第一宜防病源體之散亂　如糞尿、喀痰等。始終當有嚴密之處置。苟能以此等排洩物。悉行燒化。或用適當之藥劑。消滅其毒物。則最爲安全。否則用適當之方法。禁家蠅之接近。而時時注意之。卽對於喀痰。則用唾壺者。宜設蓋或貯消毒藥。取家蠅不能羣集之方法。對於厠所便器之構造。宜極完全。取家蠅不得接近之方法。故美國人對於厠所之構造。頗注意於衞生上之理法。令社會上勵行改良。

第二宜注意於病源體侵入之門戸　對於飲食物之攝取。凡有病源體之存在者。能不使入於口中。則最爲安全。如不能確信病源體之不存者。則十分煑沸之。殺却其所含之毒物。而後用之。此爲豫防法之最緊要者。但如糖果及水果等。不能煑沸而後食者。則務須嚴密保存之。置於蠅類不能接近之處。卽一般煑沸後以供食用之飲食物。亦不可不注意於禁絕蠅類之接近。最爲切要。假令飲食物一經煑沸而後。以爲無害。

而漫然放置之。則因蠅類之習性。凡良好之食餌。決不能逃過其炯炯之眸子。蠅類將立時羣集。故凡飲食物無論若何處理。決不可自恃煑沸消毒之法。任蠅類之接近。斯則必不可忽者也。

第三宜竭力殺滅傳播者之蠅類之數　是爲根本上之方法。能全然滅絕之。斯爲最善。美國近組織童子驅蠅會。其用心之摯。設法之周。實令人感佩不已。滅蠅之方法。首宜防蠅之發生。如腐敗物、殘餘物之堆積處、塵芥、廐舍、厠所等。皆爲蠅類絕好之發祥地。故一切不潔之廢物。總不可任其散亂。當棄之於定所燒燬之。或行消毒法。或設法使蠅類不能接近。如塵芥箱及厠所。必有完全之設備。並時時掃除清潔。俾蠅類不能發生。斯爲妥適廐舍之設備。美國中且以法令制定之。各州之中。對於蠅類撲滅法。視爲最重要之關係。卽廐舍之牀地。首以清潔爲主義。凡採光窗及出入門戶。必密閉以防蠅類之往來。舍內完全清潔。同時又必以替出之藁芻糞便等。貯於定處。俾蠅類不能往來。而後施以消毒。或亦有運至指定之廢棄場。竭力執行蠅類杜絕之方法。美國人士。對於蠅類之撲滅。在人事上可云毫無遺憾。而天然作用上。尚不能絕對的禁止蠅類之發生。素不注意如吾國人。可不益加警惕乎。

第四撲滅蠅類之藥劑　用適當之藥劑。從蠅類發生地撲滅之者。頗惹研究家之苦心研索。據專門家實驗結果。如哈華特氏及哈謨斯氏。則謂撒布綠化石灰於馬廐中。曾奏非常之功效。且實際上飼馬之役人。亦常用之。蓋此等役人因蠅類之絕跡。而所豢之馬。無煩惱蠅類擾亂。工作時精神佳而成功多。故亦好用此綠化石灰。又有福倍斯氏謂硫酸鐵(綠礬)溶液爲有效者。此皆防止蠅類發生之方法。此外則有成長之蠅之撲殺法。在歐美各國。頗有用種種方法捕獲而殺戮之者。又有蒸發石炭酸或仿爾買林。而藉此氣體以蒸殺之者。史密斯氏嘗案出混和仿爾買林與牛乳。誘殺蠅類之方法。氏蓋用仿爾買林一盎斯。入於牛乳與水等量混合之液十六盎斯中。十分攪和之。盛於淺皿中。復投入麪包碎屑。爲蠅類集足之所。則所有蠅類。爲牛乳之臭味所引誘。爭集於其上。舐食牛乳。並食其混和之仿爾買林。不須臾而毒發。無不死者。至近時盛行之捕蠅黐紙與捕蠅壺。亦無不可。但捕蠅黐紙每多含砒毒。小兒往往因其有甜味而舐食之。極爲危險。(日本之警察署查出某處販賣捕蠅黐紙所含砒毒之量足以毒殺十六人而有餘)卽捕蠅壺亦必時時洗淨且消毒。否則蠅死而遺毒依然。不過姑免營營者之白晝擾人而已。斯則應用者不可不愼也。　(完)

問强直痙攣可分幾種。
答强直痙攣可分爲二種。曰攣急。曰强直。
問何謂攣急。
答發於一部分者曰攣急。
問何謂强直。
答發於全身者曰强直。
問間代性痙攣可分幾種。
答間代性痙攣可分三種。曰震顫。曰纖維痙搐。曰搐搦。
問何謂震顫。
答間代性痙攣之輕者曰震顫。
問何謂纖維痙搐。
答僅有二三條筋纖維束起間代性痙攣者。曰纖維痙搐。
問何謂搐搦。
答間代性痙攣。汎發於全身諸筋者曰搐搦。

問痙攣之病原約分幾種。

答痙攣從其病原之所在約分爲腦性脊髓性及末梢性之三種。

問特異運動不屬於痙攣者有幾種。

答有四種一舞蹈樣運動二亞退託遂運動三促迫運動四僵硬

問何謂舞蹈樣運動。

答舞蹈樣運動者不隨意且無調節之迅速運動也

問何謂亞退託遂運動。

答亞退託遂運動者非意識的指趾運動也

問何謂促迫運動。

答促迫運動者輪環狀或騎馬狀運動也

問何謂僵硬。

答僵硬者筋肉緊張强直也此種雖不能隨意志而運動然四肢易撓屈使之移行於一定之位置則長久得保其狀態者也又名蠟樣撓屈

問何故成反射運動。

答反射運動由知覺神經反射中樞運動神經三部連合而成

問何謂反射弓。

答反射弓者卽知覺神經反射中樞運動神經三部是也

問何故不生反射運動。

答前述之連合三部中若有一部障礙則反射運動不生

問反射運動約有幾種。

答反射運動約有四種一曰皮膚反射二曰腱反射三曰黏膜反射四曰特異反射

問何謂皮膚反射。

答皮膚之知覺神經受刺戟筋肉生反射運動也得分爲足蹠反射提睾反射腹反射

問何謂足蹠反射。

答以物摩擦足蹠則足趾與足向足背屈曲或全脚屈曲者是也

問何謂提睾反射。

答摩擦大腿之內面而該側舉睾筋收縮睾丸上縮者卽此種反射

問何謂腹反射。

答腹反射者。手掌擊於腹壁。則腹筋收縮者是也。

問何謂腱反射。

答因腱與骨膜筋膜之知覺神經。被器械的刺戟。發爲筋肉收縮者是也。其必要者有膝蓋反射。矮吼來斯氏腱反射之二種。

問何謂膝蓋反射。

答以手掌擊於膝蓋韌帶。四頭股筋反射收縮。則下腿稍稍前進者是也。

問何謂矮吼來斯氏腱反射。

答矮吼來斯氏腱反射。例如輕擊該腱部。使腓腸筋收縮。則足蹠屈曲者是也。

問何謂足搐搦。

答足搐搦者。即足部急劇向足背彎曲。矮吼來斯氏腱緊張之度加甚。受一種器械的刺戟。足部因以生震顫者是也。

問何謂黏膜反射。

答此種反射。其反射中樞在延髓。即結膜反射。噴嚏。咳嗽。嘔吐等運動是也。

問何謂特異反射。

答屬於特異反射者爲瞳孔反射嚥下排尿勃起脫糞射精等

問反射機能障礙有幾種。

答有二種曰反射運動亢進曰反射運動消失

問何故反射運動亢進。

答反射運動亢進由於反射中樞之興奮性亢進或反射制止神經之痲痺所致

問何故反射中樞興奮性亢進。

答此由規尼涅中毒者或破傷風者遇輕微器械的刺戟而成强大之反射運動也

問何故反射運動消失。

答其故有二一反射弓不問何部分被障礙二卽反射運動抑制神經興奮之時也

問何種病症屬於系統性脊髓病。

答如脊髓癆脊髓前角炎脊髓性筋肉萎縮症痙攣性脊髓痲痺筋萎縮性側索硬變等症皆屬於系統性脊髓病

問脊髓癆病竈在何處。

答脊髓癆病竈在後索後根後角

問後索有何作用。

答後索爲觸覺筋覺之通路

問後索被障礙現何病狀。

答後索被障礙則觸覺筋覺脫失反射運動消失共整運動障礙

問腦病之症狀可分幾種。

答腦病之症狀可分爲二種曰竈症狀曰一般症狀

問何謂腦病竈症狀。

答生於腦之一部。分者曰竈症狀

問何謂腦病一般症狀。

答汎發於腦之全體者曰一般症狀

問何謂竈病。

答凡腦病之於腦髓一局所發生病竈者曰竈病

問腦病症狀發現於外方者。症狀有幾。

答症狀有二自病竈處之腦實質障礙所生者曰直接症狀自病竈鄰近部之變化或

遠隔作用所生者曰間接症狀

問何謂運動性失語症。
答不能發語。惟能解他人之言語者。曰運動性失語症。
問何故不能發語。
答因言語中樞障礙所致。
問何謂言語中樞。
答言語中樞者。卽腦前頭葉之第三回轉也。
問何謂健忘性失語症。
答能將他人言語而模倣口述者。曰健忘性失語症。
問何故現此症狀。
答言語中樞與意識中樞間之傳導纖維若被斷絕。雖不能以自己之意思發爲言語。然言語中樞未受障礙。故尙能將他人之言語模倣而口述之也。
問何謂知覺性失語症。
答兩耳聾。雖聞他人之言語而不能理解之者。曰知覺性失語症。一名言語聾。又名精神聾。

問何故耳聾。

答顳顬葉病者。兩耳必聾。

問何故顳顬葉病兩耳必聾。

答顳顬葉爲聽覺中樞。聽神經與之相連。故顳顬葉病者兩耳必聾。若左側顳顬葉之第一回轉部被障礙。則音響上之聯合及記憶二作用全消失。

問何謂傳導性失語症。

答能解他人之言語。或自以意思發爲言詞。但不能模擬傳述他人之言。且所言又殊多誤謬者。曰傳導性失語症。又曰錯誤語症。

問何故有此症狀。

答此爲言語中樞與聽覺中樞相聯合之神經行路有障礙所致。

問腦出血發見於腦之何處。

答腦出血多發見於腦實質內。間有發見於腦室內或腦膜內者。

問何故腦部起大出血。

答此因細小動脈之破綻而起。

問何故腦部起小出血。

答此因毛細血管及靜脈之破綻而起。

問何故起血性卒中。

答血性卒中者因小動脈壁漸次變硬致膨隆部質脆弱缺乏抵抗力因之破綻而起也。

問何謂特發性腦出血。

答因外傷傳染病等續發之出血者曰特發性腦出血。

問何謂皮質癲癇。

答一側之運動中樞被刺戟時則他半身發刺戟症狀成癲癇樣痙攣是曰皮質癲癇。或曰奇爹兒氏癲癇。

問何謂半視症。

答能視視野右半部之物體而不能視視野左側之物體者曰半視症。

問何故成半視症。

答此爲右側後頭葉被障礙視野右半部射入光線映於網膜之物像患者不能明辨之所致。

問何故反對側成半視症。

答視神經牀後部與外膝狀脚被損傷時則患者之反對側成半視症。

問何故成半盲症、

答後頭葉與視索被損傷則成半盲症。

問視力障礙發現何種症狀。

答如弱視黑內障求心性視野狹窄暗點症或眼火閃發等皆視力障礙所發現之症狀也。

問何故發視力障礙症狀。

答視神經爲腦底腫瘍腦膜炎等所侵害則發視力障礙症狀。

問何故視野狹隘。

答視神經萎縮則視野狹隘。

問何謂精神盲。

答雖能視物而不知其爲何物者是卽所謂精神盲例如遇一相識之人而不知其姓名是也。

問何故成精神盲。

答後頭葉變化之輕易不成失明症而特發一種障礙故成精神盲症。

問何故起耳聾。

答耳聾者起於聽神經麻痺迷路之疾病也。

問何故起幻聽。

答幻聽起於聽神經異常刺戟所致也。

問何故發生精神障礙。

答精神障礙者爲大腦皮質障礙所生之刺戟性或麻痺性所致也。

問精神障礙多發見於何病。

答精神障礙不僅起於腦之局所病又常見於全身病之侵及腦髓者例如糖尿病尿毒症者每發見神識障礙與昏睡症狀。

問精神障礙症狀約分幾種。

答約分三種曰智力障礙曰譫妄曰神識障礙

問何謂智力障礙

答凡記憶能力日漸減衰或誤認事物不能辨別其眞僞者是曰智力障礙

問何故起智力障礙

答智力障礙雖多起於腦病然亦有爲全身病影響所致者

問何謂譫妄

答譫妄者譫語妄言狂奔躁騷症之類是也

問譫妄多發見於何種症狀

答譫妄往往見於急性熱性病及傳染病其發於腦髓腦膜之重症炎症者則殊不多見

問何謂神識障礙

答若失神昏憒昏睡之類皆謂之神識障礙

問何謂失神

答失神者精神一時朦朧之謂也

問何謂昏憒。

答昏憒者昏睡欲眠之謂也。

問何謂昏睡。

答昏睡者卽全失神識不省人事雖刺戟之亦不覺醒之謂也。

問神識障礙多發見於何種病症。

答神識障礙往往發見於貧血鬱血出血腫瘍腦膜炎等腦病及癲癇歇斯的里等病症。

問何故頭痛。

答頭痛非因於腦髓自病之結果乃硬腦膜上知覺神經被刺戟所致也。

問何謂神經痛。

答一條神經或數條神經所發之劇烈疼痛或爲特發的或爲症候的是卽所謂神經痛。

問何謂痛點。

答輕壓其神經中之一部分而感覺非常過敏者此部曰痛點。

問何故發生痛點。

答痛點之發生蓋因被害之神經受異常壓迫知覺過敏而生者也。

問痛點存於何處。

答痛點每存於神經之接近硬固物體。

問何謂硬固物體。

答硬固物體者即骨面是也。

問何故眩暈。

答眩暈有二種一兼發神識障礙各種腦病患之二自己身體與外界物體本不旋轉而如覺其旋轉然多見於小腦髓橋延髓之疾患。

問腦病何故體溫昇騰。

答延髓及髓橋病者體溫非常亢進腦出血之重者體溫異常下降是皆由於體溫調節中樞與其神經纖維異常障礙所致也。

問何謂強迫位置。

答患者臥於牀褥上常取一定之側臥位雖他人轉易其位置而患者仍欲復其舊是

曰強迫位置。

問何謂強迫運動。

答患者每自旋轉其身體或當步行之際全身爲輪狀運動者是曰強迫運動但此症狀頗難實見。

問何故常發強迫位置與強迫運動症。

答此爲小腦脚被障礙所致

問何故發腦性痙攣。

答運動中樞或錐體道受異常刺戟則發腦性痙攣

問末梢神經有幾種。

答有三種一爲純粹運動神經二爲純粹知覺神經三爲運動及知覺兩種纖維混合所成之混合神經

問末梢神經何故變性萎縮。

答其原因有三一神經受損傷及壓迫二脊髓病中三卽中毒與傳染是也

問神經受損傷及壓迫。何故能致萎縮變性。

答腫瘍滲出物等神經行路之一部分斷絕或障礙則下方之神經纖維不與營養中樞相連因是而萎縮變性

問脊髓病中何故能致萎縮變性。

答如脊髓前角炎脊髓性進行性萎縮症筋萎縮性側索硬化症易起脊髓前角之萎縮消耗者末梢神經亦發萎縮變性

問中毒或傳染何故能致萎縮變性。

答砒素鉛銅酒精等中毒與實扶的里窒扶斯等傳染病能使末梢神經起萎縮性故中毒或傳染均能致萎縮變性

中國醫學史

第九章　清之醫學

第一節　清之醫政

一　太醫院（官制　職務　員額　學科　陞補　考試　教授　侍從　差遣　褒獎　懲處　服色　祭祀）

太醫院設院使一人。左右院判各一人。掌醫之政令。率其屬以供醫事。其屬御醫十有五人。吏目三十人。醫士四十人。醫員三十人。掌九科之法以治疾。醫生二十六人。掌炙製之法以治藥。咸給事內庭。供使令焉。

醫士員額。舊例自御醫十員而下。有醫士四十名。醫生二十名。切造醫生二十名。順治十八年。題准裁醫士二十名。醫生十名。康熙九年。仍復舊額。十四年。復裁醫士二十名。醫生十名。切造醫生十名。二十年。題准添設切造醫生五名。二十三年。題准添設切造醫生五名。四十七年。太醫院計有御醫、吏目等一百零五名。每日各處該班需用一百十一名。差多人少。不敷應用。特添二十名。五十二年。裁御醫二員。雍正九年。題准仍復御醫十員。舊額醫士二十名。醫生十名。繼將醫生裁去。加增醫士二十名。共醫士四十名。

本院官士習業。舊分十一科。御醫、吏目、醫士、醫生。各專一科。曰大方脈。小方脈。傷寒科。婦人科。瘡瘍針灸科。眼科。口齒科。咽喉科。正骨科。痘疹科。今痘疹歸入小方脈。咽喉口齒。共爲一科。計設九科。

凡陞轉院使員缺。由左院判陞補。左院判員缺。由右院判陞補。右院判員缺。由御醫陞補。御醫員缺。由吏目陞補。吏目員缺。由醫士陞補。遇有御醫以下缺出。本院堂官將內直勤勞者。申送禮部轉咨吏部題授。如內直補完。方將外直應陞各官。按俸開列申送。

其各官員缺。有奉旨特用者。遵旨補授。

凡吏目缺出。於醫士內考其方脈精明。品端勞著者。申送禮部轉咨吏部題授。醫士缺出。於醫生內考取。申部頂補。醫生缺出。於初進醫生內考取。申部頂補。其初進醫生。必查其品行端謹。通曉醫理。並取以本院官士保結。方准入院。

康熙四十七年。因差多人少。不敷遣用。特於直省民醫及舉貢生監有職銜人內。擇精通醫理。情愿效力者。酌添名額。布衣著赴該院具呈。其舉貢生監有職銜者。著該地方官給照。亦於該院具呈。揀選補用。如效力年久。歷有成效。除布衣與醫士、醫生照常補授外。其舉貢生監有職銜者。該院將應用情由。開明具題。移送該部。於伊等應用缺。准先補用。

凡考試醫士、醫生。本院堂官須於素問、難經、本草、脈訣及本科緊要方藥內出題。擇其學術精通者。頂補糧缺。如習業荒疎。歷年雖久。不准頂補。仍發教習廳肄業。

凡內教習。於本院官內。選取學識素著者。令居東藥房教授太監醫學。由光祿寺給廚役供膳。

凡外教習。本院設教習廳。於御醫、吏目內。擇品學兼優者充補。有進院業醫者及醫官親男弟姪。俱送教習廳肄業。

康熙二十三年。題准遴選本院官二員。在外衙門教習。與首領庫官。輪班直宿。以應傳差急務。

雍正元年。令直省巡撫查所屬醫生。詳加考試。果有內經註釋、本草綱目、傷寒論三書之學識。指名題請。授爲醫學官教授。每省設立一員。准其食俸三年。如果勤愼端方。貢入太醫院。授爲御醫。其員缺卽於本省學習人內。揀選補授。凡所屬州縣衞有人民習醫者。令其訪明爲法。卽將三書教授。有精通醫理者。呈報巡撫。給咨赴太醫院考試。上者授以吏目、醫士官職。其有年力不能赴京者。留爲本省教授待缺。

凡隨侍聖駕行幸。有奉旨特用者。有按班輪派者。俱給夫馬車輛。裝載藥材。並給帳房需用等物。俱申禮部轉咨各該部給發。雍正二年。因太醫院官先年隨侍行幸。過於淸苦。特遵旨議定。以後凡隨行出外。堂官一員。給帳房一架。載行李車一輛。馬四匹。每日盤費銀三錢。官士等每人馬三匹。每日盤費銀二錢。三人共給帳房一架。載行李車一輛。披甲人二名。（披甲人卽跟車看守馬匹車輛者）若四人。照依前例。若五人。增帳房一架。車一輛。披甲人二名。

凡諸王府公主額駙及文武內大臣請醫視疾。本院（卽太醫院）奉旨差官前往。其治療可否。皆具本覆奏。外藩公主額駙及台吉大臣有疾請醫。亦奉旨差官前往。申部給驛馬皮箱繩氈油單等項。其藥材於內藥房支領。或於藥庫給發。回日銷算。

凡軍前需醫。奉旨差官醫治。由禮部選派二員。馳驛前往。并遣兵部官一員。送至軍前。

凡文武會試。定例取醫士一名。入場供事。至期。本院遴選通曉醫理。熟諳方脈者。申送禮部委用。如有需用藥材。開單量給藥價。事畢。與各執事官一同赴宴。

順治八年。定設刑部應差。帶醫士一名。每月給發藥價銀米。效勞滿六年。劄令回院。陞授吏目。十一年。定設督撫應差。帶醫士一名。與刑部同。其所差醫士。如本院需用。卽申明取回。該缺另選中送。康熙二十三年。定刑部添取醫士一名。醫治病犯。照例給發藥價銀米。六年差滿。咨授吏目。

康熙三十四年。諭黑龍江默爾根地方緊要。著從京城遣良醫二人前往。一年更易一次。是爲關外差遣之始。後至四十五年停止。

凡本院官有保和效力。勤勞素著者。或加銜。或給賞。俱出自特恩。

凡御醫、吏目、醫士等員。老疾不能行走者。呈院驗實。題准告退。病愈。仍赴院具呈。准其原缺補用。若推諉託故。不行具呈。在外行醫者。或經該院查出。或被旁人首告。交與該部嚴加議處。若非年老有疾。該院徇情告退者。該院判一併議處。

雍正元年。諭良醫須得年老經歷多者。但伊等憚於遠行。嗣後果有精通醫理。療疾有效者。或將伊等子弟。議授以經歷、吏目微職。以示鼓勵。著大學士等議奏。遵旨議定。令九卿暨直省督撫。各舉所知之年老醫生。該地方官資以路費。護送來京。報明禮部。轉交太醫院試用。果有醫理精通。療疾有效。即奏明照例在太醫院授職。並准其報伊子弟一人。如保現任官者。以應陞之缺即用。候補、候選者。以應得之缺即用。貢監生員。以經歷即用。布衣以吏目、典史即用。

太醫院服色定例凡御醫、吏目。許服六品頂帶。仍照原品給俸。康熙四十年正月。奉旨准太醫院服色皮臊鞍鞊等項。悉照御前使從例其醫士人等。准照舉監生員服式穿用。雍正元年。題准醫士照欽天監天文生例。服從九品頂帶。每月給錢糧銀一兩五錢。公費飯銀一兩五錢。米九斗。

順治元年。定祭先醫之神之禮。每年春冬。祀先醫於景惠殿。在太醫院之左門。曰咸濟。左右有更衣室。正殿南向。左右步廊。東西廡廟。南燎爐一。正殿門廡。覆以甋瓦。門楹丹雘。梁棟五采。正殿內。太昊伏羲氏居中。炎帝神農氏居左。黃帝軒轅氏居右。東配以勾芒、風后。西配以祝融、力牧。東廡則以僦貸季、岐伯、鬼臾區、伯高、俞跗、少俞、少師、桐君、雷公、馬師皇爲一案。伊尹扁鵲、倉公、張機爲一案。西廡則以華陀、王叔和、皇甫謐、葛洪、巢元方爲一案。孫思邈、韋慈藏、王冰、錢乙、朱肱爲一案。李杲、劉完素、張元素、朱彥修爲一案。正殿以禮部尚書一人主祭。兩廡以太醫院堂官二人分獻。先期由禮部題請遣官行禮。(今由太常寺)雍正十二年。令太醫院御醫、吏目等官。咸齋戒陪祀。其祝文大致曰。古昔聖人。德澤深弘。創制醫藥。拯濟斯世。仁壽庶民。茲當某時。謹以牲醴致祭。惟神慈惠。蠲除疾疢。篤佑朕躬。致和天下云云。

二　藥房　職務 職掌　診視 名額　沿革 施藥　藥料

侍直內府。設東西御藥房二所。西藥房歸院使、院判及御醫、吏目。分班輪直。東藥房歸御醫、吏目及醫士。分班輪直。

凡烹調御藥。本院官請脈後。開方具本奏明。同內臣監視。每二服合爲一服。候熟分貯二器。一器由本院官及內臣次第嘗服。一器進御前。若將方奏明。交與內藥房按方烹調者。歸內藥房辦理。

順治十年。置藥房。屬太醫院。十八年裁。康熙六年復設。仍屬太醫院。十年。定藥房不屬太醫院。另設員管領。

凡解取藥料鮮竹。均歸戶部辦理。題定每年歸河南解鮮竹三百株。由本部劄付太醫院。燒取竹瀝

凡內藥房及太醫院官士。差往口外採取藥味等項。太醫院須預期開單送部。其有應買給者。本部同太醫院委官。公同酌議價銀。劄庫發銀買辦。如應各該衙門給發者。行文移取。

凡藥材本折錢糧。舊例各直省出產藥材地方。每年解納本院生藥庫收貯。委官驗辨

優劣。其出入皆由禮部。順治十六年。定分歸本院職掌。十七年。題准選本院官一員。兼攝庫務。並設庫役十名。巡邏看守。十八年。定生藥庫復歸禮部職掌。康熙三年。定錢糧總歸戶部。其直省歲解藥材本色。併折色錢糧。俱由戶部收貯附庫。

凡遇內藥房取用藥材。由本院申呈禮部轉咨戶部。於庫內查取。如有缺少。給價採買。俱以生藥材交進。由內藥房醫生切造炮製。

藥房設庫委二員。於醫士內選委專管買辦藥材。二年一任。任滿陞授吏目。如著有勞績。量加職銜。倘代替乏人。仍令舊官管理。

康熙十年。定藥房不屬太醫院。設總管太監醫生二名。管庫首領二員。管庫首領太監一名。筆帖式十六員。領催四名。首領太監六名。太監醫生十名。太監十九名。夫役三十四名。十四年。裁首領太監六名。太監醫生十名。領催四名。三十年。定添設內管領內副管領各一員。裁總管太監醫生二名。管庫首領二名。管庫首領太監一名。三十三年。增夫役二十六名。三十八年。裁筆帖式一員。

凡奉旨施藥。惠濟滿漢軍民人等。於本院官員內選擇差遣。順治十一年。於景山東門外。蓋造藥房三間。令醫官施藥。康熙二十年。設廠十五處於五城地方。差僉都御史將

千般營運不如淺種深耕死後拔麻不如在生孝順結義他人不如罔全骨肉買命放生不如存心戒殺發願修行不如還了宿債千般計較不如本分爲人

王伯大四留銘留有餘不盡之巧以還造化留有餘不盡之祿以還朝廷留有餘不盡之財以還百姓留有餘不盡之福以遺子孫

湯文正公曰今人刻意詩詞專精文章焚香烹茶鑒別古玩自以爲雅而身心不知檢點見之事殊多糊塗聞堯舜可爲則驚駭不敢信此之謂俗人非雅也

無病之身不知其樂也病生始知無病之樂矣無事之家不知其福也事至始知無事之福矣

心不光明點甚燈意不公平看甚經大稱小斗喫甚素不孝父母齋甚僧妙藥難醫冤孽病橫財不富命窮人

語甚警切足以喚醒愚惑

量溢者福不廣氣輕者祿不厚志卑者功不崇行短者年不長

有德即是有福無機即是無禍因事即是處事讓人即是勝人

內睦者家道昌外睦者人事濟不護人短不周人急非人也

讀書起家之本勤儉治家之本和順齊家之本循理保家之本

執拗者福輕圓融之人其祿必厚操切者壽夭寬厚之士其年必長

事窮勢蹙之人當原其初心功成行滿之士要觀其末路

馳馬思墜捷人思斃妄費思窮濫交思累

專爲已者不仁好廣積者不義足恭者無禮貪名者無智

於情理勢力上明知欠缺乃強欲爭勝適自敗耳

貪財者骨肉亦薄好色者晨起亦昏

老來疾痛皆是壯時招的衰後罪孽都是盛時作的

腹不飽詩書甚於餒目不接前輩甚於瞽身不遠聲色甚於穽骨不脫俗氣甚於痼

可厭者一味苦窮逢人訴告○最受氣是做媒人作中保○無益之筵勿赴○多言背道多欲傷生○忍耐終無禍強梁定喫虧

無慚形影方爲學欲砥廉隅正在貧

凡人傷巧則可悔之事多守拙則可悔之事少

知止自能除妄想安貧須要禁奢心良田千頃日食二升大廈千間夜眠八尺

中華民國三年九月出版

中西醫學報

第五年　第二期

本期之目錄

本報全年十二冊本埠八角四分外埠九角六分上海
英大馬路泥城橋西首龍飛馬車行西間壁三十九號
丁福保醫寓發行

日商 **仁壽堂大藥房廣告**●醫療用各種藥品●醫療用各種器械●工業用各種藥品●棉花繃帶材料●閨閣用各種化裝品●代售各種靈藥

敬啓者本大藥房專向日本著名各大廠販運上等原封藥品並寄售仁丹 日月水 中將湯 胃活 靈效丸等著名靈藥茲值交易伊始**特廉價發售以廣招徠**賜顧者請認明牌號庶不致誤此佈

上海虹口吳淞路O字第一五〇號 **仁壽堂大藥房謹啓**

電話第四〇五七番

補虛良藥

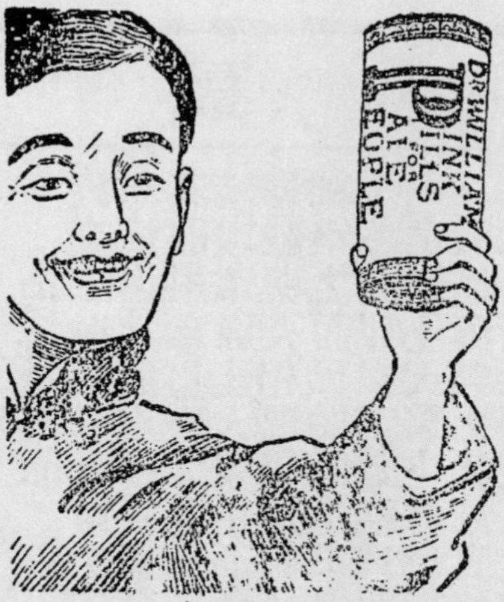

韋廉士大醫生紅色補丸

閱報諸君亦曾操勞過度用功太甚衞生失宜吸食鴉片等類致患腦筋衰弱房事無能夜夢遺精腰背酸痛諸虛百損等症乎諸君嘗覺胃納無味精神短少無志上達乎惟精力充足者得享生平樂趣也如患以上各症請寄明信片向敝局索小書一卷書中詳述如何受病與君相等如何服韋廉士大醫生紅色補丸而恢復元氣加增精神心志安甯也因此丸固精補血功用宏大久已名馳中外補品中無出其右者君雖血氣薄弱未老先衰何妨速購韋廉士大醫生紅色補丸依瓶上所包男子服用仿單服之立能精神煥發週身舒暢矣韋廉士大醫生紅色補丸凡經售西藥者均有出售或直向上海四川路八十四號韋廉士醫生藥局函購每瓶大洋一元五角每六瓶洋八元遠近郵費一概在內

上海咪吔洋行經售各種良藥

謹啓者本行經理德國柏林哥努爾立德大藥廠各種原質以及藥丸藥片藥水等均備如蒙惠顧請移玉本行或通函接洽均可

〇哥那生白濁丸〇專治男女五淋白濁此藥屢經萬國醫士深加研究服之不但立能止濁且可益精健體

〇信石化路多時〇信石一物華人未敢用者因其含有毒質在西醫精於化學而有實行之研究不獨無害於人藉能治人身血氣受虧皮膚不潔筋絡不活等症

〇固本壯陽片〇此藥片乃德國名醫發明專治陽事不舉精神困倦服之立見奇效亦可開胃潤脾

〇檀香白濁丸〇此藥丸專治五淋白濁並能開胃益神固精健體屢經考驗其效如神本行實爲欲除此惡症起見非敢云牟利也

〇金鷄納霜藥片〇本行向在德國柏林製造正牌金鷄納霜藥片已有百餘年精益求精各國諸醫士均共認爲第一之上品其品質之佳妙功效之神速除瘧之靈驗誠衛生之要藥也

上海南四川路咪吔洋行謹識

函授花柳病學講習社招生廣告

世界愈文明。患花柳病者亦愈多。一患此病。求治正復不易。今仿實業函授學校之例。用通函教授法教授花柳病學。即以敝處所出之花柳病療法爲講義。另有極效之處方。倘講義中有疑義。可通函質問。將疑義摘錄一紙。註明出處及頁數。每一問後。留空紙一行。以便就此註釋。後即以原紙寄還。期限以讀畢花柳病療法爲限。舉行通信試驗。及格者給予修業證書。但須行外科手術療法者。則不在函授範圍之內。入此函授講習社有二大利益。一凡患花柳病者。自能依法治療。無須求治於醫師。其藥物可向敝處函購。一凡對於患花柳病者。可以代爲治療。必有奇效。一舉兩得。莫善於此。學費三元。講義費五角。學費講義費。於報名時須一律繳清。報名時須將姓名字號年歲籍貫職業及現在通信處詳細示知。報名處在上海英大馬路泥城橋西首龍飛西間壁三十九號丁福保醫寓　丁福保謹啟

中西醫學報緊要啟事

啟者。敝報自刊行以來。銷數日增。內容力求完美。第一人之心思有限。擬設徵文一項。以收廣益集思之效。如蒙海內　諸名士以關於醫學上之論說學說等見貺者。一經刊登。當酌贈書報以酬　高誼。望不吝珠玉。時錫瑤章。以交換智識而改良醫學。是所盼禱。惟原稿刊與不刊。恕不寄還。再閱報　諸君。前定敝報至第四年第十二期者。刻已屆期。後尚希惠資續訂。以便照寄。　中西醫學報編輯部謹啟

收買舊書

敝局擬收買經史子集各種舊書。閱報　諸君如願將此項書籍出售者。請將書名刻版人名印刷年月價目紙質冊數。詳細示知。或將第一冊從郵局掛號寄下亦可。回件寄上海英大馬路泥城橋西首龍飛西間壁三十九號醫學書局

延壽新法

新會伍廷芳秩庸

總論

人在世間。日事營役。何所希冀。曰富與貴而已。然苟得富貴。而不能保厥天年。致殞於壯齡。或殂於中道。則富者雖有池臺羅綺。食前方丈。而不能享受。貴者握大權。建勛業。難畢其事功。是爲人生一大憾事。他如求富而保泰持盈。求貴而患得患失。計較於毫釐。馳逐於方寸。勞形疲神。適見其陷於困苦之域耳。故富貴其身軀。而難安舒其心性者。比比皆是也。佛曰安禪。詩曰樂國。與其營役於其身。孰若無憂於其心。安樂之要義。非體質强健。不足以有爲。然不研求衞生之要旨。何能得維持保養之神髓。嘗觀世之人。不知保養。自損天年。或生而不育。或少即夭亡。非天使之。實人之自召也。豈不痛哉。據泰西人述其全國生死冊。以長壽補不壽者。扯計不過每人只得三十一歲而已。中國冊載。雖乏精確。要亦大略如斯。又據泰西博士所攷生物性質。人類壽命本不應只得此數。蓋天生之自然原理。何至反常而遽促之。則以人之不得其保養而促之也。何以言之。譬諸種植花木。及其長成。總有五六倍或七八倍之久。生物亦然。即以獸論。驟馬之長足。須閱四年。五倍之可活二十年。或八倍而有三十二年之生命。若人類之長足。則俟至二十五年之久。以八倍爲衡。人壽應得二百歲。乃矌觀世人。誰見二百齡之耆老。作地上行仙耶。我中國古帝王賢哲。恆多享數百齡上壽者。證以猶太古籍。亦有九百餘歲之人。東西大椿若合符節。而世人多謂古籍無稽。年月失算。遂引七十古稀。逞爲臆說。歷代相沿。談龜鶴長壽而不詫。乃以人壽得遐年爲必無者。殊不可解。因思古人飲食起居。崇尚樸素。節慾養身。無後人之奢縱。克保天年。胥原於此。至於狗苟蠅營。委生命於慾壑。以促其自然之年壽。何不反是以思也。著者載稽古籙。研求衞生。訪耆英所遺信彭籛可作。特撰此編。都十三章。以告世人。俾同登老子春臺。如游大雄世界。大地衆生。毋忘斯詣。尤願生富貴而負長材者。宏其功業。掃除疾苦。各葆遐齡。優游大同。豈不懿歟。

第一章　論人身之功用

人非臻安樂之區。不能收延壽之效。然求安樂。先須致其體質於康寧。蓋惟無疾苦。乃克康寧而登仁壽之域也。觀夫在世者。無論東西。無分貧富。誰能免二豎之見侵。溯彼蒼之生人。芸芸總總。其法極巧。其意至公。人受稟賦。本屬完全無缺。彼蒼未嘗故予人以微眚。人身之受病。皆其不善養育所致也。而研究人生體質功用。全靠血脈運行。一身之中。以血管而貫注全體。其脈絡四通八達。毫無滯機。血色猩紅。絲絲入腦。若變色作藍。則厥病生矣。是故血管窒塞如溝澮之阻閉。一遇積淤穢惡。叢生此理之至淺者。況人身全憑氣血作用。稍窒其機。則冒寒熱。患頭痛。發生風溼。而筋骨腹胃種種疾病。發源於此。十居其八九。推厥血脈滯塞原因。實由飲食不節所致。古醫家常言病從口入。殊不誣也。前人寄友詩。有努力加餐飯之句。竊謂如太泥此語。必有損衞生。曠觀中西人患病。由飲食所致。總居多數。除極貧苦一流。死於飢寒而外。富貴之家。其死於朶頤過溢者。比比皆是。惟人恆不自覺。蓋飲食無時。只知貪口腹之利。富者肥甘易購。受害益深。譬之一人之力。只能挾重百斤。若强以挾二百。勢必致跬步難行。人腹本容有限。而忽倍其量。則胃臟安能轉動。此自然之理也。泰西衞生家。驗得腹中消化力。豬肉須待至五時十五分。鷄鴨四時。牛肉四時。羊肉三時。飯與菜蔬。亦須遲至三四時。方能消化。今人每日三餐而外。更有嗜食雜糧。如麪造餑餑。爲最膩滯之品。試問閱者。幾見有歷四五時之後。始再進食一次者乎。縱或有之。只居少數耳。大凡食品未消。愈積愈滯。何異加炭於機器鑪中。前炭未熾。再覆煤於上。火力不揚。反令其熄滅而已。人身本如機器鏽。若因積滯而大小腸不通。何以異是。泰西亦多由此致病之人。近日研究治法。有令其戒食而至十日、二十日或四十日者。反胖爲癯。流通肺腑。遂得霍然而無病。著者十年前。常患冒寒頭風骨痛諸病。而腿上抽筋一症。時發時愈。發時苦甚。患之二十五年之久。中西醫藥。診治皆窮。其時身軀胖一百六十五磅。惟以本身體格論。只合一百二十餘磅。乃適相稱耳。癡肥逾度。實非適體所宜。於是決行減食之法。每逾七日。斷食一天。其法每一次。於先一日午後六時食畢。俟隔一日之半。午刻乃食。計已閱三十七八句鐘之久。連行十八次。枵腹忘飢。殊無痛苦。身軀漸減四十餘磅。而精神反覺勝常。始知有效。減食之第一日。心猶惴惴。謝客杜門。一二次之後。如常趨公。絕無倦態。家人亦驚爲異事也。賤軀本胖。居常最難忍飢。稍遲食頃。苦不能待。今行減食一法。而堅持至十八次。此身雖瘠。全體益見安寧。非確有把握。詎能忍受。因思世人忍餓者。多半非眞餓也。積滯習慣腸胃。變其性質耳。若腹空喉癢。涎流吻外。食時甘旨十分。乃爲眞餓也。又凡人自驗其體質。晨起攬鏡。見舌有白胎。及於厠。覺穢氣較常時觸鼻者。卽宜留意調攝也。

第二章 論食物之所宜

人生日用。所需甚繁。總其至要。厥有五端。一曰天氣。二曰太陽。三曰睡。四曰水。五曰食品。此五者。日不能缺。人習而用之。亦習而不察。不知其功用。利害所損所益。關繫於人身。爲不淺也。然既知其要點矣。今特將全體上之功用。撮略言之。凡人身之强健者。血脈必溫和中度。須知身上之溫暖。從何處得來。則因全體血脈。如汽機錘鑪。旋轉蒸激。氣管血管。全藉火力以運輸焉。故常人無恙。察其身中熱度。總在九十八九度。而至一百度。蓋溫和得中。不寒不燠。血脈流通。運行無滯。人體之得以安寧。而於以上所言五者。缺一不可。亦不可不愼其爲用也。據醫學博士攷人身內之熱力。一日之間。能令重七加倫之雪（每加倫合七斤半）融化而成沸湯。惟是機軸轉輸。以血管運行臟腑腸胃之際。非得飲食之品。充作煤薪。不足以供火力。是則人身之資食品。實非保身上之脂膏。乃藉以調養血質。而增助全腦之運動。世人常言食豬心可以保心。食鹿足可以保足。蓋未悟全體之功用也。然食品爲充身上之煤薪。則煤質若何。入鑪以後。其渣滓有無。亟須研究。故入口腹之食品。萬不宜多。多則如煤炭覆壓。火力難發。遂令鑪灰陰翳。機運不靈。此第一義也。其第二義。尤須選擇質淸而易消化者以充飲料。每見上等之煤。易燃而少屑。火力調勻。機軸善於轉捩。如妄食積滯之品。節節難消。由大小腸中通流不盡。致使積滯之處。疾病旋生。此理顯而易見。近日衛生家評論食品。以渣滓少而消化速者爲要素。而品質尤貴清潔。乃合衛生。至評論合宜之品。總無逾於地上生長之物。則因凡物發生地上。既藉天氣。尤須倚賴太陽。原夫草木花卉由根萌以迄長成收蓄。天氣烘照日光。其力久而遠。譬如古木長材。斫之爲薪。火力蓬勃不可向邇。緣平日吸收太陽之熱度所致。煤質雖藏地數千年。亦因吸收太陽而成炭質。其天然產品。若果蔬穀豆之類。無一不藉太陽而生。故其品質最稱人生之增益。此等品質。入自口腹。易消化而少渣滓。爲機器鑪炭之最良。自非肉食重滯之所能比擬。誠以牛羊牲畜。肥甘膩滯。魚蝦鱗介。腥雜汚泥。自異輕清之品。渣多難化。更非腸胃流通之所宜。至於牛羊嚙草作糧。由草化爲肉質。人食其肉。是借其變化之質。供我飲啖。然已隔一層。何如卽以天產之輕清品。而助我生機也。其第三義。則牛羊等畜。難保其不染病者。病畜之肉。易傳於人。人多不知耳。據美博士查攷牲畜。其中完全無病者。殊不多見。中國又無驗畜醫士。而各畜之患病小者。實難察驗而知。食之傳病。其機最微。而最險。第四義。則肉食尤多不潔。惟豕最甚。鷄鳧亦然。嘗見有食魚蜡中毒。及餐生蠔。席間遽然成病。哇而出之者。第五義。殺生究傷天地好生之德。孟子言聞其聲不忍食其肉。君子自遠庖廚。此數語。實千古戒殺生之至道良言。又查害命兇徒。多嗜肉食一輩。此古人所謂肉食者鄙也。著者自戒肉斷屠。嘗勸人不食葷而茹素。自是延年却病之良方。乃世人多諉以不食肉。則乏氣力。不知其何所見。憶前入覲清慈禧太后於殿廷。陳請深宮以素饌進御。頤養天年。荷蒙垂詢殷殷。翊爲中理。奈左右以太后春秋高。非食肉不飽。被沮於讒。迨宮中寢疾。念及前言。命以素膳進。時適因腹瀉遂止。殊不知茹素者。亦須得法以調和之。否則飲啖未爲合度。精力久缺。癯瘠如山僧。亦乖養生之旨。近日攷求吃素之方。不容稍緩也。著者屏絕肥甘。十年於茲。幸而精神勝於曩時。是以閱歷信其有驗。又數年前。德人開賽走會。奪標者。卽出於持行素食之健兒。屢閱西報載體操角力會。亦歸吃素人擅勝。邇聞各國研究素食。其風漸廣。而生息亦日蕃。益信延壽却病之方。素食爲無上之妙藥矣。

第三章　論食之有法

凡食必須消化。乃得其功力。所食若不求消化。更爲人身受病之源。前已略言之矣。惟是身體之內。以何者爲消化之方。今試言之。蓋食時入口。用力全屬牙齒。次則小肚。三爲肝。四歸腸。凡此四者。每食必經之處。尙有小者。姑不備舉。要以此四處爲大綱。故食時咀嚼成漿。爲入喉第一重門戶作用。切不宜囫圇吞咽。以一經入腹。遂無擣爛而助其易消化之地也。又攷世人多膺牙患。且在少年。亦多見殘蝕者。殆緣凡食不費牙力之故。譬如門上鎖鑰。久不用匙以啓之。則銅鏽生矣。嘗見世人食飯。喜用湯澆。或以茶泡。引導入腸。不知此法最忌。因不費牙力。其飯整粒。又須閱三四鐘之頃。始能消化也。大凡食法。總以乾食嚼爛。最爲得法。恆人多謂乾食不佳。入喉欠潤。豈知舌在口內。機捩最靈。舌本生津。卽爲人身之靈液。津液之味最甘。恆常多未研究。試嚼乾麪包一片。自然齒頰芳潤。味等回甘。不可不信。又如以粉漿一撮。取口涎一羹。調勻烹煮。火候到九十度。則粉漿自然成水。逾格甘芳。可知津涎之妙用。如食時不經牙嚼。只以水泡而吞下。其味不甘芳。因口之津涎未出耳。計每食先從牙牀嚼爛。乃得由小管而下小肚。再由小肚內和勻到肝。磨盪一周。變成血液。乃落小腸。小腸蟠曲迴環。長可二十五英尺。大腸亦有五尺。如食品不選擇而取其清潔者。一入大小腸。積滯難通。又或多餘渣滓。大非全身機軸旋轉之福。世人飲食無時。又乏限制。一日三餐。重復消夜。所食恆多點心餑餑膩滯之品。體中小肚。詎能容載許多。攷小肚之量。除小兒外。最健之身軀。僅能容物約三派吾特。(每派吾特約合十五兩)計凡人每一寸高。其小肚可載六錢。若過六錢。則小肚之本量。已難勝其力。況每人每日之飲食。何止三斤耶。孔子主張食不語。此事有益衞生。世人輕易忽略。須知食時不言。細意咀嚼。最爲消化之助。前英相格辣斯頓。壽至九十餘。人見其每食一物。必嚼至二十四五次。始咽而呑之。其細意可想。又食時戒語愁苦。宜談快樂。俾怡悅心性。以利朶頤。皆衞生一法也。

第四章　論食之有時

天地生人。付以完全無缺之軀。原欲其盡善盡美。無菑無害。爲一有用之人。克享其天年者也。天無不愛人。人苟知體天心。宜如何保養。調攝以盡天職之當然。若稍不愼。自戕其生。則負天多矣。夫飲食爲養身之至要。奈何茫昧不審所擇乎。如飲食不得其時。卽屬切身之大害。何以言之。腹中之消長盈虛有時。一失其時。則雖貯納極有用之物。胥歸無用。不惟無用。且足生害。人體百病。隨處皆可致之也。悠悠之輩。大都爲口腹而來。然著者有一語。請詢世人。人爲食而生。抑或爲生而食。須知人生世上。非徒耽於飲食。蓋食者養吾生命而已。乃無分中外。衆生擾擾。率皆背道而馳。肥羊大炙。談者食指爲動。夢中有蹈破菜園之思。市上作屠門大嚼之快。富貴之家。食前方丈。妙選庖廚。廚人則務極肥甘。以媚其主。山珍海錯。熊掌猩脣。不惜重値。羅而致之。嘗鼎上之一臠。供朶頤之得意。入口後。其腸腹勝任與否。融化若何。皆非所計也。縱口腹之欲。而窮奢極侈。惟日不足。更卜其夜。如此之人。乃欲脫病魔。躋上壽。蓋戛戛其難矣。閱者細思上蒼畀我以完全無缺之身。原欲其無疾病。是吾生命最貴。何可以殉於口腹受種種之痛苦。復促其壽算耶。著者略申其說。欲改良飲食之方。宜先攷究合食之時至於衞生大旨。總不宜多食。然人又不能不食。合食之時期。一日兩餐足矣。每日第一次進食。近午刻十一二時最宜。第二次。則宜在下午六時上下。兩餐以外。一切雜糧點心。均可除去。消夜則近睡時。尤屬切忌。閱者倘疑隔日進食。已越十六句鐘之久。不知先一晚六時食後。三四時卽須安寢。人當睡熟。其全體偃臥。除心與肺。血管仍然流通而外。身內機軸全副停工。不復如醒時之轉動。如工匠竟日操作。必有安息之時。人入睡鄉。此數鐘時間錘鑪熄火。非軸輪皮帶牽動轉輸。勞勞不絕者也。大凡消夜之人。距晚飯時所食。腸胃之內。猶未融而成血。再加食料其上。則積塞扞格。越日氣體。總欠安舒。有斷然者矣。今人晨起。若能操作數時間。令胸膈宿物全空。俾鑪中煤屑。滌盡淸除。豫備重添新鮮煤炭。將見烘機活火。其力便捷而全機皮管。總覺異常靈巧。其妙自不可言。乃世人盥潄方完。卽思食品。多諉以不飫早餐。遂致無力辦公。豈知先一晚食品在腹。尙未全消。則因睡時汽機暫停數句鐘之故。此時輟食。當不至作井上之陳仲子也。著者自改良飲饌後。日只食兩頓。第一頓當日之亭午。第二頓則在日晡時。雖爲食無多而夙病全瘳。體質精神。較前差健。曩時頗畏腹餓。難耐須臾。今而始悟厥狀。實非眞餓。以食多塡塞腸肚。疲乏難舒耳。蓋眞餓者。余前所言涎垂喉癢。臨食之品。不須五香烹飪。而格外甘芳。斯爲眞餓。又不可不留意也。世人製饌。除用五香外。多借酸辣之性。以爲異味。易適口腹。雖西人亦不能免。但此仍非食品之眞味。中庸言人莫不飲食。鮮能知味。此語誠然。若孔子所稱食無求飽。則養身立命之要旨矣。至於養育嬰兒。中國尤欠攷究。嘗見有甫經彌月。卽以爛飯納其口中。強令吞下者。豈知嬰孩腸肚薄弱。頻飼以乳汁。尙嫌太過。中國生死冊。雖無可稽。然閱美國冊。則嬰孩一二歲者。百人中以不能養育而遭夭折者。居三分之一。五歲之嬰兒。亦只育得其半數。韓昌黎言兒女而不善養育。是爲父母之過。殊可痛恨。是因飼嬰孩者。頻頻哺乳。一聞啼聲。卽塞乳其口。而嬰孩無知。見乳便啜。不自知其腹之已實也。西人哺孩。一鐘時間。飼以兩回。華人則一鐘數回。更屬無節。試觀農家豢牛。只令母牛早晚飼之二次。而牛軀較人易長而易壯。近日衞生家攷定乳兒之法。晨六時一次。午刻一次。晚間六時又一次。其餘時間。不宜添哺。蓋嬰兒每日二十四鐘時間。無論人乳、牛乳。啜食十五兩。已可足量。近有加至二十二兩者。若過此。則兒腹不及消化。促其生病而已。總而言之。無論老幼。切勿令貪口腹肥甘。以身殉食。是爲上智。晨飯或不能免。亦宜少食。不可過飽。三餐之外。萬不宜添食。且非餓而食。不知眞味之甘芳。蓋養身功用。惟寡食二字。可奉爲玉律金科也。

第五章　論飲水

人身除呼吸天氣之外。以飲水爲最要之端。設使不食與不飲者相比較。則不得食而只有水飲者。尙能延留生命。是可知飲視食爲更要也。嘗攷人身上之體質。水占七成。蓋人身。如山。山之全體。皆藉水泉之脈流行貫注。若乏泉源則童山不毛。安得稱爲靈境。又攷人身。不特血管血液是水。口內牙牀。飽含靈液。肌肉占水七成五。腦漿一百分。着水七十八分。而骨節中亦含水一成三。又人身上出水之地甚多。如便溺、口涎、流汗三者。人所知也。而不知皮膚毛管。時時出氣。即如水氣之疏通。人有思想。稍動腦力。腦氣運動。又是出肌膚之水。統計人身所出之水。每日約五派吾特。出氣出水。每日無間。腹內食物。變成渣滓。若不時時添水。飲貫腹中。則渣滓逐層塡積。積多成毒。其時時飲水者。充流而至下部。令腸臟肺腑。積淤從大小便而去也。且身上血液更藉飲水。調勻得調勻然後能流通血脈流通方可無病。是人之全體。恃飲水爲挹注。誰曰不宜。惟攷究所飲。以何水爲至清。則水有江河山澤井渠之分。西人於香港、紅海、亞丁、新家坡等處。輒儲蓄山泉及雨水。以供飲食。河流渾濁。絕尠澄清。人家食井。多與溝渠相近。地氣何如。全不攷察。山磵防有草根樹葉。腐爛致毒。蛇蝎潛藏。時不能免。雨水如不經簷溜。本屬至清。只慮其中或產微生物。嘗攷種種泉水。尚難保無虞。若覓極清之泉。以沙漏隔之。斯爲合宜矣。然飲水亦須有節制。如過度吸之。卽爲腸腹之患。須知人之飲水若機汽之添油乃助血除積以養身非徒爲口腹供食品也。凡食頃。不宜以水霑脣。緣米飯與菜蔬。原質均有水氣含於其內。況口涎是天生靈液故食時無庸借資於水耳世人多嗜用茶或湯泡飯。取其易於吞咽。此則食譜所最忌。前已著論。至於酒。古人早已垂戒。前賢詩云。人生百病無不有。能召百病莫如酒。旨哉斯言。嗜酒者日夕沈酣。殊不知警。及其疾作。痼患已深。世上未嘗見縱飲之人而不發生酒病者也世俗恆以酒由米麥釀成。泰西之酒。多用果子葡萄。德國著名之卑酒。全由麥子製造。其原質雖佳。惟不能不用酒料蒸釀。酒之原質。原含毒品。故嗜飲者時患風溼、腰痛等症。而足疾尤多。不可不愼。據泰西衞生家謂咖啡、歌穀二物。亦含毒質。細驗茶葉。亦蓄微毒。但華人品茗。不如西人之愛濃。故貽害較淺。衡量各式。究以吸引淸水爲最善耳。如飲淸水畏冷。可煑過待其溫煖時飲之。然不及淸水之有益。因一經火。水之養氣已去。試觀魚在水中。生機活潑。全靠養氣。若人身之呼吸天氣者然。試以既熱之水。養魚澆花。皆無效果。是其明驗。至飲水時間及每日總需多少。則視其人之作用何如。勞動一流。比靜坐者當較多許。總以見渴爲合。惟食時則忌。未食以前之半時間飲之。能令腹中積滓。推流下部。淸除腸臟。待貯新糧。尤屬適宜。如飯後待至一二時。方可吸飲。俾免食品在腸。未及消化。爲水衝流而下。若果子既含天氣。又蓄水汁。是則食品中之精美者也。

第六章　論睡時

前人詩云。百年强半睡鄉居。是人之一生。半在睡中作生活。睡境工夫。宜與人身若何關繫耶。乃世人於睡。殊多忽略。或臥失其時。或眠不擇地。其所損益。實非淺鮮。而將夜作晝。徹宵不寐者。尤爲耗元神。竭精髓之大害。嘗攷養身之法。睡爲最要。其機亦最微。今質言之。人不飲不食。尙能勉强支持。惟不睡則精神立困。言動改其常度矣。凡人飲食。皆以養其身軀。食如爲全副機器添煤。飲則洗滌其鑪輪皮管。而睡卽是熄鑪停機之時。倘汽機絕無停息。安見其不速於毀壞也。故睡者。特爲人身暫息機軸。卽令心體安舒。蓄精神而增力量。是以睡足則越早眼明體健。思想通靈。腦力與體力皆增。是其明證。睡不足者。氣力疲乏。久之厥病生焉。醫者言人苟不能安寢。斯痼疾已深矣。然則睡工夫不容輕視。亟宜研究何時應睡。何法能善睡。不可不體察其細微也。今先論睡之時候。按天地自然之理。日出則起。日入而睡。爲最適宜。世人終日勞其心力。息機寧神。不容稍緩。試觀晴晝之花木。吸采太陽天氣。又能收攝人身之炭氣。入夜復將清氣放回。故晨起閒行草野亭院中。覺清氣往來。令人心神皆爽。者元遺山詩乾坤清氣得來難。奈晏眠者多。其粗心人。又不知領略耳。因是而知太陽落後。人宜歸寢。以吸收草木花卉所吐之氣。作安心養神之靈藥。愈早睡。愈神清。至遲亦不可逾半夜之十二時。蓋於前半夜早睡兩時間。猶勝於後半夜睡至四時間也。又觀於牲畜飛禽。入夜卽睡。始能順天地自然之氣。人則思欲日開。塵累日重。遂致事理多所反常。乃遜禽獸一籌矣。惟睡多少時間。亦須攷究。嬰孩血氣未長足。宜令其睡十時或至十一二時。及其成人。則如常人睡至八時可矣。年高者。又應較常人多一二時工夫。總以安適爲妙。至臨睡之時。自不宜飽食。雖枵腹登牀。亦無妨礙。食後三四時。乃合安寢。至少亦宜越兩時間。而莫忌於世俗之消夜。緣飽後難於酣睡。卽睡亦旋醒。總不能令氣體安舒也。且睡有一定之時間尤佳。較之飲食依期。更受其益。臥室宜清潔有窗。引入新鮮空氣。睡時能留隙孔。或開半扇。俾炭氣宣洩。不令閉塞鼻中。最爲上乘。緣睡時吸入之氣。比之醒時更多。睡時閉置一室。又不及醒時游行無定也。至臥榻無逾於獨宿。西人最篤於伉儷。然近日研究衞生。雖夫婦同居一室。亦多所分牀。如兩人同睡。無病者易吸有病者之氣。性剛者亦能感性柔者之氣。嘗見育小孩者。每令與老媼同睡。尤非所宜。睡狀宜將身稍側靠右。因腹內心偏於左。免心部壓向血管。至阻流通。或欠安適。枕頭不可太高。又宜與膊相平。近日衞生家攷據。謂臥房最妙向東南或西南。令太陽由窗透入。其空氣愈佳。又謂臥者頭面北、足向南爲合。牀不宜用銅鐵。防人身之電。被銅鐵攝去。亦是一理。然籐木等牀。易生臭蟲。須時勤拂拭。著者思得一法。以西式玻璃鹽盅安墊銅牀四足之下。則電氣莫能引去。以電不能過玻璃此法人多未知也。

第七章　論太陽之利益

地球全憑太陽熱力轉動。如無太陽。則一氣純陰。層霾寒冱。而萬物不生矣。豈復有人類之可見乎。故太陽者爲天地之主腦。人生之至寶。吾輩之生機之力量。皆藉太陽之所助也。古人有倡議祀太陽爲神者。與日本從前祭火神同意。恆人多畏太陽曬曝。不

生育學校（錄女鐸報）

世界最要者爲生育小孩之事世界最奇者亦爲生育小孩之事其中精奧之理大都無人知之男人固不知女人更不知眞如至愚極蠢之物不期然而然莫之致而致孰綱維是孰主宰是自古至今未聞有推究及之者雖中國先哲亦曾發明繁露曰新壯十日而一遊於房中年者倍新壯始衰者倍中年中衰者倍始衰大衰者以月當新壯之日皆期不極盛不相遇此交合之道也內則曰妻將生子及月辰居側室庶人無側室者及月辰夫出居羣室列女傳曰古者婦人姙子寢不側坐不邊立不蹕不視惡色不聽淫聲不食邪味夜則令瞽誦詩道正事此胎敎之道也內則又云異爲孺子室於宮中擇於諸母與可者必求其寬裕慈惠溫良恭敬愼而寡言者使爲子師其次爲慈母其次爲保母皆居子室他人無事不往此育兒之道也他如飲食衣服居處等法不勝枚舉大都不離乎强種者近是奈何後人不知遵守坐使人種退却一至於此耶彼女子未嘗學問者姑不具論卽有學校出身至十八九歲出嫁其於歷史地理聲光化電諸科或能升堂入室若問以如何爲母則茫茫然一無所知此無他爲父母先生者以爲此事不便明言爲子女學生者亦以爲此事不便求敎要知此乃根本問題於其

身其家其國皆有密切之關係。豈可置之不議不論之列哉。嘗見爲新婦者初次生子。人身五官百骸之所以然。尚不盡了了。如何能照看嬰兒。雖其時母親與姑嫜非無相助之處。然亦無非舊時之習慣。未必能有改良之新法。蓋此事絕非淺見寡聞者所能幾及也。昔有德國著名眼科人。問其操術何精。曰我已醫瞎眼睛一筐矣。有此閱歷。始有此識見。然則吾輩眼睛幸未入彼筐中。生育嬰兒。較醫眼更爲鄭重。每年因未諳調理而死傷者。不知幾千萬人。即幸而生存。亦不免有軟弱之患。則此中學問。豈可少哉。

美國紐約城因立一學校。專爲凡爲新婦者講求生育之理。此校地點。處於闤闠之中。車水馬龍。往來不絕。以其立法頗新。從學日衆。且皆富貴家女子也。其中教習。非爲母親者。非爲姑嫜者。乃皆著名之醫生科學家及看護婦。誠以生育之事。非汚穢事。亦非隱秘事。實清潔而名貴之事也。至於所定課程。極其周密。請爲約略言之。

一、日常之攝生。每日起居飲食各事。皆當有節制。二、受胎中之保養。使將來生子不致艱難。而子亦易育。三、分娩後之營養。最宜避身體之激動。必以安養精神爲要。四、初生兒身體之組織。感覺之發育。以及沐浴被服等法。最要在洗眼。初生小兒如七日不洗眼。即成膿漏眼。世上患此而瞎者。十居其九。五、哺乳兒哺乳法。內分生母之乳、乳母之乳、牛乳三種。又生齒期及離乳期諸法。六乳齒兒之食物、被服、沐浴、運動、睡眠、言語、玩具、種痘及傳染症諸事。七訓練。如誠實、仁慈、剛毅、忍耐、克己、習慣、朋友、賞罰之類。八學齡兒之就學期及家庭與學校之關係。

弱肉强食優勝劣敗雖曰天命亦關人事況當此人種與人種相爭之世乎故有識者必及時大倡人種改良之說以避淘汰之禍夫人種改良何自始亦曰造成健康小兒以爲人羣之本立國家之基礎耳美紐約城之設此校謂非意至美法至良哉中國自推翻專制政體共和成立以來百度維新不可不從切要處下手尙其於此加之意焉可。

改良醫學意見書

錢文伯

余素嗜醫學。少時每於讀書應試外。復涉獵醫書數十種。惟茫茫大海。恆以苦無指示爲恨。後於清光緒十一年。從學於岳丈柯心培先生。至十五年秋間。柯先生患病臨終時。命余至牀前。囑曰。余無子。所生又僅一女。且吾家無長物。惟所藏醫書兩箱。祖宗心血。盡在於此。余業醫四代。書中所載。皆從試驗得來。汝攜去寶藏之。除大比之年。理應研究經史外。須將此等書籍。時常披閱。自覺益人不少。萬勿等閑視諸。至囑至囑。此余生平所至重至大者也語畢乃逝余奉此遺命披閱醫書數年不料愈研究愈惶恐余嘗扼腕而歎謂醫學一門非詩賦文章所可同年而語蓋彼卽有錯誤其所貽害者不過在一時而惟此則下筆一書不啻立存亡之約劵關係何等重大由此以觀其爲可鹵莽從事耶况中國醫學一言以蔽之曰理想理想云者不出乎捕風捉影之謂也萬一有毫釐之差安保無千里之謬可不愼歟然不僅此也試觀歷代名醫著書立說不下數百種若論病理若論藥性未嘗不殫精竭慮參攷精詳無如數百年來輾轉相傳難保無以誤傳誤之慮甚至驚奇炫異翻撫拾荒誕絕倫之語批改前書孰者贊美之孰者詆毀之詡詡然自命爲才富學博而自誇以誇人推其居心不過欲出其奇異爭名於醫界而後之學者類多漠不加察因此貽誤終身者不知凡幾而彼不顧也雖然此等醫學家本不足齒數今試以脈訣言之醫學中如張景岳李時珍王叔和王宗正戴起宗褚澄等其人者不可謂非歷代之名醫而其論脈之部位有以大腸附於右寸小腸附於左寸且更有以大腸附於左尺小腸附於右尺甚至將大小腸與左右尺對調診之至於兩寸診心肺兩關診脾胃兩尺診肝腎與創立陰陽順逆倒易尺寸以診男女諸說紛紛聚訟究不知其孰爲是而孰爲非據此診脈一端而言自有一定不易

之部位猶不免各立其說何論乎惝恍無憑之處其尚可信從乎嗚呼中醫已矣而中藥更不可問也近藥肆家陳宿者有之腐爛者有之蟲蛀而過性者又有之甚且以僞亂眞以賤代貴至地道之眞假則又從何而可以辨別醫者病者安得一一將化學試驗由是中醫以中藥治病其有效與否可不問而知余所以數十年來不敢厠身醫界大都在是然因其腐敗而不思懲創又非我心近閱丁仲祜先生所譯西醫書其論病症則從解剖而得其論藥物則從化驗而來較以理想二字相去不啻霄壤如久在重雲疊霧之中一旦忽見靑天白日心目不禁爲之一爽因此改良醫學之心怦怦欲動無如內地醫界中人頑固之心堅如鐵石而病家又積習太深有一種特別之性質謂寧死於中醫之手不願延請西醫而生其仇視西醫也甚於盜匪其仇視西藥也則烈於刀劍嗟乎人之死於非命者不可枚舉絕無一人出而提倡開通風氣甚爲恨事余於去年秋間與二三知己創立醫學研究會然不過就個中人互相討論仍不出舊習之範圍至讀中西醫學報第三期內有江君祖韓擬勸各縣遍設中西醫學研究會一節不禁擊節歎賞然余竊有議若設會以開通西醫學勢必扞格難行不若先將西醫所實驗諸症用某某西藥治之十分奇效百無一失一一提出施診送藥俾貧苦病家

貪省費而必來試驗果能異常靈效則漸次影響及於遐方由一二而十百由十百而千萬潛移默化推其極至於人人信仰咸知中醫所視爲棘手者而惟西醫獨能挽救之中藥所不能奏效者而惟西藥獨能療治之庶幾守舊之醫學家不斷其改良而自有不得不改良之勢當此之際或設研究會或立中西醫院殆有如順水行舟而得以徐收自然開通之效果竊願各省府廳州縣有志改良醫學者先從此法入手也余日望之矣

游波士敦記

俞慶恩鳳賓

波士敦城建立至今二百八十二年矣。居民文雅好學。人以美國之雅典稱之。波人自視亦甚高大。有目空一切之概。吾國留學生修業於斯者。不下五十人。大半來自南洋大學。悉係派遣至此。約翰學堂學生。居五之一分。均自費生也。尙有他校學生在此研究學問者。皆勤篤之士。彼此親愛如兄弟焉。波士敦左近爲鉛勃立繼村。曾有學者哈佛約翰留學英國鉛勃立繼大學。畢業歸國。居於此村。因以大學之名名之。哈佛創建學校於斯。復以已名名之。至今聲譽遍寰區矣。九月十二號。余往參觀。規模宏大。儀器豐富。余頗自幸得飽眼福也。又至公園名爲康民者。若有工黨欲謀抵制資本家之橫行武斷者。可集會議事於此園。市政廳不能干涉之。故康民者。自由園也。余樂游之。又步往華盛頓楡樹下。華盛頓於一七七五年。召集英雄。始創革命。止大軍於此樹之下。故美人保存此樹。留爲革命之紀念。又往城立醫院。觀覽成績。考察制度。每日門診。先由學有根柢之學生診視。若不能明辨其爲何症。則由院中聘定之醫生視之。疑難之症。院醫不能處方。則另請專家臨院治療。茍有一線生機。必妥爲設法。以盡力之所能盡。是故病者樂入醫院。可求穩妥之治法。醫學生亦樂入醫院。爲療症多而可增經驗。

醫學專家。亦願奔走於醫院之中。考察疑難雜症。希冀有所發明。故學問新穎者。手術靈敏者。麕集於醫院。而藥料之屢試屢效者。治法之百發百中者。儀器之精巧絕倫者。食餌之滋養無弊者。恆出於醫院云。

十三號。晤曹君延生。僱自動車往勃羅蘭牛敦村帆匯河畔哈佛蹴球場。繞道而游。風景甚麗。秋高氣爽。散步於康莊大道。森林幽谷間。滌去俗塵萬斛矣。計行二小時。經五十英里。又至浮海醫院。此院一汽船也。泊於波士敦灣。容病兒二百四十人。每逢夏季。開辦七十餘日。專收小兒。日駛灣外。吸納新鮮空氣。此院雖係一船。一切完備。看護婦十餘人。醫生七人。內外科診所、藥室、廚房、消菌所。惟精惟妙。另有配乳室。專司配合乳料。某兒應飲蛋白質若干分。某孩應添脂肪質多少量。甲孩飲酸乳。乙孩飲人乳。各不相同。故瓶上有票簽。醫生定分量、檢種數。藥師按簽配置。洗滌乳瓶。專設機器。洗淨後。攜入消菌室。歷半小時。以待取用。牛君今夏。任事於此。人皆歡迎。院中用度。悉係捐款。活人無算。誠第一慈航也。

十四號。往麻省工科大學。參觀彈棉捲線機器及試驗負擔力諸機器。某鋼板可任重若干噸。某鐵條可任重若干磅。雖可推測。然必實驗而始確知。實事求是。無逾此者。復至引擎室。省汽增力。各有方法。近有透平之製。可代引擎。力大而速。所占地位較小。今之兵艦及航海大船。悉已改用透平。不數年後。行將通行於實業界矣。美國以實業立國。重工科。而波士敦之麻省工科大學。實爲出類拔萃之學校。久耳其名。今得瞻仰。何幸如之。所惜者暑假尚未開校。不得一窺全豹耳。又往麻省公衆醫院。此院建立最早。波士敦之富豪封翁捐輸鉅款所立。急公好義。可敬可嘉。余訪海勃浪醫生。醫生導余入院參觀全部。有需清空氣之病者。設帳宿於草地上。有需奏刀於肺部者。可置其首入小室。增減空氣之多少。以利呼吸。有機器室一所。專備校正骨節諸病。而無痛苦。法至善也。十五號爲星期。竟日休息。

十六號夜。至藏書樓。此樓庋藏圖書甚富。爲全美第三所。（第一在牛約第二在華盛頓）游覽各室。莫不井井有條。讀本日報。悉旅館使者近方罷工。因每日每人所得僅八角三分。工頭專橫。剋剝取利。使人難堪。有一廚房使女告某訪事曰。水手遇險於海。海水雖多。不可以解渴。甚至因渴而斃。廚女亦然。佳肴滿盞。爲他人作嫁。必俟杯盤狼藉。始得食其餘賸之物。日日如此困苦。豈人所知。又有一僕云。余奔走十載。至今日罷工。始見吾兒女之玩耍嬉戲。未罷工之前。祗見兒輩熟睡耳。作工如是。亦云苦矣。生計日益艱難。工界首當其衝。資本家養尊處優。其亦設身處地以存體貼之心乎。

十七號。收拾行裝。豫備往飛來台飛一行。因飛城之本雪佛尼醫科大學。建立最早。敎員均係醫界名人。公衆衞生一科。尤爲英華薈萃之區。故偕刁君於十八號晨九時。毅然決然。離波士敦。乘汽車。向飛城進行。過牛約時。汽車登舟擺渡。計行半小時。始隆隆然上陸地之軌道。牛約城中人煙稠密。不欲汽車道經其域。以免煤灰之飛入市中。議定阻止汽車之假道。故汽車祇得渡江而駛。夜間七時抵飛城。見楊君敬修。遂宿於陸克司街之三六一一號寓中。

余離波士敦時。有荷蘭佐將名腦華者。偕其友罕褒環游地球。行旌抵此。二君於五年前自荷蘭啓程。游意大利、亞非利加、印度、爪哇、安南、中國、舊金山。徧游美洲至波士敦。波人開會歡迎。頗極一時之盛。又於本月二十四二十五二十六三日。將開萬國商業會。聞有四十國之代表。吾國亦已派員蒞會。集議商律。籌推廣之策。名城大埠。因名人大事之點綴。而其名益著矣。

女子結核病進行時往往不能妊娠然在結核初期受胎者亦不少夫受胎及分娩何以能使潛伏之結核發生其未全愈之結核並何以能增進其病勢請言其理由

韓雲鶴

結核桿菌之襲人恆由黏膜剝離面及創傷面等入靜脈與淋巴道隨血流而達於肺臟又嘗由肺結核患者之痰唾嚥下而移殖於各臟器（喉頭、氣管支、腸、泌尿器、生殖器、淋巴腺、皮膚、骨、關節等）除胃部鹽酸及各組織含有血清具天然殺菌之能力外殆無不爲結核菌繁衍之適宜地故結核菌對於人體生活現象及發育狀態有至相密切之關係其範圍力之縮張恆與體內血清體液之强弱成反比例而人類生活機能及發育狀態之奮緩以女子之胎產機轉爲最著故欲驗結核菌侵人體內之變化莫若以染有結核病之女子而對於胎產期之狀態錯綜比較熟察其進退互究其引拒分條剖析以說明其理由焉

（甲）結核病進行時所以不能妊娠者其理由有二。

(1)結核病進行時之諸症俱能消耗各臟器之體液。例如肺結核之發熱、（消耗蛋白質）盜汗、（耗損血液中各成分）消化障害、（營養不足）喀血、（直接減少新

血）咳嗽屢發（妨礙吸酸排炭作用、致酸素減少、不能變赤）等。外此各結核。想亦類是。

(2)卵珠不能如期成熟。或不能離巢移管。漸達子宮。據此以觀。因前者各原因。卵巢無所稟承。卽卵子無以資始。按無月經之原因甚夥。而結核實居其一。就解剖的位置及生理的變化言之。卵巢門爲血管神經之通路。卵珠之發育。原始於卵巢動脈。（由內精系及稍合子宮動脈、按內精系動脈、起於腹部動脈幹前側、逼近腎動脈下、沿大腰筋外下走於卵巢、與子宮動脈吻合、舊學以胎產發源、歸諸內腎、可謂皮外摸索、差以毫釐矣）其移動之敏活。實根據於卵巢神經。當結核病進行時。全身血液耗損。神經亦爲衰弱。卵巢之實質。幾等於老婦之萎縮。其不能成熟離巢入子宮以營妊娠義務者。亦由男子之精液或精蟲缺亡之不能授胎也。

（乙）結核初期。何以尙能受胎。其理由有二。

(1)諸症輕微。無損於體液。（就肺結核言）

(2)卵子尙依四週一次之常例。成熟而破裂。斯時也。身體略見倦怠。消化不甚障害。

咳微痰稀。而熱亦不顯。其生活現象。尙未落健康界線之下。故能受胎。

(丙)結核潛伏於女子體內。何以受胎及分娩能使發生。請爲分析陳之。

(子)受胎後潛伏結核發生之理由。

(1)各臟器內能抑制結核菌之血清體液起二種變化。蓋一部分專注胚胞。發育胎兒。一部分與各種雜質混合。俱衰減其制菌力。(按月經係成熟之卵子、與子宮黏膜充血而生之滲出物及毛細管之出血液、并少量之鹼性黏液及各種廢質而成、受胎經停、與卵子混和各雜質不能排泄、斯時必爲靜脈吸收、轉輸於各臟器、血清體液、被其攙雜、刺戟各神經、而現胞阻症狀、迨各質改道排泄於腸或泌尿器、始得達純粹培養胎兒之目的、反之腸及泌尿器拒而不爲代償、而漏胎之症狀以起、故惡阻及漏胎之患者其潛伏菌之發生益烈)

(2)孕婦血液不純潔。溫度逾平時。俱適當於結核菌之營養。而向之潛伏而不敢發者。至此殆如五行說所謂生多尅少則乘機煽動。隨所在之臟器而發育。吾國舊學所謂賊邪乘虛竊發。盤踞臟腑。似矣。惜名詞空泛。不能切實描繪。致後學遇此等症候。見於上則議表散。見於下則議攻破。臨歧莽治。害人無算。吾人對於此點。不得不多新學之明如觀火也。

（丑）分娩後潛伏結核發生之理由。

(1)各組織內之血清及體液。亦起二種變化。而失其制菌力。蓋一方面因分娩大脫血。影響及於鄰接各器官。遠隔諸部之血清及體液。隨血流趨償補充。又一方面因姙娠期內停滯於子宮之雜液。分娩後隨靜脈還流。輸注於全身。（按動脈趨勢迅速、則靜脈血壓愈亢進、產後血暈、職是之故、舊法以鐵焠醋嗅鼻、新法以排凝之目的而用麥角、是其明證）而各部之血清體液。亦被雜質混合。而失其制菌力。試以較諸姙娠後各部之血清及體液之被混。狀態雖同。而原因逈別。前則爲實性。後則爲虛性。且極究其含有之成分與分量。亦必有多寡有無之差別。

(2)產婦之血液及溫度。無在不爲潛伏菌佳良之營養素。（按細菌遇寒冷則易失生活力、反之則繁殖無已、又臨產溫度特高）故發生狀態。較受胎後應更速。際此易誤爲產褥熱。宜爲注意。

且潛伏之結核菌雖同。而結核菌之潛伏地則異。甲則伏於姙娠體內之前。乙則伏於姙娠體內之終。同一結核菌之發生。彼則發於受胎後。此則發於分娩後。則其發生時亦有不同。

或有難者曰。結核菌既潛伏於女子體內。何以不發生於姙娠及分娩之前。而必於其後發之。答之曰。凡能營珠絲合結之妙機。其血液循環之力必尚强。能循發育胎兒之正規。其體內抗毒之質必優富。故結核菌雖潛而不得發。雖伏而不能生。難者又曰。當女子體內結核菌潛伏時。設遇氣候剌戟不常。飲食調節失當。亦能隨機姙娠。完全分娩否。曰。是必不能。舊學所謂既有所伏。復感新邪。名曰兩感。於此前者必不孕。後者必流產。

(丁)未全愈之結核。何以於受胎及分娩後。能使其病勢增進。其理由有二。

(1)根據於結核菌殘留之芽胞。(按細菌死滅時。每破壞母體而遺留其芽胞、此芽胞抵抗力最强、必藉光線熱力或化學的藥劑、方能滅之)

(2)根據於差後勞復之說。蓋女子當受胎及分娩後。最寶貴之神經及最精微之血液。與各種營養之要素。皆傾注而供其取用。所謂天然之勞務者。莫過於此。故其時女子各體器內。恰如空城無備。兵皆孱弱。而殘留之芽胞。恰如屢北未擒之巨寇。伏莽思逞。安得不乘機猖獗。力圖再舉。病勢之所以增進者。殆以此夫。（按芽胞發芽、名爲生長體、斯時抵抗力尚强、必待其强大後始減弱）要之。受胎前與受胎後。未分娩與既分娩。以及妊娠經過各期內。統屬於妊娠生理之範圍。潛伏也。初期也。進行也。就愈也。增進也。統屬於結核滋生之程級。前之範圍非常廣袤。後之程級無限隱微。以無限隱微之程級。納入非常廣袤之範圍。是何異萬山起伏。隨步換形。安能統一。芥須彌。窮形盡相。蓋未覩其物。必不能知其理。未究其原。必不能竟其委也。

其言明且清其氣疏以達絲絲入扣井井有條此等文成如容易却艱辛洵爐火純青之作也陳治愚僭評

眼底無花胸中有竹故說來能頭頭是道意到而筆隨之其氣盛言宜正如庖丁解牛動中肯綮萬叔豪僭評

樸實說理無微不至熟極而流水到渠成令人一望而知其於新舊學具有根柢者也孫祖烈僭評

急性心臟衰弱之療法

泰興張介侯譯

急性心臟衰弱。由種種之原因而來。故欲施適當之療法。不可不依其原因及藥劑之主作用而留意焉。

一　藥劑

實芰答利斯(Digitalis)劑　粉末一回〇、〇五乃至〇、一。每日二三回有效。較葉浸之效爲大。葉浸一回〇、一乃至〇、二。一日〇、五乃至一、〇。極量一回〇、二。一日一、〇。全量以五、〇爲限。然須注意其蓄積作用。恐有效力不同之弊耳。本劑作用於心臟。則減少脈搏。增大脈量。同時亢進血壓。

實加倫(Digalen)　其溶液一糎。相當於實芰答利斯葉之〇、一五瓦。一回一乃至二糎。一日六糎。常用於靜脈內注射及內服。皮下注射者易起炎症。筋肉內注射者。較內服之效力遲緩。注射用之製品。作錠劑者良。

實芰弗那姆(Digipurati)　沙朋尼(Saponin)樣物質較少。故於胃腸之障礙亦少。有溶液及粉末之二種。溶液一糎。含有實芰弗那姆〇、一瓦。其效力相當於實芰答利斯葉之〇、一瓦。雖與實加倫相同。通常含量至於一、二瓦。則當廢止。然有時用其倍量及以上之量者亦多。

士特納搏琴(Strophantin)　一糎中有一密瓦之有效成分。一回之極量一、五密瓦第二次注射。須在四日後。不可與實芰答利斯劑併用本劑亦可注射於靜脈內。但自製品而有效成分之含量有異。常有許多之危險。故其應用不廣。

加非兒(カンフェル)劑　刺戟病的心臟。同時興奮脈管呼吸作用及大腦機能。對於內臟動脈能強刺戟之。故適合於脈管運動神經痲痺。

高彷林(コフェイン)　本劑收縮動脈之能力。以內臟動脈爲最通常將安息香酸高彷林那篤僧謨作二〇%之水溶液。注射於皮下二時間一筒一筒約一糎。高彷林之內服。於吸收上不良。恐惹起胃之障礙。

副腎劑　通常用鹽化亞度列那林。(Adrenalinum Chloratum)使收縮血管而上昇血壓。特於內臟動脈爲然。至於作用心臟與否。則尚未確定。心筋被刺戟時。不作用於心臟冠狀動脈。往昔注射於靜脈內。往往有危險。故現注射於皮下。巴頓氏加少量之亞度列那林於多量之食鹽水中。可行靜脈內注射。呈敗血症狀之際。屢有效果。鹽化士泊那尼(Suprarenin chloratum)爲千倍之溶液。注射半筒乃至一筒亦可。屢與實芰答利斯劑併用。

派芰特林（ピッイトリン）內服亦可。作用於平滑筋。對於脈管之作用。遙弱於亞度列那林。

鹽化鋇 近時亦用之。然易起胃腸障礙。故其應用不廣。

依的兒(Aether) 注射於皮下。則有劇痛。由此易起興奮的作用。故常作斛夫滿(Hoffmann)氏液。而用爲嗅劑。

酒精 少量則收縮內臟血管。擴張皮膚血管。屢於酒客犯傳染病時用之。其他多不用。

二 原因的療法

急性心臟衰弱之原因。雖有種種之不同。要得以大別之爲二種。即（甲）循環系統無病的變化而來之急性心臟衰弱及（乙）循環系統有病的變化而來之急性心臟衰弱是也。

（甲）循環系統無病的變化而來之急性心臟衰弱

（一）失神 營養不良及貧血性虛弱之人。因腦部血液之分配不能充足。於是發生此症。例如急起立時而呈此症者此也。亦有因中樞神經而來。如恐怖不安等是。此際因腦血管之收縮而來貧血。

一般失神患者。低其頭部。高其腹部及下肢。而刺戟皮膚。刺戟性之瓦斯。例如斛夫滿氏液、安母尼亞、依的兒等。使吸入之。或刺戟鼻黏膜。尙未充足時。可注射加非兒、高仿林。極重症時。用實加倫、士特納摶琴等。自他種原因而來之失神。亦復不少。無他種原因。僅由神經系統而來之失神。用亞篤羅必湼（Atropinum）一乃至〇、五密瓦。注射於皮下。極有大效。

（二）由急性傳染病而來者

(1)肺炎　陷於虛脫者。多為中毒症狀。惹起內臟動脈及心筋之痲痺。血行障礙之輕度者。宜豫使內服加非兒、高仿林、實加倫、實芰弗那姗等。心部當以冰。且與以含酒精分之劑。為刺戟動脈之故。胸部施冰罨法。小兒屢貼布芥子泥。肺水腫之危險者。先行射血。至二至三百粍。結束四肢。最後用實加倫、實芰弗那姗、士特納摶琴等。副腎劑不可用於肺水腫。無肺水腫者。加非兒與高仿林併用為良。或以實芰荅利斯劑。注射於靜脈內。無效則先以副腎劑注射於皮下。次注射於靜脈內可也。實芰荅利斯劑與副腎劑之併用方法。屢奏大效。必先用實芰答利斯。然後用副腎劑。注射於靜脈內。是爲必要。

(2)腦膜炎敗血症丹毒　此等之症狀。亦因動脈之麻痺。而來血行障礙者多。故可與肺炎行同一之治療。

(3)實扶的里　此症乃心筋炎與動脈麻痺合併而起。完全恢復健康者有之。因心臟麻痺而轉歸於死者亦不少。故就其症候而施適當之治療。是爲必要。脈搏不整及遲脈等者。施以加非兒、高彷林、芥子泥貼布、實芰答利斯等。極急性心臟衰弱者。先以實加倫士特納搏琴等注射於靜脈內。次以副腎劑注射於皮下或靜脈內。在肺炎者屢奏效果。然在實扶的里。其效果尙未確實。亦遺憾也。

(4)腸窒扶斯　在腸窒扶斯。雖起血行障礙者較少。然有時脈搏增多。呈固有之切阿老曬(チアノーゼ)而來中毒性之動脈麻痺。故可用實芰答利斯葉。至實芰答利斯不奏效時。則依前記之諸方法可也。窒扶斯之後期。罹於心筋炎者用實芰答利斯爲最良。

(5)亞細亞虎列拉赤痢重症之腸加答兒　此等症候。中毒之外。水分損失。亦爲死因。

主犯心臟而使動脈麻痺。同時血液減少而濃厚。故就此點欲施適當之治療。可將生理的食鹽水。注射於皮下或靜脈內。有用列給耳氏液（リンゲル氏液）其處方如下。

食鹽	七、五
鹽化加里	〇、一
鹽化鈣	〇、二
重曹	〇、一
水	一〇〇〇、〇

同時用强心劑注射時。不可加副腎劑於其溶液中。靜脈內注射時。加一乃至二密瓦之副腎劑。全量約五百乃至千五百糎。熱之於體溫。徐徐注入。重症時。因强心劑之吸收緩徐。故注入於靜脈內。比皮下注射爲良。

(三)由他種疾病而來之急性心臟衰弱

(1)腹膜炎腹膜刺戟腹部臟器之化膿性疾病伊來吳斯（イレウス）等 爲內臟動脈麻痺之主因。故可用加非兒、副腎劑、實芰答利斯等。

(2)滲性肋膜炎 因多量之滲出液。而起器械的血行障礙。特於英必一謨（エンピェム）伴中毒而來。故穿刺其滲出液。是爲必要。重症者先與以實芰答利斯。不可用副腎劑。假令限於皮下注射。不得已而注射於靜脈內時。極宜少量。

(3)心囊炎　與肋膜炎同呈器械的障礙。有時伴心筋炎而來。治療主爲强心臟。故用實芰答利斯、高仿林等。靜脈內注射。易招危險。

(4)中毒　在毛兒弗英（モルフィン）古加乙涅、特納巴古加乙涅、（トロパコカイン）老浩加乙涅（ノボカイン）士特巴乙涅、（ストパイン）亞篤羅必涅等中毒及急性酒精中毒。主爲動脈痲痺。故用副腎劑注射於皮下最良。有時施靜脈內注射。士巴那來尼（Suprarenin）一回一糎或二糎。一日四五回。注射之亦可。

實芰答利斯中毒。最宜注意者。由脈搏變化而來異常之緩慢及異常之迅速。緩慢者將〇、五乃至一、〇密瓦之亞篤羅必涅。注射於皮下。欲急速時。可注射於靜脈內。反之迅速者不可用亞篤羅必涅。心部當以冰。用加非兒、高仿林等。其他行人工呼吸法者亦有之。

(5)由出血陷於虛脫者　心臟勞動過度。亦起血管異常。因補血液之不足。將水分內服或灌腸。使高舉手足。或結束之。當以湯婆。欲急速時。用生理的食鹽水或列給耳氏液。注射於皮下。有時加一乃至二密瓦之副腎劑。行靜脈內注射。其他用加非兒、高仿林、亞兒個保兒等亦可。對於出血。則用實芰答利斯、亞度列那林(Adrenalin)等爲佳。食濃厚之食鹽水亦可。

(乙)循環系統有病的變化而來之急性心臟衰弱

(一)急性心內臟炎及心筋炎　注意於豫防。可保持絕對之安靜。避心神之興奮。調節胃腸。心部當以冰。有時用每日〇、二左右之實芰答利斯。起心臟衰弱。則與瓣膜障礙、慢性心筋炎同法治療。

(二)僧帽瓣障礙　易陷於調節不良。然易恢復。若保持安靜。攝取流動食物。則其高低之度可以恢復。有時用實芰答利斯。急性者用實加倫、士特納搏琴等。行靜脈內注射。副腎劑多不用。

(三)大動脈瓣障礙　宜善調節之。一旦陷於調節不良。則難恢復。用實芰答利斯時。宜注意之。惟可與以少量。注射於靜脈內時。亦宜少量。實加倫以一、〇乃至一、五糎爲限。士特納搏琴以〇、二糎爲限。副腎劑決不可用。

(四)慢性心筋炎　治療極困難。欲注意豫防。宜避心身之過勞。調節胃腸。避酒精、煙草及其他之害毒。劇烈之運動。亦宜避之。一旦起心臟衰弱。則脈搏多而不規則。先與以實芰答利斯。後以少量之實加倫。注射於靜脈內。士特納搏琴亦可。脈搏不多者。用極少量之實芰答利斯。若靜脈內注射時。最宜注意。

（五）心搏異常遲緩及亞打謨士島庫（アダムストーク）氏病　不可用實芰答利斯劑。惟可將〇、五乃至一密瓦之亞篤羅必涅。注射於皮下或靜脈內。其他微溫心臟部。並高其上體。

（六）動脈硬變症　此症與慢性心筋炎同。惟於腦動脈硬變。則血壓上昇。而有溢血之虞。故用實芰答利斯時。宜注意之。在大動脈瘤。亦宜注意。

（七）狹心症　此症於心冠狀動脈硬變。屢屢見之。故須擴張血管。用酒精硝酸倔里設林、亞美兒尼特林（アミールニトリット）同時微溫足部。脈搏少時。用安息香酸高仿林那篤僧謨〇、一乃至〇、二加非兒等。注射於皮下。微溫心部。

（八）腎臟炎　在慢性腎臟炎。血壓高而忽下降時。用實芰答利斯。血壓雖高用實芰答利斯亦奏效。但尿量少時。須注意其蓄積作用。又有肺水腫、腦水腫之危險時。行射血、手足之結束、足部之溫湯等。其他則用高仿林、加非兒。有時用實加倫、士特納搏琴等。在尿毒症。行射血之法。將一立之生理的食鹽水或列給耳氏液。注射於皮下。其他用下痢劑亦可。尿毒症性喘息者。用奇烏累欽(Diuretinum)亦良。動脈痙攣者。用血管擴張劑。切阿老曬(ナアノーゼ)强者。與以實芰答利斯。後與以副腎劑爲良。但有腦溢血之危險。故宜注意之。

要之其原因不同。而治療之方法。亦各因之而不同。故一般宜先强其心臟。然後及於動脈。其他用馬兒仿(モルフィン)注射。以除去其不安之念。而使之卽於輕快。又如精神之安慰。亦屬於主要之事項。至就藥劑而論。則宜選用弱而有規則之藥劑之爲妙焉。

麻剌里亞寄生蟲

原名Malariaparasiten 譯醫家獨逸語雜誌

泰興張介侯譯

患麻剌里亞之際。血液中常有許多之寄生蟲。爲原形質小球形。（卽勃那斯滿丁、原名Plasmodien）此寄生蟲侵入赤血球中。其初潑溂而營阿美巴(Amöboider)樣運動。爲小而稍透明可著色之小塊或輪狀塊也。後擴延而由血球中脫却色素。自此而蓄積於成形的色素之內部。

此色素先排列於勃那斯滿丁之周圍。二日或三日後。此勃那斯滿丁漸次增大。侵入赤血球中而充滿之。於是行無性的分裂。卽錫早谷里(Schizogonie)（此乃蕃殖法之一、種。卽自母細胞而分裂爲娘細胞）之蕃殖法是也。色素集於中心時。勃那斯滿丁呈桑椹形或金盞草形。後分裂爲六至二十四之娘體。所謂美羅早野頓(Merozoiten)是也。此美羅早野頓。卽自達於血漿中。直侵入於新赤血球中。經過同一之發育徑路焉。

熱發作之際。爲規則的間隔。而普通之間歇熱。凡存於血液中之勃那斯滿丁。達於成熟之期。且同時現分裂作用之謂也。詳言之。惡寒戰慄者。卽分裂作用最盛之時也。

以上所述。爲無性型之增殖。此外尙有有性的蕃殖。卽一部之美羅早野頓。發育爲較大之女性大加美島切頓。(Makrogametozyten)又他之美羅早野頓。發育爲較小之男性小加美島切頓。(Mikrogametozyten)後者分裂爲四至八之精蟲樣原形質小塊。具有長鞭毛。即小加美頓(Mikrogameten)是也。

如斯男性型與女性小加美頓之癒合生殖。及其後之發育徑路。不存於人類之血液中。乃一種之毒蚊。名阿諾弗來司 (Anopheles) 者。刺螫攫痲剌里亞者之血液。而攝取於自體中。故痲剌里亞者。起於阿諾弗來司之體中。而痲剌里亞多現於溼地者。蓋水草卑溼之地。爲阿諾弗來司生息之區也。

阿諾弗來司胃中之大加美島切頓及小加美頓。癒合生殖之後。發育爲紡錘形細胞形成物。此形成物侵入腸壁。於其上皮間發達爲屋切司頓。(Oozyste)屋切司頓之多數娘核。微小而如細絲。具有一核。即司伯羅早野頓。(Sporozoiten) 分裂之數。多至一〇〇〇〇個云。司伯羅早野頓。侵入蚊之體腔。達於唾腺中。由蚊之刺螫。而移轉於人之血液中。於是侵入赤血球中。發育爲勃那斯滿丁。第一之發作熱。生於阿諾弗來司之傳染的穿刺後。約十一日或十二日云。

痲剌里亞分爲三型。各有一種之寄生蟲型。即隔日熱、第四日熱及熱帶性熱是也。

隔日性熱之勃那斯滿丁。其發育與分裂在四十八時間中。分裂爲十五至二十五之娘細胞。其分裂型頗似桑椹。

第四日熱之勃那斯滿丁。其發育較遲。在七十二時間內。熱之發作。生於第四日。其分裂較爲整齊。如金盞草形。惟分裂爲八至十之娘細胞焉。

每日性熱。卽日日發作劇熱。基於隔日熱寄生蟲之二生代。（或第四日熱寄生蟲之三生代）同時而現存者也。

悪性熱帶性麻剌里亞。卽意大利人之夏秋性熱。其熱之發作。非規則之間隔。乃不規則之經過。且往往爲稽留性熱。其發育與分裂。非存於血液中之勃那斯滿丁。起於同時。乃種種之發育期間同時起於血液中耳。

熱帶性麻剌里亞之勃那斯滿丁。小而有強光線屈折性。一個血球中。往往有多數之存在。給命沙（Griemsa）染色之際。此勃那斯滿丁。呈青色之印環狀。中有著赤色之核。然染色之際。隔日性熱及第四日熱之寄生蟲。其初亦呈類似之環形。

熱帶性熱之勃那斯滿丁。不絕循環於血液中者甚鮮。卽不現於熱發作中。彼等反集合於內部臟器之血管中及其周圍。分裂型亦稍存於其處。性型（小及大加美島切頓）實發見於拉浮冷（Laveran）氏。知其作半月形。循環於血液中者不少。

痲刺里亞勃那斯滿丁之證明。可將新鮮之血液一滴。視察於顯微鏡下。（用强度擴大之鏡、係油浸裝置）勿行染色。則吾人於二三赤血球中。發見運動性原形質小塊。中有潑溂及躍動之色素。

著色標本製造之豫備。可將血液塗布。乾燥（不可在火焰中）而固定之。染色則從台賴爾美（Tenner-May）之法。或從給命沙之法亦可。

簡明調劑學

日本藥劑師鈴木梅藏編纂
泰　興　張彭年介侯譯

總論

用量 Dosis

無論何種藥物。至一定之量以下。不能現其作用者。謂之限量。由其量之增加。而其作用亦增強。遂至有生命之危險。故於治療上。不可用過臘之量。然各種藥物。超過一定之量。雖有生命之危險。唯由其藥物之藥用量。與最小致死量之間隔。有遠近之差異耳。而其間隔之近者。藥用之際。每多危險。僅於少量而起峻烈之現象者。謂之毒藥、凡藥物供藥用之量。謂之藥用量。效力峻烈之藥物。恐其用量之超過。欲防患於未然。而規定之量。謂之極量。有危險於生命之量。謂之中毒量。全奪生命之量。謂之致死量。

製劑之粗精 Reinheit der präparate

製劑之藥物。不可不用化學的純粹者。若不純粹。則其作用較純粹之製品。必有少許之差異。又混入他種之有毒物質。則現有害之副作用。粗製之藥物。例如阿片、血清資佩爾苦林（Tuberculinum-serum）等。據一定之標準。而定其效力。若標準不定。則藥物分解。而效力減少。或至化生有害之分解產物。故不可不注意之。

生藥者。因光線、空氣、種種之么微生體。而起種種之變化。故使用之際。不可不顧慮其新舊及貯藏法。而定其效力。其他生藥由其培養法及產物。而有效成分。大有差異。尤不可不注意之。

藥物之併用

二種以上之藥物。併用配伍時。有各個獨立奏效者。反是者亦有之。其併用之結果。藥效相減殺者。謂之抗拮（Antagonismus）藥效相助長者。謂之協力。（Synergismus）

處方箋 Recept

處方箋者。醫師給與患者之藥方書。自醫師筆書或模寫之謂也。其記載之式及順序如左。

患者之姓名及年齡

處方

藥名及其分量

調製法及服用法

年月日

醫師之姓名及印章

今從此式略示常用之處方如左。

（一）　某　某　君　　　某年某月

處方

沃度加里	二、〇
苦味丁幾	四、〇
單舍利別	一〇、〇
蒸餾水	一八〇、〇

右爲混和合劑。一日三回二日分服。

某年某月某日　　醫師　　某某印

（二）　某某君　某年某月

處方

次硝酸蒼鉛　二、〇

重炭酸曹達　二、〇

健質亞那根末　一、〇

右爲混和散。分六包。一日三回。一回一包。

某年某月某日

醫師　某某印

需至急之處方箋。其傍宜記至急 Cito 或卽時 Statim. 等。此時不能片時猶豫。故不可不直接從事調劑。

劇毒藥之記載時。其分量超過藥局方規定之極量與否。若記載量超過極量時。有一定之符號 !! 或 ▽ 與否。又依藥物配伍之關係而起化學的變化與否。又水劑中藥物之溶否。皆宜注意之。

右之條件。若有疑問時。於處方箋上。附加疑問書於其傍。質之於處方醫。若不能得回答時。請鄰近醫師判定之。若恐時間遲延。不能得醫師之判定時。則藥劑師當依自己之學識與經驗。修正之。投藥之後。通報於處方醫可也。

服量語

處方箋上常用之語。略示如左。

一小刀尖	約一瓦
一茶匙	約四瓦
一小兒匙	約八瓦
一食匙	約十五瓦
一酒杯	約百瓦乃至百二十瓦
一水盞	約百八十瓦(一合)

滴數

藥物必秤其重量而用之。故藥劑師可不必用滴數。然由習慣上。醫師之處方箋。往往記載滴數。

凡滴點之重量。由液體之比重、壜及壜口之大小、形狀、液體之多少。而有差異。內容有一竕之玻璃壜。其滴下之液體。約合於一瓦之數。略示如左。

水　十六滴

稀鑛酸類　十五滴乃至二十滴

丁幾、脂肪、重揮發油、　二十滴

揮發油、哥囉仿謨、酒精等　二十五滴

依的兒　五十滴

各論

合劑（水藥）Mixturae

合劑者。二味以上之藥物。混和於水液中之總稱也。從其調製法之不同。而區別爲水劑、浸劑、煎劑、乳劑、飽和劑等。

合劑配伍時。由其藥物之性質。屢起化學的變化。而化生有毒物。或使藥物無效。或外觀汚損。呈嫌惡之狀態。

如斯惹起變化之藥物。不能互相配合者。謂之禁忌藥。然如後章所揭之飽和劑。化生成積物。而有藥效之目的。又如現今使用之攝涅瓦浸中。加安母尼亞茴香精。由其色素之變化及茴香油之析出。外觀雖呈溷濁。而藥物之效力。毫無變化。此等不能稱之曰禁忌藥。

凡製合劑時。先取少量之藥物秤之。漸次及於多量。最後加賦形水。此通則也。然屢顚倒其順序。或將賦形水分爲二分或三分。溶解藥物於各分中。後混和稀薄之溶液。蓋化學的變化之强弱。關於溶液之濃淡。濃厚溶液。其作用顯著。稀薄溶液。其作用緩慢。或殆不感應。

含有樹脂質酒精液之合劑

例如印度大麻丁幾、阿魏丁幾、密兒拉丁幾。(Tinctura myrrhae)含有樹脂。故直接投之於水。則析出不溶物。而呈不潔之觀。是等之合劑。必有舍利別之配伍。先將丁幾與舍利別研和於乳鉢中。後徐徐加賦形水。

越幾斯類之合劑

越幾斯若乾燥者。直秤量而於乳鉢中研爲細末。後滴加少量之賦形水。至舍利別様之稠度。徐徐加殘餘之賦形水。然越幾斯軟稠者。以越幾斯篦。移於巴刺賓紙上秤取之。盛於乳鉢中。與水相研和。至舍利別狀。更加殘餘之賦形水而稀釋之。然後與他種之藥物相配伍。又流動越幾斯。直秤取之。與他種之配伍藥及賦形水混和之。

依的兒製越幾斯之合劑

依的兒製越幾斯。例如綿馬越幾斯。樹脂質越幾斯。例如印度大麻越幾斯等。以其不溶於水。與同量(有時二乃至三倍量)之亞拉毘亞護謨末共研磨於乳鉢中。充分密和。漸加賦形水至一定之量。

酒精加水製越幾斯之合劑

酒精加水製越幾斯。例如非沃斯越幾斯、Extractum Hyoscyami 大黃越幾斯、莨菪越幾斯等。以水及酒精而製成之越幾斯類。以其不溶於强酒精。逢之則析出暗褐色之不溶分。故必豫以半量乃至同量之水溶解之。然後與他種藥物配伍之。

振盪合劑

振盪合劑者。以不溶解性或僅有溶解性之藥物。而製成之一種合劑。例如配伍重酒石酸加里、次硝酸蒼鉛等。先將其不溶性藥物。研磨於乳鉢(有口)中。加少量之賦形液。再研磨之。漸次加殘餘之賦形液而稀釋之。後盛於合劑壜中。加他種之藥物。然暫同五城御史。發帑金。令醫官施藥。二十一年。設東西南北四廠。發帑金。差醫官施藥。嗣後每年照例遵行。至康熙四十年停止。

三　刑律（總說　關係御藥御膳之罪　庸醫殺人罪　稽查獄犯　懲戒私行開業）

凡合和御藥。誤不依本方（合用之方謂之本方）及封題錯誤。（未開明藥名品味分兩或雖開而遺漏舛錯者謂之封題錯誤）醫人杖一百。料理（指炮製而言）揀擇（指選取而言）不精者。杖六十。若造御膳誤犯食禁。廚子杖一百。若飲食之物不潔淨者。杖八十。揀擇不精者。杖六十。御藥、御膳不品嘗者。笞五十。監臨、提調官各減醫人廚子罪二等。若監臨、提調官及廚子人等。誤將雜藥至造御膳處所者。杖一百。並令投雜藥者自喫。廚子人等犯罪。監臨、提調官知而不奏者。門官及守衛官失於搜檢者。與犯人同罪。並臨時奏聞區處。

凡庸醫爲人用藥鍼刺。誤不如本方。因而致死者。責令別醫辨驗藥餌穴道。如無故害之情者。以過失殺人論。（依律收贖給付其家）不許行醫。若故違本方。詐療疾病而取財物者。計贓准竊盜論。因而致死及因事故用藥殺人者。斬監候。

凡軍士在鎮守之處。丁夫雜匠在工役之所。染有疾病。該（鎮守監督）官司不爲行移所司。請給醫藥救療者。笞四十。因而致死者。杖八十。若已行移所司。而不差撥良醫及不給對症藥治者。罪同。

每年終。派員二名。稽查醫治獄犯。醫生所治痊者若干。不治痊者若干。如治痊者多。照例六年期滿。咨授吏目。不能醫治死數多者。即行責革更換。

新刑律第二百九十六條之所規定。凡未經官署許可之醫生而業醫者。處以五百元以下之罰金。

四　考醫（科目等第　試題錄取）

光緒末。兩江總督端方。以醫學一科。有關生命。特札飭甯提學陳子礪學使。凡在省垣行醫者。須一律考試。以定去取。其考試之法。令各醫生於內科、外科、女科、幼科之類。以及產科、痘科、眼科、牙科等。仿大學選科例。任其擇報一科或數科。聽候考試。其考時第觀學術。不以文藝爲先。所出之題。就病症方藥古今人治法不同之處。疑難奇僻之病症。及游移爭競之學說。每科擇要設爲問題數條。能對若干條。即判爲若干分數。分列最優等、優等、中等、下等、最下等五等。考取中等以上者。給予文憑。准其行醫。其下等、最下等者。不給文憑。不准行醫。並於中西醫院附設一醫學研究所。仍令考取中等以上各生。入所講求。以冀深造。先後兩次。投考甚衆。江督此舉。爲昌明醫學、愼重民命起見。

非若吾國往時。間有考醫之舉。僅爲採風問俗而已。並無實行干涉條例也。惜端督去後。被擯者旋卽復業。既取者不能精益求精。未取者罔知相觀益善。以致醫學日趨退化。斯亦可悲矣夫。

五 防疫（源流 防疫局 衞生會 衞生隊 部諭 萬國研究會）

宣統二年十二月。時東三省鼠疫盛行。奉旨令各處嚴防。毋令傳染關內。著外務部、民政部、郵傳部隨時會商。認眞籌辦。切實稽查。毋稍疏忽。民政部遂傳諭內外城巡警總廳。下令捕鼠。曉諭居民。注意衞生。遇有疑似病患。立卽呈報。加雇清道夫役。嚴行清潔。並督飭內外城官醫院。添製防疫藥品器具。以資應用。凡疫病發生地方。禁阻出入。附近一帶。竭力消毒。並將病人所居房屋。酌量拆燬。特仿照日本大阪臨時豫防鼠疫事務局之制。於京師設立臨時防疫事務局。嗣外務部查此次鼠疫。發生於滿洲里。延及哈爾濱一帶。特照會俄使並電達東三省督撫各自嚴防外。又遴派天津軍醫學堂會辦伍連德。帶同學生多名。廣購藥物。前往哈地舉辦除穢所、化驗室、養病院等事。頗資得力。繼傳家甸等處疫癘盛行。俄人擬藉疫進兵。民政部特電東三省總督。加派兵巡。切實查驗。免貽口實。未幾停駛奉榆火車。於山海關車站。設立查驗住宿所。奉天、山海關兩處。設立衛生會。又於東三省各口及大連灣到安東、秦皇島上海、汕頭、煙臺、福州、廈門等處船隻。按例查驗。凡歐洲過西伯利亞所來之郵件。須在山海關薰蒸後。方准南行。京師各國使館界內。因防疫交通不便。均電報來往。吾國往時疫癘流行。蔓延慘酷。從未聞有防禦之者。此次乃中國舉辦防疫之起點也。

京師設立臨時防疫事務局。歸民政部監督。掌理內外城豫防鼠疫事務。分設五科。專司檢菌、捕鼠、診斷、檢驗、淸潔、消毒注射等事。設局長一人。副局長一人。提調二人。醫官長一人。醫官六十人。書記二十人。司事六十人。更設顧問員四人至八人。局長副局長。由民政部奏請以巡警總廳廳丞充之。提調由民政部以巡警總廳衛生處僉事充之。醫官長及顧問員由民政部遴選派充。醫官由局長遴選。呈請民政部派充。書記及司事。由局長遴選派充。

民政部因防疫局。係治標非治本之策。特仿各國中央衛生會辦法。於本部設立衛生會。商由軍諮處、外務部、陸軍部、海軍部、農工商部、郵傳部、法部、學部、步軍統領衙門、順天府等衙門。派遣會員及通曉西醫人員。涖會討論。按法實行。以促衛生行政之進步。而絕後患於將來。彼時防疫得手。斯會與有力焉。

巡警總廳因疫勢蔓延。特組織衛生警察隊。保持清潔。豫防時疫及辦理公衆衛生事務。以輔不逮。

民政部除組織臨時防疫事務局、衛生會及衛生警察隊外。更諭內外廳。每區可添派衛生警官一員。辦理關於衛生事項之違警案件。其各區能添一西醫尤妥。又諭兩廳廳丞。按照所管各區。每區派一主任醫官。各選醫生若干名。專管該區內檢查、診斷事務。其各該區公共之事。由該主任醫官會議商承廳丞核辦。又諭內外城官醫院。務須清潔。各塵芥容置場。卽以石灰撒布之。從速運赴城外。並諭該院專留西醫辦理防疫衛生治療事宜。其中醫等。另覓房屋施診。限刻日辦妥。凡妨害公共衛生或不遵清潔。以及行政人員奉行不力者。均訂有專條。科以重罰。其防疫、檢疫及防疫病室、隔離室等規律。皆自此時始也。

奉省因恐防疫不力。釀成國際交涉。特設奉天萬國鼠疫研究會。由東三省總督錫良及外務部右丞施植之爲主席。豫會者爲本國及英美俄德法奧義荷日印各醫生。特派三十四員。又奉天各司道及從事防疫諸官紳與各國駐奉領事。均參列會席。繼公舉中國外務部特派醫官伍連德爲會長。研究事項二十四條。開會近一月。於鼠疫多所發明。俄代表醫官曾云。余曾列席世界醫學會數次。從無此次之設備完全者。是會認眞於斯可見。伍君廣東人。生於新加坡。及長。肄業於新加坡之高等學校。年十七。校長以其品學兼優。給以學費。送往英國堪伯獵基大學。習理科及醫科。考試常列優等。照章得兩次官費。一八九九年畢業。得文學士學位。再入倫敦醫科大學。試驗醫學。又得官給學費。並常獲金牌等獎賞。爲留學彼邦者從來所罕見。一九零二年。得文學博士、醫學士、理學士學位。由堪伯獵基大學。年給一百五十磅。送往德法等國。從事調查醫學者三年。及回英後。英人公舉爲肺病醫院院長。著書立說。風行於時。得醫學博士學位。此次外務部派赴哈爾濱辦理防疫事宜。成效卓著。經各國醫士公意。舉充會長。亦可見伍君之學術資望。久爲世所推重者矣。

自鼠疫發見後。統計我國耗費。已及一千餘萬之數。據東三省報告。防疫經費約共用四百餘萬。京津兩處約共用五六十萬。京奉路耗費約在五六百萬。共計不止一千萬云。

第二節　清著名醫學家

一　喩昌

喻昌。字嘉言。江西南昌人。崇禎中。以選貢入都。卒無所就。遂專務於醫。往來靖安間。後又寓常熟。所至皆以醫術著名。嘉言以張仲景傷寒論。乃刼火之餘。篇目差錯。晉王叔和附以己意。編集成書。共二十三篇。頗失經旨。繼宋林億校正。金成無已詮註。二家因尊信叔和。往往以叔和緯翼之詞。混編爲仲景之書。以致魚目相混。雖明季方有執著傷寒條辨。削去叔和序例。然猶未能綱舉目析。嘉言乃著尚論篇。變易體例。力矯前非。諸註所誤。經嘉言矯正。始恍然大白於天下也。嘉言既發明傷寒之理。又取風、寒、暑、溼、燥、火六氣及諸雜症。著醫門法律及寓意草。頗能闡發金匱之秘旨。從來醫籍。惟摭拾古人之唾餘。多不指及編輯之誤及施治之失。卽有辨明舛誤者。亦僅偶然附論。而嘉言則分別疑似。抉摘瑕疵。其有功於醫界。豈淺尠哉。

二　張登　張倬

張登。字誕先。江蘇吳江人。以傷寒著名。著有傷寒舌鑑。備列傷寒觀舌之法。其弟名倬。字飛疇。著有傷寒兼證析義。詳述傷寒兼雜症之診法。蓋誕先與其弟飛疇。欲使治病者。不拘於一隅。不惑於多歧。洵可謂有功於傷寒者矣。

三　魏之琇

魏之琇。字玉璜。浙江錢塘人也。玉璜因校刊江瓘名醫類案。病其尚有未備。遂續撰續名醫類案六十卷。雜取近代醫書及史傳地志文集說部之類。分門排纂。以輔瓘書所不逮。繼著有柳洲醫話。王孟英爲之搜集。並爲之分類詳按。編入潛齋醫學叢書行世。

四 張璐

張璐。字路玉。號石頑。江蘇吳江人。著張氏醫通、本經逢原、診宗三昧、傷寒纘緒論等書。方藥主治。多本薛已醫案、張介賓景岳全書。蓋璐專宗溫補派也。

五 汪昂

汪昂。字訒庵。安徽休甯人。著有醫方集解、本草備要、靈素類纂諸書。其書淺顯易明。近人多宗之者。

六 柯琴

柯琴。字韻伯。浙江慈谿人也。閉戶讀書。隱居不仕。精研岐黃之學。而未嘗以醫名當時。其淡泊明志。可想見矣。韻伯以醫學日晦。恐斯道將絕。慨然著書立說。暗度金鍼。以傷寒論爲方書鼻祖。後學津梁。註者雖多。而聚訟紛紜。各鳴已得。轉使初學無所折衷。因取傷寒論逐條註釋。補正方喩諸家之誤。名曰傷寒來蘇集。又著傷寒論註論翼。發揮

做人無一點眞懇念頭便成箇僞字事事皆虛涉世少一段靈活機趣便是箇木人處處有礙

人生太閒則邪念竊生太忙則眞性不見故士君子不可不抱虛生之憂亦不可不知有生之樂

最惡毒是騙人混名攻人陰私犯人忌諱談人閨閫妒人之有笑人之無

不平者愛惜自己兒女卻喜痛打奴婢

毋以牀第耗元陽毋以飲食傷脾胃毋以小嫌疏至戚毋以新怨忘舊恩毋以言語損現在之福毋以田地造子孫之殃毋以學術害天下後世

最憂愁者打官司○有識見者有錢就還債○折本者是愛小便宜○第一等下流是賭錢宿娼

天下無不好諛之人故諂之術不窮世間盡是善毀之人故讒之路難塞

責人者不全交自恕者不改過

身安不如心安求人不如求己一動不如一靜能說不如能行

心毋妄思足毋妄行人毋妄交物毋濫受

謙爲吉府傲乃禍根

有光風霽月之胸襟而後有海闊天空之氣量

爲兒孫作馬牛已癡矣有髦年乏嗣者終日孳孳不知爲何人作馬牛

子孫不自努力貧賤潦倒猶覥然以門第自雄祖父有知當頓足九泉之下

極有廉恥父母偏生出極沒廉恥兒子趨勢附利無因至前穿窬之心靡所不至虧體辱親不孝莫大有等開口便要笑人者生出子弟還爲人笑此佛家所謂花報也

貧賤時眼中不著富貴他日得志必不驕富貴時意中不忘貧賤一旦休退必不怨

欲求富貴者在乎立志欲求福壽者在乎存心

炎涼之態富貴更甚於貧賤妒忌之心骨肉更甚於外人

冷煖無定驟煖勿棄綿衣貴賤何常驟貴勿捐故友

不逢極逆之境不知順適之安不遇至刻之人不知忠厚之善不嘗別離之苦不知聚處之歡

天下有二難登天難求人更難天下有二苦黃連苦貧窮更苦人間有二薄春冰薄人情更薄人間有二險江河險人心更險守其苦知其難耐其薄知其險可以處世矣

人種改良大會

德國特爾瓦哈魯氏。治社會學有年。曾於倫敦發起人種改良大會。一時政治家、醫師、社會學者。多入會研究。其方法在使人種中。弱劣者由先天之分配。使其遺傳性漸次減少。積至二三傳後。則弱者可化爲强。劣者可化爲優矣、後以反對者譏其迂遠難收實效。遂至該會失敗。然哈氏仍抱定此宗旨無稍退却前歲於多斯德地方創立萬字人種健全共議會。中計德瑞丹三國入會之人。共有六百餘云。

幼兒之睡眠

幼兒决不可與生長之人。同一寢所而臥。又不可與罹病之人同臥一室。其感染病症易也。最適當之臥褥。當用馬毛所造者云

人類研究之一班

兒童身量。至最高發達之度。男子比女子遲二年。就學期之女子。其發育比男兒爲大。就學期因多坐之故。上端筋肉之發達。速於下端筋肉。夏時出產之兒。比冬時出產者身高。有頭大身短而胸膈狹者。以血液循環之不完全。故精神多鈍。遲鈍之兒。輕早熟之兒比普通之兒重。發育不完全之兒。身量體量或有過長過大。不合常格之處。

人種誌異

寰球上人種至不一也。五種色之區別。特其大槪耳。若夫大洋之間。荒島錯亂。其間野人之特性。固異於大陸之人。其風俗之奇異。尤出於吾人見聞之外。聊誌數則。以資談料。北太平洋中。格力果島。在墨西哥之西。感大陸之文化。已脫野蠻性質。其南三百里。有小島曰阿格斯特島。地當北緯約二十度。周圍約一百五六十里。土人係黎色人種。身體長大。不知耕牧。取果實、獲野牲爲食。男女皆赤裸。婦人唯以樹鐸掩下體。其婚嫁以三月花開之時。男女結隊入山。各擷異花一朵。齊集樹陰跳舞。苟其花相同者。即由尊長證婚。配爲夫妻。父母死。邀親友臨哭。哭畢。煮而食之。又澳洲土人他司馬臨及英達馬尼司諸民族。不過十數人至二十人之集合。共同作息。無父子。無夫婦。渾身樓黑。女子以雉毛徧插於身。以爲美觀。男子裹樹皮以爲衣服。齒牙銳利。能嚼樹根砂石。身肢堅剛。能格猛獸。又澳洲南部有小民族。其土人善睡。無論男女長幼。終日蟄伏如蟲。三四日始一醒。醒後稍食果實又睡。有蟄人之稱云。

剖驗腦質

日本東京醫學總教習某君。曾剖驗人之頭腦五百九十七顆。中四百二十七顆爲男腦。一百七十顆爲女腦。據云白種男女腦質相同。卽黃種男女腦質亦同。男腦較重於女腦。約一百五十圖連。（英權每十六圖連爲一兩）黃白二種皆然也。男人年五十。腦質日衰。女子三十歲至五十歲。腦質日漸消磨。自五十歲至六十歲。腦質復日壯一日。此後則逐日就衰。以至於死。又說日人與西人腦質稍殊。然實驗之則絲毫無異。

猿乳

近日法人在東阿非利加洲。購取巨猿兩頭。以其乳哺小兒。壯健勝常。唯猿絕獰獰。必先設法拘執之。然後可以擠乳。並攷得猿乳之宜於人。與牛乳如十與八之比例也。

千歲人

有往婆羅州開墾者。僱一土人工作。見其鬚髮皓白。叩其年。以千歲對。又問其歷日若何。始知月圓一度。卽增一歲云。

輕氣球之療病

巴黎之醫學博士某。曾乘氣球航行空中二時間之後。見血輪驟增。後十餘日再試驗之。效亦如前。故報告其醫會。謂苟患貧血病之人。使其數週間爲三回之空中航行。比之療養三月。其效尤著。

奏樂辟蚊

美國馬薩諸塞士州之摩士敦府衞生局。發明吹奏樂器。能使蚊失飛行之力。其狀若痳痺。或奏急調。見蚊從壁上簌簌落下。其樂器中如吹奏喇叭。即有此效。鑼鼓更不必論矣。然其原因在音調振動之間。幷不拘何種樂器云。

魚類之聽覺

聽覺由耳而生聯想。若魚類亦限於耳則不然。雖耳之運動及平均之調節。有莫大之關係。近頃依巴家氏之實驗。魚類感觸音響之器官。有皮膚側線及耳。巴氏以發動機艇及小鏡之音。借爆聲以實驗之。固知水之波動。由於傳播。蓋魚類者。則以皮膚感音響之傳自水來。若吾人以絃管觸手。同一感動。此淺而易明也。從來官能不明。則側線對於音響之感知力極低。故巴氏更以內耳之感音部爲必有之具。若魚類之內。殆與蝸牛殼不同。其感音之高低大小。感覺音色區別。疑必有之。以摩托羅波托發出爆音於水中。因其微弱。故魚類一向不與反應。若鏡之發火則爆音足以驚之。當食餌必中止。統之音者爲魚類所忌。或有借魚響以誘特種之魚類者。如大鼓魚能出一種之騷音。爲生殖之時期。異性相誘之用也。

厄米汀菲

與阿米巴痢

Emetine in Amœbic Dysentery

此藥之正確服量有良好之純粹與効力

TRADE MARK 'TABLOID' 商標

商標大寶來

厄米汀菲氯鹽

EMETINE HYDROCHLORIDE

Gr. ½ (0.03 Gm.)

半釐(〇.〇三瓦)

內服之扁丸也

裹以膠衣使其作用專施於腸內

每瓶貯二十五扁丸

TRADE MARK 'VAPOROLE' 商標

商標發帕兒

厄米汀菲氯鹽

EMETINE HYDROCHLORIDE

0.02 Gm. (Gr. ⅓)
0.03 Gm. (Gr. ½) } in 1 c.c.

每一西西 { 〇.〇二瓦
〇.〇三瓦

此渾合玻葫蘆內之無穉藥消水作空針注射皮膚之用

每盒裝十玻葫蘆

TRADE MARK 'TABLOID' BRAND

HYPODERMIC EMETINE HYDROCHLORIDE

商標大寶來厄米汀菲氯鹽空針藥輪

釐三分之一(Gr. ⅓)與半釐(Gr. ½)

凡有妨礙或擾亂此藥作用之堅存實質盡行解除

溶化迅速既化藥水亦可煮沸以滅穉

每支貯二十藥輪

以上數品乃治阿米巴痢用之最廣者

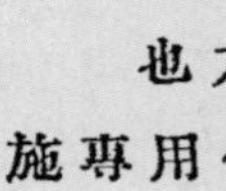

寶威大藥行

倫敦

紐約 蒙特利爾 悉尼 開普敦 米蘭 上海 阿根廷京城 孟買

中華民國三年十月出版

中西醫學報

第五年第三期

本期之目錄

本報全年十二冊本埠八角四分外埠九角六分上海英大馬路泥城橋西首龍飛馬車行西間壁三十九號丁福保醫寓發行

德國
拜耳大藥廠

庫阿可斯

瓶盒眞樣

謹防假冒

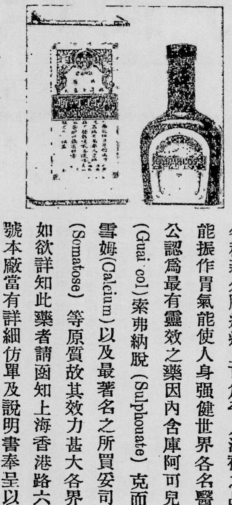

此藥耑治一切呼吸器病如咳嗽傷風氣管發炎流行感冒肺結核哮喘肺炎以及各種新久肺癆症且可爲平人滋補之品能振作胃氣能使人身強健世界各名醫公認爲最有靈效之藥因內含庫阿可兒(Guai col)索弗納脫 (Sulphouate) 克而雪姆(Calcium)以及最著名之所買妥司(Somatose) 等原質故其效力甚大各界如欲詳知此藥者請函知上海香港路六號本廠當有詳細仿單及說明書奉呈以便諸公之參攷也

拜耳大藥廠謹啓

上海咪吔洋行經售各種良藥

謹啓者本行經理德國柏林哥努爾立德大藥廠各種原質以及藥丸藥片藥水等均備如蒙惠顧請移玉本行或通函接洽均可

○哥那生白濁丸○專治男女五淋白濁此藥屢經萬國醫士深加研究服之不但立能止濁且可益精健體

○信石化路多時○信石一物華人未敢用者因其含有毒質在西醫精於化學而有實行之研究不獨無害於人藉能治人身血氣受虧皮膚不潔筋絡不活等症

○固本壯陽片○此藥片乃德國名醫發明專治陽事不舉精神困倦服之立見奇效亦可開胃潤脾

○檀香白濁丸○此藥丸專治五淋白濁並能開胃益神固精健體屢經考驗其效如神本行實爲欲除此惡症起見非敢云牟利也

○金鷄納霜藥片○本行向在德國柏林製造正牌金鷄納霜藥片已有百餘年精益求精各國諸醫士均共認爲第一之上品其品質之佳妙功效之神速除瘧之靈驗誠衛生之要藥也

上海南四川路咪吔洋行謹識

日商 **仁壽堂大藥房廣告**◉醫療用各種藥品◉醫療用各種器械◉工業用各種藥品◉棉花繃帶材料◉閨閣用各種化裝品◉代售各種靈藥

敬啓者本大藥房專向日本著名各大廠販運上等原封藥品並寄售仁丹　日月水　中將湯　胃活　靈效丸等著名靈藥茲値交易伊始**特廉價發售以廣招徠**賜顧者請認明牌號庶不致誤此佈

上海虹口吳淞路C字第一五〇號 **仁壽堂大藥房謹啟**

電話第四〇五七番

近世內科全書

無錫丁福保譯述。共十有一章。第一章血行器疾患。第二章呼吸器疾患。第三章消化器疾患。第四章泌尿器疾患。第五章生殖器疾患。第六章運動器疾患。第七章全身傳染病。第八章血液及脾臟疾患。第九章新陳代謝疾患。第十章神經系統疾患。第十一章中毒篇。後附配合禁忌藥、用量名目比較表、藥物極量表。全書約有二十七萬言。學者驟涉其籓。芒無涯涘。經年累月。不能卒讀。爰竊取韓昌黎提要鈎玄之法。選擇書中吾國最多之疾病一百十六種。在目錄上附刊一黑色之圓點。（如●）以爲標記。學者宜先將有標記者依次研究。先已得其大綱。至處方則共計一千零四十方。皆最新而有特效。此書之原本。爲日本橋本節齋所著。綜諸大家之精論。積千百人之經驗。集其大成。蔚爲巨觀。內科學書中。當以此書爲第一。　每部大洋四元

簡明外科學

無錫萬鈞譯述。首炎症論。次創傷及創傷療法。次創傷傳染病論。次腫瘍論。次麻醉法。次組織離斷法及止血法。次創傷排膿法及組織結合法。次切斷法關節離斷法及切除法。次皮膚皮下結締織之損傷及疾病。次血管之損傷及疾病。次淋巴管之損傷及疾病。次骨之腫瘍及疾病。次關節之損傷及疾病。次筋腱腱鞘黏液囊之疾病。次神經之損傷及疾病。每一病症。必詳述其原因、症候、豫後、療法。學說新穎。治療確實。爲外科學中最簡明而最有價值之書。　每部大洋一元

應用診斷學

是書爲日本下平用彩纂著。無錫萬鈞譯述。共分四章。第一章傳染諸病。計二十九種。第二章侵襲諸病。計四種。第三章中毒諸病。計十八種。第四章器質諸病。計一百二十三種。全書共載病一百七十四種。熟讀之。於診病時。不難下精確之診斷。診斷既定。然後可以處方。而收對症療法之效果。凡學醫者而欲精於診斷術。則不可不讀此書。　每部大洋四角

函授花柳病學講習社招生廣告

世界愈文明。患花柳病者亦愈多。一患此病。求治正復不易。今仿實業函授學校之例。用通函教授法教授花柳病學。即以敝處所出之花柳病療法爲講義。另有極效之處方。倘講義中有疑義。可通函質問。將疑義摘錄一紙。註明出處及頁數。每一問後留空紙一行。以便就此註釋後。即以原紙寄還。期限以讀畢花柳病療法爲限。舉行通信試驗。及格者給予修業證書。但須行外科手術療法者。則不在函授範圍之內。入此函授講習社有二大利益。一凡患花柳病者。自能依法治療。無須求治於醫師。其藥物可向敝處函購。一凡對於患花柳病者。可以代爲治療。必有奇效。一舉兩得。莫善於此。學費三元。講義費五角。學費講義費。於報名時須一律繳清。報名時須將姓名字號年歲籍貫職業及現在通信處詳細示知。報名處在上海英大馬路泥城橋西首龍飛西間壁三十九號丁福保醫寓　丁福保謹啟

中西醫學報緊要啟事

啟者。敝報自刊行以來。銷數日增。內容力求完美。第一人之心思有限。擬設徵文一項。以收廣益集思之效。如蒙海內　諸名士以關於醫學上之論說學說等見貺者。一經刊登。當酌贈書報以酬　高誼。望不吝珠玉。時錫瑤章。以交換智識而改良醫學。是所盼禱。惟原稿刊與不刊。恕不寄還。再閱報　諸君。前定敝報至第四年第十二期者。刻已屆期。後尚希惠資續訂。以便照寄。　中西醫學報編輯部謹啟

收買舊書

敝局擬收買經史子集各種舊書閱報　諸君。如願將此項書籍出售者。請將書名。刻版人名。印刷年月。價目。紙質。冊數。詳細示知。或將第一冊從郵局掛號寄下亦可。回件寄上海英大馬路泥城橋西首龍飛西間壁三十九號醫學書局

內經分類病原序

譚天驥介如

河不發崑崙則不能揚洪流而東漸學不宗聖經則不能備致遠之宏規是以黃帝之有靈素聖經也猶其瀚海也後人之有方書雜家也皆其支流也醫家之讀聖經如支水之歸大海異派同源豈有二理哉內經之名稱始自漢藝文志考據家多謂內經爲僞託之書第弗深辯但觀其詞古義精理微事著保天和於未病續人命於既危造福無疆功及萬世不得以內經書非黃帝作而遂磨滅之也如使醫者不本內經猶車無輪以行舟無楫以濟又烏可耶余嘗披讀內經朝夕研究鷄窗燈火數更寒暑徹底揪翻重爲纂述別類而節取之不敢創新立異名曰內經分類病原以示不忘鼻祖之意也客有難余者曰內經聖經也古之名篇鉅製無過於此今先生割裂章節不成篇文無乃令人譏其妄乎余曰否否凡事有切於實功有得於心法雖聖經賢論不妨斷章取義況余之編輯仍存其篇名正以見好古之深心并非別裁爲體者也元代羅天益之撰內經類編明代孫應奎之纂內經類抄固已開其例矣即李維麟之內經摘粹鄭曉之素問摘語亦何嘗不摭拾零碎以成一家言耶余奚妄爲余獨怪世之爲醫者業託岐黃學實背馳其不至於戕人之生者幾何哉嗟夫値滄海橫流之會異學爭鳴之

時黃鐘音歇瓦缶競響黑白顚倒是非混亂西東靡定楊子所以泣歧路蒼黃變起墨翟所以悲素絲醫者之入門一有不正何以異此今有能祖述岐黃表章靈素者乎發奥義而伸宗旨去繁蕪而擒菁華留相傳一綫之學以宏濟世寶筏之懷庶幾吾道其不孤矣是爲序。時癸丑冬月意園作於鳩江客次

與袁君桂生討論醫學流派書

陳邦賢冶愚

桂生吾兄左右。別後時深企念。弟前爲目疾所苦。致音問久疏。歉甚。前讀大著醫學流派論。識解超羣。無任欽佩。弟資性椎魯。學殖荒落。仍有疑似之處。不得不與吾兄商榷焉。四庫全書提要醫家類云。儒之門戶分於宋。醫之門戶分於金元。觀元好問撰傷寒會要序。知河間之學與易水之學爭。觀戴良作朱震亨傳。知丹溪之學與宣和局方之學爭。是仲景以後。金元以前。皆係一線相承。本無所謂流派。至金元間因有爭執而始各樹一幟。在當時四大家。各有發明。因時立言。要亦補偏救弊之意。不意補偏救弊者。即爲造作偏弊者也。後世因有株守一先生學說者。於是不得不假定派別之名詞。以表顯其類似之區別。按仲景後有四大家。猶孔門中之分四科。後世雖有偏重於某科者。然終未敢逃出孔子之範圍。故四大家。及後世諸名家。從未敢逃出仲景之範圍者。是倡學派之說。猶孔門中之分科耳。進言之。後世倡言學派者。即欲研究醫學而勿偏宗於某說。冶古今於一鑪。合唐宋元明清而爲一也。陸九芝謂分歧派別。周雪樵。何廉臣諸先生倡言學派。而包識生先生。亦謂時派與古派反對。南派與北派反對。三江派與二湖派。又反對修園派。景岳派。及劉張朱李等派。亦無不各遵師派。互相反對也。諸

與袁君桂生討論醫學流派書　二

先生之言學派意者其在斯歟今周何諸先生之言姑不論即觀金元明清諸子各抒所見或寒涼或攻伐或養陰或補土或溫補或提倡復古或舍舊從新莫不皆有偏重之弊有偏重則有派別派別者即所以對於當世表顯其類似對於前人表示其偏重也且其表示偏重並非謂除此偏重之外即一概抹煞也今試舉一例焉如徐靈胎陳修園黃坤載三人黃則食古不化陳則摭拾古人唾餘徐則融會古今似一類而各不同似三類而宗旨則一謂非提倡復古可乎更舉一例焉如林起龍謾罵嘉言醜詞毒詈無所不加此因私見而攻擊者如徐靈胎醫學源流論於孫劉李朱諸人皆遭駁詰此因發明而攻擊者如黃坤載詆訶歷代名醫無所不至此因驕矜而攻擊者攻擊之宗旨雖異謂非攻擊可乎由此觀之是復古者爲一類攻擊者爲一類復古攻擊之中又各有其類有一類即有一流派而一流派中更有數流派猶百川派別而同歸於海也若不論其派別即不能知所偏重若不論其派別中之派別即不能知其程度之高下與旨趣之所在研究學派猶研究江河湖海之支流也類此者甚多此特舉復古攻擊以爲例耳或謂金元明清諸子皆有所發明盍言發明而不言學派乎要之彼於當時所發明即後人公認之學派此派宗者愈多則此種學派愈著例如張景岳長於溫

補。而張路玉多採其說。黃坤載頗師其意。陳修園雖砭之。而用藥亦甚類此。是景岳儼然一派矣。又如喻嘉言著醫門法律。頗能闡發金匱秘旨。而徐忠可之金匱論註。尤在涇之金匱心典。復多宗其說。是嘉言又儼然一派矣。又如葉天士能貫穿古今。融會百家。其所發明。多有補仲景東垣所不逮。而吳鞠通輩多宗天士之說。著溫病條辨等書。是天士又儼然一派矣。及觀劉張朱李輩。與仲景分庭抗禮。亦均各自成一派。彼之所以成一學派者。蓋因其所處之時代與所居之地位及所遇之境況不同。而各造成一派。如張潔古與劉河間二子。皆生於北。北人飲食厚濁。夏則吞冰。冬則圍火。於是張創新方而不廢古方。劉用經方而特喜涼藥。又如朱丹溪為南人。目睹南人柔弱。耽於色慾者多。故習用清滋而大效。此皆因所居之地位及所遇之境況而造成學派也。如李東垣雖屬北人。為富家子。嘗捐千金。從潔古學醫。則其所往來者必多貴介。嗜慾逸樂。乃貴介人之常情。故李氏發明升陽補脾之法。且李氏行道時。正當元兵南下。京師戒嚴之後。則彼時之人。必多起居不時。飲食不調。以致胃弱氣乏。故李氏用補中益氣法。一治一效。此即因所處之時代與所遇之境況而造成學派也。學派乃時勢所造成。轉言之。學派即不啻區別時勢狀況之代表也。況用藥有方土之宜。孫思邈、俞守約、徐靈胎輩。已先我言之。觀此學派能區別前人之類似。能表示前人之偏重。能代表前人之時勢狀况。是學派與發明儼然兩事。其言利則曰發明。其言利與弊則曰學派。是學派之說。金元以後已儼然在矣。不過學派有以人名爲主體。(如修園派景岳派之類)有以地方爲主體。(如南派北派之類)有以時代爲主體。(如古派今派之類)有以學科名詞爲主體。(如寒涼攻伐養陰補土之類)是吾儕所亟當研究者也。抑竊有進者。成立學派。固在前人。融化學派。尤在後學。化有派於無派則可。不知前人之近於某派則不可。知前人之近於某派而不知前人程度之高下。及旨趣之所在。則尤不可。管見及此。敢質之博雅以爲然否。吾兄爲醫界泰斗。必當有振聵發聾之偉論有以教弟也。况學以愈磋而愈明。識以愈辨而愈博。昔翟黃怒詰。夫李克固悻悻有詞。而吳起見質於田文。亦默默許可。且儀錯當前。辨論識者自有折衷。廉藺退後。異詞卒至交成刎頸。狂瞽讕言。幸毋河漢。臨潁神馳。不盡縷縷。尚希垂教。以匡不逮。則鄙人幸甚。醫林幸甚。專頌時綏。

知在盛暑之際則當然耳。除此之外。向太陽光中。往來負暄。受益殊大。泰西住屋。最重光線。臥房尤須通徹陽光。若住屋與臥房。密不透氣。爲紅日所不到之地。則陰氣慘怵。令人鬱結不舒。而厥病生焉。故婦女匿處閨中。見日不出。多至面色純青。血脈不華。神氣亦必減缺。大非養生之所宜也。凡樹木花卉。乏太陽照灼。斷難生長。曝以紅日。逾格滋榮。花之色香。亦加數倍。牲畜魚鳥。同此一例。瑞士稱西土桃花源。山水清幽。林巒深邃。西人推消夏之名鄉。惟其中數千丈之高山矗立。蘆在湖上者。終年見雪。山腰已極寒慄。附近山谷居民。結屋西北高峯之下。以峆岈障日之故。曬濯於金烏界裏爲時無幾。致疾病旋生。其中尤多患喉癧等症。而向陽之東南一面。日受陽和。則民多壯健。及將居深谷之病者。移至山巔。乃其病亦愈矣。於以知人之居處。宜就太陽以資其熱力。鼓蕩人之身體。宜借太陽以收其暖氣。呼吸人之倚賴太陽。厥功甚巨也。近日泰西醫院新法。多將病房改設玻璃。令日光曬入。病人吸收太陽。易於痊可。而醫治肺疾爛肉等症。多令其人脫衣向太陽烈光曬之。嘗攷最能損人之微生物。一經陽光。即能殺盡。此爲蟲學新發明之一理。又西國創設養身院。廣壇之地。徧植平蕪。設種種行樂具。或看書。或歌詩。或擊球。入院者均裸體。曝身於太陽照耀之際。俾舒適其氣。而每遇溪流石澗。更築玻璃曬身屋。備夏日避暑之游觀。近日研究衞生。有從屋頂上建玻璃房屋。爲曬身臺。曬身之法。卸衣後。先曬手掌。繼及足蹠。以足底爲人身之湧泉穴。全體血脈所關也。惟面與眼不宜曬。及至多少時間。聽人自定。雖僅數秒鐘。亦能受益。如在炎天。火傘高張。則用藍紗或布遮掩太陽。未爲不善。凡人多曬日中。其臉色現櫻紅。因皮上毛管。陽光能入之故。大凡住屋通氣者。必能見太陽。陽光照處。塵穢自少。而損人之微生物亦少。臥房有太陽射入。其衾枕不潔之氣。總可洩去。故當起牀之際。尤應將被褥攤開。俾穢俗消散。若不時曬晾枕簟被帳等物。更裨益於衞生。世人偶患感冒。恆畏出門。不知移向日光中曬之。亦能見愈。法國著名醫士。治一小兒。令移往鄉間。就太陽曝之。果能得效。又徵諸中國古人。如郝隆有曬腹之說。雖自侈其博覽羣書。然未始非養生之鼻祖也。

第八章　論天氣之寶貴

人迴旋於地球之中。藉天氣以生耳。人十餘日不食。一二日不飲。尚有生機。若閉塞天氣五分鐘。則其人立斃。天氣橫亙全球。無處無之。百萬種之生物。藉其滋養。千百種之聲響。隨其振蕩。人無時無刻不涵育呼吸於天氣之中。而不自覺其爲最要之物。蓋天氣者。按之無形無聲。天生自然。不用錢買。人遂輕視之。譬諸人參爲藥品中最貴。然攷其性質。無害亦無大益。鷄蛋一物。有益人身。則以多而價賤。不知食鷄蛋二枚。其功力實不減於人參。而參價高昂者。物稀則貴。故不惜重値而購之也。豈知天地間至貴之品。又不用費一錢而得者。獨惟天氣耶。且不獨人靠天氣爲養。牲畜樹木。一閉天氣。無法可生。嘗攷天氣有數種。至大者則爲淡氣。淡氣在天氣之中。每一百分。約占七十八九成。淡氣之外。復有別種。惟炭氣最少。一千分約只占四分。然養氣亦不能多占百分中之二十分餘云。近地之天氣低壓。較爲濃厚。其在高處。則散颺而輕疏。故樓臺之上。獨覺清氣往來。超出塵壒。其理易見。凡患肺疾者。宜住高山爽塏。呼吸清空。是無上之妙藥。近日泰西醫士。倡設醫院。多在山中人煙稀寥之地。却從天氣之清空入手。然過高之山峯。煙雲吞吐。巒岫峻拔。氣太輕微。如非長住其間。習慣自然者。實難消受。著者憶六年前。持節墨洲。曾歷秘魯。賫國書。辦交涉。而游覽於利馬京城。附城三十英里許。有高山。曰愛來雅。奇峯聳峙。橫矗天際。絕頂高一萬五千六百六十五英尺。土人近住山麓。多未攀躋。弱女子則一生不敢作搴裳想。著者公暇。聞而慕焉。結伴同登。意殊勇往。由山半火車。淩競牽度。而羊腸鳥道。蟠曲蜿蜒。需時八九鐘。始躋其巓。車行雖緩。然同游者頗覺暈眩不勝。良由絕頂天氣太清。大有高處不勝寒之概。惟著者改良素食。亦既有年。體質稍清。猶能與此間空氣相抵。卽從山上旅館度一宵。夢寐清涼。殆所謂呼吸通帝座者耶。是地亦有華人。雜於土人之間。設小店肆。或操壙工。眠食習慣。了無他異。游歸後。巴拿馬公使某君。羨此壯游。縋幽冒險。特思接踵。其同人防病。挾醫囊藥。意甚鄭重。詎醫者鼻血忽流。伴侶數人。病一星期乃免。可知衛生調攝。易地各異。事事均須研究物理。不能自恃也。又攷人家燃燒柴煤。其氣息觸鼻。最能損腦。以炭氣太重之故。蓋人受炭氣。只可於一千分中着四分。若至六分。卽爲人身之害。厥病蘊伏其中。不可不知所趨避。又人與牲畜。吸入清氣。由身內吐出。卽成炭氣。是以人身將氣呼出後。切不宜隨卽吸回。亦防感受炭氣之一法。蓋凡人呼出之氣。能令前後左右三尺之遙。弄成炭氣。是爲汚俗之不潔者。設有一房。高十尺。廣如之。計此房一千尺立方。以一人坐其中。而閉其門與窗。則房內人之呼吸。十五分鐘。能使濁氣爲之充塞。若逾半點鐘。便於身體有損。此等小房。如住兩人。或加以吸煙燈火。其炭氣愈加。而人愈受害必矣。北京居人常因生鑪火而中煤毒。稍遲救療。亦遭薰斃。是以住房及辦事處所。總須開敞。待新鮮空氣。容易透入。至開窗之法。如窗門大小。宜令上下兩窗全闢。俾外間冷氣重者。由下而入。內間炭氣輕者。由上而出。其法最妙。若冬天室內熾炭於鑪。至高之熱度。不可過寒暑表六十餘度。恐受熱既久。一出門而觸冷氣。易於感冒。不可不愼也。

第九章　論人類之風氣

人各有思想。亦各有氣息。思想根諸腦力。氣息則發乎全身。善人發出之氣。和靄清淑。所謂入室芝蘭也。惡人發出之氣。凶悍淩厲。令人胸中作惡也。仁慈愷惻者。別爲一氣。質直平易者。別爲一氣。陰險猛鷙者。別爲一氣。好聲色貨利者。別爲一氣。愛人如己者。別爲一氣。厭惡加人者。別爲一氣。讀何種之書。又成爲何種之氣。常處一地。氣質不移。與開通才識者。又迥然不同。其氣甚微。其迹易著。其感人也。聽之無聲。視之無色。而因其感觸。細意察之。其爲氣也。發諸心。現乎面。先聖言。掩其不善而著其善。人之視己如見其肺肝然。佛言有一妄念。卽現一形。西儒倍根言。天下一物。一理。皆有現象可尋繹。誠哉。是言。世上之明心慧眼人。要自無微不辨。泰西近日發明一種咽士雷鏡。其電力能窺人之臟腑。是可參觀其效力。已然。人身發出之氣。爲善爲惡。總難强掩。殆有顏色之可窺。如佛氏之頂上圓光。無微不著。且不獨人也。凡生物與草木。亦皆有之。佛印禪師問東坡曰。爾聞木樨香否。慧心人當領會此意。但其氣可觸。其影不可見。及年代已久。日積月累。便成爲地方之氣候。如入其境。有所感焉。牡丹入粤而不再花。橘踰淮而變枳。非偶然也。古人入境。擇地爲宜。里仁爲美。否則是曰不智。鄉邑尙武。其人必多好勇鬬很。家絃戶誦、士風自能禮敎涵濡。是以子之武城。聞絃歌而見喜。地名勝母。曾參因此回車。至於城郭閱千數百年。而氣益深厚。著者初使美洲。見外域政治修明。富強鼎盛。視中國之委靡不振。判若天淵。由是維新變法之心。怦然而動。歸國後。疊官農商外務。力主變法圖強、娓娓指陳。具有條理。使當日上下一心。傾誠相與。何至事事失敗見挫。強鄰民心乖離。釀成黨禍。令朝綱隳於一旦耶。回憶其時。勸導改良。幾於唇焦舌敝。奈言之諄諄。聽者藐藐。或唯唯稱善。然總以難期辦到爲辭。久之此心廢然。漸灰熱念。半年後。不復置議。再閱一年。則遇人之言變法者。不覺亦以難期辦到了之矣。京師閉塞。晦盲之氣。其感人。至於此。由是憬然猛省。旋假病決賦遂初。恐暮氣逼人。蹉跎悞國。歸耕韜晦。遷地爲良。因歎燕薊爲千年古都。閉關自守。舊俗素鮮開通。積習相沿。直同頑梗。雖有出洋游歷。智識超越恆流。亦末由破除成見。於以見移風易俗。有其人而囿於其地。爲可歎也。尤可異者。各邦駐華公使。豈非諳熟使才政治一流。乃居處吾國有年。與之一談國政。竟亦謂變法良難。驟乏成效之可睹。因循延宕。幾與守舊者同一鼻孔出氣。習俗移人。西人來此。亦不能免。觀於日本。明治維新。即由西京遷都東京。變法圖强。成效昭著。易地易人。自是一理。而常人徒豔其政治之善。變蓋未嘗一究其遷都之理由耳。上年有人建議北京遷都。是爲今日莫大問題。然擇地籌款。當清德宗銳意維新。尚未暇及此。況今日之經濟困難耶。北京地勢崇隆。天氣高爽。自明成祖締造。繼輔宏規。巨制弁冕全球。外洋金湯。或未能過。倘修葺街衢。清滌塵土。如敷文坊內一帶。奚讓倫敦柏林。但人氣未能疏通。千餘年之城郭市廛。雖稱京洛古風。要亦爲積習所囿。閒嘗代籌一法。宜將行政辦公處所。遷往南苑。以南苑地廣氣清。即前清駐蹕打圍場也。是地距京城僅二三十里。車轂往來稱便。然究不如萬壽山頤和園一帶。西山爽氣。撲人眉宇。玉泉勝境。地脈清腴。西直門闉則輦道整齊。海淀墟場則百貨雲集。趨公設署。蔑以加諸。邇日將京中兵房移置其間。蓋使桓桓軍士。吸受新鮮空氣。一去其舊染之污。非無所見也。至人身之氣。尤能感人。其氣盛者。與之交游。亦易於沾染。或初時艮歹不同。久之浸潤。漸爲所化。凡遇攖內疾。更須防有傳染。故衛生家見能害身體者。即不近之。如不得已。亦有一法。固守心性。使精神無一點散渙。則他人病氣。可以抵敵。不令其侵入皮膚。及與病人見後。旋往空曠之區。吐出炭氣。改吸清空。庶幾爲却病之良方已。

第十章　論衣服之適體

衣服爲章身之具。古人垂爲制度。載在禮記。誠以吾華衣冠文物。自異野蠻。然其中亦有五要。關切衞生。不容輕視。一首在禦寒。二總須適體。三過厚則能冒熱。四便捷以免褦襶。五華美乃壯觀瞻。而世俗只顧裝飾外觀。他非所計。有好輕盈而受感冒者。有貪妙製而不計阻礙者。迨如吳王愛細腰。宮中多餓死。著者嘗謂世人爲時樣之奴隸。時樣者。人心之魔鬼也。以男衣論。三十年前。尙袖長而圍寬。此則耗費較多。於體亦不相稱。今又窄如束筍。若暑天拭汗。尤不相宜。蓋前此太過。今太不相及。皆無益於衞生者也。女衣前時袖過寬敞。今狹而短。衣則不過二尺。褲襠全露。殊欠莊重。褲窄者幾不能伸足而入。領高包頰。致令不能回顧。近日滬上女子裝。競稱時髦。而種種異狀。無奇不有。外域人之議我。謂男衣宜短。女衣宜長。今顚倒爲之。適與改良二字反對，此等異樣。愈出愈奇。恬不爲怪。稍明理人亦知其不方便。不雅馴。按此非時髦。乃醜態耳。光復後。改西式者日多。衡量西衣。果勝華服。改之宜也。著者少游倫敦。負笈三年。因從師入塾。不能不易西服。是以西式之方便與否。實非淺嘗。蓋西服只有一好處。爲靈捷二字。惟束身太狹。暑天沾汗。非常不便。冬時不足禦寒。常患感冒。皮靴緊迫。步履難舒。久之輒生鷄眼。改易華履則愈矣。外國製帽。逼貼頭顱。不講求通氣。故年逾中歲。卽多禿頂之人。而不適體者。莫如西婦之上下衣裳。上身衣少。下身衣多。已不相配。泰西嚴寒。較中土爲甚。其婦女穿禮服時。袒胸露臂。每多因此致疾者。長裙掃地。沾染塵垢。不便行動。遑問登覽。而飾細腰爲美觀者。綴鯨魚骨作袙衣。身上呼吸。爲之障礙。其損害衛生。甚於纏足。我國纏足陋習。今已漸革。不知泰西束腰之風。何以至今尚未除也。西報載一英女。已十齡。其下衣如傘。一日陡遇大風。吹起數丈。及墮地。傷勢過重。竟因是殞命。他如帽針以太長之故。時傷及隔座之人。今有議用帽鉤。綰於鬢上者。總而言之。中國衣服。自較西國爲舒適。世有謂西式爲今日大同制度者。不知或奉使出洋。或游歷各國。則何妨服西服。以免外人見而疑駭。其餘總可各適其適。試觀日本摹效泰西。數十年。改用西服。已定爲國制。而國人除入署趨公外。歸家仍服日服。不能禁。亦不必禁也。中國人所最不便者。惟辮髮耳。著者上年入都。謁大總統。嘗面陳禮服儀式。當酌添中衣一款。較前清袍褂稍短。緣以金邊。以爲辨別。旋具條略。交院核議。此條若得酌定頒行。未嘗不較西式爲便。且西人亦多羡中國衣飾爲美製。使能改良中度。安見西人不取材於我。以作模範。至衣服爲衛生之切要關繫。睡時宜易睡衣。衾裯宜時曝向太陽。及擁開俾洩去炭氣。前編曾已言及。若前人言衣不稱身。爲身之災。此言可奉爲圭臬矣。

第十一章　論感觸之關繫

養生命。愼飲食。前數章已詳言之矣。惟是人身內之心部。於保養工夫。爲關繫之重要。又不可不知也。正心修身。明心見性。宋儒攷究心學。言之綦詳。豈知淺言之。人之心一日不安寧。卽於全體有礙。所謂心有所忿懥。卽一日不得其正也。平時無病。頃刻事變。猝然見乎面而不可掩。久之遂致癯瘠。盛孝章言憂來傷人。非耶。是以攷究衛生。於此道尤三致意。蓋全體之五臟運動力。胥歸心上之作用。心借腦以操縱之。管轄之。腦筋千萬。一一聯絡於心部。腦作人身之總樞。如電報之總機關處。何以言之。因腦管之血。卽爲運行之力。人一動氣。血卽變色。全身之腦管躍然。能令毛髮皆動。是不可不研究者。美洲一少年夫婦。育一子。方在乳哺。一日無病而殤。初以爲小兒患急症。世所恆有。豈意逾年復生子。在乳哺中。猝然又死。醫生怪而疑之。叩其曾食何異物及兒受驚否。婦言皆無之。惟兒殤之前夜。夫大醉歸。因詰責反脣。頗動氣耳。醫猛省。再詢以前殤子時曾作何狀。婦陡憶及先一夕亦與夫口角一次。醫知有因。請其將子腹剖驗。見所飲之乳。已變藍色。大駭。再尋前子屍骨驗之。果爲中毒。乃知其二子致死之由。皆因動氣後。乳汁成毒。是又一宗之新醫案也。是以人貴養氣。能遇事斂氣。尤屬衞生之要旨。且晨起宜冲和涵養。怡悅性情。前人詩云。仙家要訣戒晨嗔。肝氣調和可養神。此二語大可尋味。至於恐慌。或爲人感觸。亦能致病而殞命。爲事之所恆有。美人某。營生一流。體質素强。一日途遇一人。戲而詢曰。汝作何事。面帶病容。曾延醫否乎。某答以飲啖如常。幷無病狀。遂趨而去。頃之連遇二人。均詢如前。某稍心動。自忖余豈眞受病而見於面耶。及至肆門。又遇一人。言看汝顏色。豈非重病。胡不告假調養。某不覺大疑慮。急向肆主請假歸。自覺神氣頓變。因戲生疑。卒抱恙月餘始愈。杯中蛇影。竟能病人。故醫者嘗言人若受感觸於心。不止成病。且可令無病而死。法國某醫士。攷究病原。無所不試驗。曾從法政府借用一已判死罪之犯。向此犯宣言。我當令汝滴血而死。旋用帛束犯兩目。故從犯腕上刮破皮膚。又從犯旁設一滴水注。使犯聞水聲。以爲已血流將盡也。迨逾一句鐘。此犯竟死。驗其屍。幷無疾病。此又因觸動致死之實證。由試驗而得者。緣心主於腦。以假作眞。能致病又能致死。殆非虛語。然使堅持心力。毫不張皇。又能治病。英國匠人某。一日被玻璃片飛擊。洞貫頭顱。傷勢已重。舁入醫院。診者決爲必死。已而漸痊。竟獲無恙。有詢其病況。某曰。吾雖受重傷。然吾無一死念。故吾身終不死也。故人延醫。其家人切不可以醫所言危險告諸病人。醫者亦決不宜以病情重大。令病人聞而增懼。善言撫慰。自是良藥。而推之問人消瘦。問人疾苦。均無當於衛生之旨。詢人年庚。泰西所戒。出行攜藥。似可不必。從前顯貴有備櫬具隨行者。堪嗤不達。世俗爲老人豫置壽衣美木。是大傷父母之心。爲人子所不忍者。雖稱觴祝壽。廣集親朋。亦非所宜。何以言之。蓋防觸高年行將入木之思。終殊樂事也。又據醫學博士。攷究癲人院中。絕少感冒。從未聞有染時症者。可知衛生養心爲要。堅持一心。復能禦病。孟子言四十不動心。陳白沙先生聞礮聲絕無怖態。乃眞能養心見道。更有一言。凡爲父母者。不宜恐嚇兒女。言其食物生病。若小兒不知有死。則膽壯神健。亦育兒之一法也。

第十二章　論運動之裨益

習靜之說。發於宋儒。明心見性。非無益於身心也。然人莫不飲食。使果腹而後。惟坐以待飢。則筋骨不舒。血氣不行。厥病生矣。今人除勞動操工一流。一日之內。坐時多而動時少。富家巨室。養尊處優。既畏行役。又乏操作。惟知俯仰適體而已。其誦讀者。趨公者。坐擁皋比。冊籍迷惘。則用腦勞心。如閉處一室之內。實非強體活魄之所宜。小兒入塾。

禁之不許行動。如拘繫監牢。令其見書卽畏。又安能得其怡神學習。增長知識也。須知人不運動其手足。雖食亦不消化。脾胃呆滯。腦力不靈。縱身軀肥胖。總之筋骨欠舒。時或不病。亦精神疲弱。是以泰西於敎育一道。視體操爲最要。體操者。乃助不知不慣活動之人。至於勞力耕種。執役操作。無需於此。小兒入塾。校師卽課使行之。活動四肢。疾病少而血氣亦易壯。美國一女郎。生自富室。患癆病。治之罔效。醫士勸其學操并臼。且爲父母作炊。逾六星期。漸見痊可。蓋體操之效如此。人人不能在家操工。計只有體操之法。體操之法。泰西研究多門。或泅水。或跨馬。或馳自由車。或行二三十里。其在家中。舉手屈膝。種種習勞。亦爲一法。務使身體四肢頭頸活動。血氣運行而不滯。譬之機軸。常動而銹不生。理至淺也。中國古法。易筋經。八段錦。似屬可行。惟體操只偏一端。未能全體活動。研究功效。最妙爲行路一門。天氣好。太陽佳。擇有林木之處。呼吸淸空。則曉行爲最勝。所行或十里、二三十里。視人之腰脚若何。無須過勞。西人某年少嗜體操。其健勁能舉三千磅。中道云亡。此可爲前車之鑑。英前相格辣斯頓氏。日必至院中。執斧伐樹。昔李文忠至英倫趨訪。閽人引之入院。見格君操斧習勞。文忠嘗羨其老而益壯。至行路亦須有法。行宜挺腰。勿令駝背。站立尤須腰直。坐位不高不低。方爲合度。中國椅凳。時患太高。故室內几桌。宜分高低。庶使小童亦能適用。學堂新法。生徒有一定輟學時間。令其在草地上活動。以吸收空氣。若西婦束腰。尤屬行動之阻礙。褲帶太狹。亦傷脈絡。易以掛膊之帶。較爲利便。西兵腰繫皮帶。不能疾馳。近俄兵改用掛帶。始知其蹻捷。又嘗放耕山樵野。種樹飼畜。類多引年之人。而疾病恆少。蓋運行之功宜講也。

第十三章　論煙酒之毒害

吾中國沈酣鴉片之毒瘴。黑刦冥冥。相繼淪陷於變相地獄中者。幾二百年。慘覩同胞。莫能援手。今何幸禁運禁種禁食。嚴例已行。戒煙者果得實效。以爲超黑籍。重睹靑天。頌國民之幸福矣。豈知一弊未去。一弊旋生。其嗜呂宋煙、紙煙。乃日多一日。其物似小。將來遺害更深。鴉片價貴。而呂宋煙與紙煙。一二銅仙。即可購食。鴉片吸時高臥。頗費工夫。而呂宋煙與紙煙。隨時隨地。皆可吸食。只紙煙一物。舉吾國人。不分貧富。將無數之精神腦力。換得有限之血汗金錢。輸送出洋。并領受其無窮之毒害。何其愚之甚耶。

查呂宋煙運入中土。爲時較早。而紙煙捲則暢銷盛行。僅六七年耳。今調查洋關稅册。紙煙之運入內地。已逐年加增。呂宋煙與煙葉當然。茲將其進口關平價值。條列於左。

紙煙　呂宋煙　煙葉

壬寅	一千九百零二年	一百六十九萬餘兩	三十萬餘兩	六十一萬九千餘兩
辛亥	一千九百十一年	七百五十九萬一千餘兩	五十三萬八千餘兩	二百三十四萬六千餘兩
壬子	一千九百十二年	八百六十七萬二千九百餘兩	四十六萬二千餘兩	三百零七萬八千餘兩

以上三者。其入口之數。逐年加增。而在內地製造者。尙不在內。中國漏卮之大宗。鴉片之後。仍有他煙以繼之。得不令人痛恨耶。查紙煙發達原因。蓋稔知我華人。前嗜淡巴姑。乃改爲精製。故濃其味而馥其氣。不惜先費貲本。多送與人。又處處用電燈新樣。以揚其商標。西人之善謀生計。較之發售鴉片。尙無此狡獪手段。故吸食者日衆。無論男婦老穉。即降而至拉車賤役。嗜之如飴。搜括脂膏。貧苦一流。竟日力作。得百數十文。輒剝削其半而去。查吸煙者。始於西曆一千四百九十二年。西班牙人克倫布往美洲尋獲新大陸。繼從古巴島登岸。遠見土人聚處。露出火光。諦視疑其吞火。咸以爲異。緣古巴土人吸煙。用以辟除瘴氣。其味苦辣。本非芬馥。不知其得效小而流毒一至如此其酷也。近已驗明煙草之毒質有數種。而最烈者。爲尼哥丁。其毒殺人。與砒鴆無異。以一鼈飼犬。不逾三分鐘而犬斃。有人采以餌蛇。蟲蟻皆畏。三十年前。法蘭西出一命案。即用此藥以斃人。又有人挾煙葉於身上。希圖漏稅。不意煙葉貼體。毒侵肌膚。走私之人。猝然病發。終被覺察。據格致家驗明煙葉一磅。有毒六錢五分之重。呂宋煙一枝。如將

其毒質提出。可連毒二人。使之斃命。而一磅之煙葉。充其毒可殺三百人而有餘。試問吸煙果有何味。不過習慣。遂謂煙能成癮耳。而攷吸煙之人。多生疾病。凡腦虛、喉枯、心痛、眼昏等症。莫不由煙而致。良由吸煙入腹。積成厚膜。非藥所能洗滌。至於蘊藏毒質一層。則人身之大險也。世人嗜好。總逃不出煙酒兩機關。輒謂酒以消愁。亦能遣興。從前只飲中國之酒。近則爭嗜洋酒。謂醼客非此不足自豪。如拔蘭地一物。流出外洋之金錢。數已不尠。且拔蘭地本藥酒。西人用以治病。而華人不惜重値購以餉客。明理人每笑爲不知衞生。況酒之釀料。中含毒質。世人有詡酒爲無毒者。譬如木本無毒。煆而成炭。則煙出卽毒也。又一說以少飲爲無害。惟不愼於始。則杯中物可由漸而多。久而久之。毒亦能蘊蓄於腸肺之內。一旦病發。處處皆能受害。凡酒人多患風溼。醉後貽悞事機。猶其餘事耳。據人壽保險公司攷查各冊。言凡人二十歲不飲酒。可望有四十四年半之壽命。若不戒酒。只可得十五年半。三十歲不飲酒。可望有三十六年半之壽命。若不戒酒。只可得十四年。又據倫敦人壽公司言。已攷得有二種人。一不飲。一少飲。近十二年來。不飲者與少飲者兩相比較。每百少四分之一。可見不飲者總占優長。惟忠告世之英雄豪傑。人生事業。來日方長。何可付生命於醉鄉煙域也。

口腔疾患

泰興張彭年介侯譯

流涎　自種種器官之交感神經。（口腔黏膜之疾患、胃潰瘍、幽門癌）波及唾液中樞。（延髓）自此移於唾液腺之神經受刺戟而生、直接刺戟唾液中樞而起者甚鮮。

舌苔　基於絲狀乳頭之束狀突起。漸次發育。該突起間被剝離之舌上皮有食養成分及細菌固着之。舌苔屢見於健康者。有胃疾患者特多。爲窒扶斯及猩紅熱之特徵。

窒扶斯舌　最初爲帶灰白色或帶褐色。後成舌苔。於舌緣呈赤變之觀。更自尖端至後方。漸次消滅。於是舌直均等赤變。乾燥而無苔。

猩紅熱之際。舌之邊緣及尖端。呈强赤色。中央被以苔。然腫脹之絲狀乳頭。爲赤色小結節樣隆起。自舌苔隆起。表面因之粗糲。而呈覆盆子樣。所謂覆盆子舌者此也。

舌炎之際　舌呈高度實質性腫脹、食物難於攝取、呼吸困難、流涎等。原因爲口腔黏膜之炎症及潰爛、（口內炎實扶的里）腐蝕、昆蟲穿刺。

舌癌係原發性。漸次均等擴散舌面。通常存於側緣之結節。尙未潰瘍時。與黴毒性護謨結節易於混淆。故既往症及驅黴療法之結果。宜重要診斷。舌炎之後。往往殘留纖維性硬變。呈類似之觀。當癌結節迅速發育時。外容不變。有痛性、潰瘍。又癌唯現於四十歲以下者。與頸腺之腫脹伴發。

加答兒性口內炎　口腔黏膜高度赤變及腫脹。特於舌緣、齒齦及下頰部黏膜爲尤甚。有齒壓痕。舌擴大而被以苔。概不潰瘍。口內有惡臭及流涎。病因爲齲齒、黏膜刺戟、水銀中毒、增進之加答兒、熱性及傳染病。

膿潰性口內炎腐爛性口內炎　前述之症狀。齒齦緣稍明劃。被以灰白色之苔。加之潰瘍。此潰瘍往往移行於頰黏膜及脣黏膜。而全身狀態呈强度之障礙。有熱及鄰接淋巴腺之腫脹。

亞布答性口內炎亞布答　口腔黏膜有較小圓形灰色或帶黃色之斑點及赤變之邊輪。(纖維素性滲出物)後斑點於黏膜上易成隆起。(然非水泡)剝離則生成細小無瘢痕之小潰瘍。此斑點約鍼頭大。或大麻實大扁豆大者甚少。圓形。往往爲融和性。最易生之部。乃舌尖、舌緣、舌下面、齒齦及脣間之溝、脣黏膜等。在口蓋者甚稀。主觀的(症狀)　口內燒灼。全身狀態呈障礙。往往發熱。淋巴腺腫脹。口內無惡臭。病因爲黏膜之刺戟、熱性疾患、消化障礙、生齒等。

診斷　此症與他種疾患之異點如次。

與潰爛性口內炎。由外觀、局位及惡臭之缺如而區別之。

與鵝口瘡由菌之缺如而區別之。

與水疱疹由小胞之缺如而區別之。

壞血病性口內炎　齒齦強度腫脹。軟化容易出血。而齒間之齒齦楔。呈青赤色。往往潰爛及壞疽。概有惡臭及流涎。

鵝口瘡口膜炎　舌之上面及側面、頰及脣內面之黏膜。有白色（乾酪性）小斑點。被苔增大肥厚。擴散於全口腔黏膜上（有時及於咽頭及食道上）而爲灰白色。呈汚穢之觀。被苔較強赤變。且容易出血之黏膜。剝脫之後大部分成自菌絲及鵝口瘡菌之芽胞。縈絡分歧。輪廓明劃。而一部分有截痕。且分截爲廣狹之絲體。芽胞於輪廓明劃。而呈卵形。鵝口瘡在小兒由口內不潔所致。大人由消耗性疾患（肺結核、窒扶斯、糖尿病、癌）之誘因而來。

口腔黏膜之水疱疹。往往現於顏面水疱疹之際。小胞約鍼頭大。邊輪赤變。含有明徹之內容物。而小胞乾燥。殘留表在性潰爛。

口腔及舌之黴毒。在早期症候。生於舌尖及側緣。而頰、脣黏膜、口角及口蓋。於發作之局部。呈疣贅樣扁豆大帶白色之隆起。此黏膜丘疹。（扁平疣贅樣黏液斑）呈潰爛之傾向。驅黴的治療之際。急速消退。黴毒之末期。與舌之護謨腫同。護謨腫者。與癌大異。概孤獨而無痛。鄰接之淋巴腺。亦不呈高度之腫脹。

水銀性口內炎　與黴毒性口內炎併發者不少。主由齒齦之變化。爲其特徵。然黴毒丘疹。普通占領口腔黏膜及咽頭黏膜之全部。

結核性口內潰瘍　此症甚少。大概生於肺結核之後。而爲續發性。雖類似於黴毒性潰爛。然表面被苔。概得由結核菌之證明及既往症而區別之。舌上亦有小結節及潰瘍。

水癌　此症極少。唯兒童於麻疹後發之。頰呈壞疽。而海岸地方。往往有頰之貫穿及顎骨之崩壞。有惡臭腐敗性流出。概無痛無熱。而有死之轉歸。

鉛緣即齒齦緣灰青色之線。慢性鉛中毒之際。殆爲普通之症候。至於急性者。有鑛性味、惡臭、流涎、口腔乾燥、咽頭灼熱、絞窄等。甚至食道及胃部均有灼熱之感。

口腔衛生談

丁福保

吾人欲圖身體之健康。宜注意於口腔之衛生。而齒爲尤要。每晨盥沐之時。宜以善良之牙刷。縱橫摩擦。擦過之牙刷。即用肥皂洗之。牙粉宜用不含澱粉者。漱口用水冷熱皆不宜。必須適中之溫度。此因口內之溫度高。漱口水之溫度。非稍高於口內之溫度。則黏附口腔內之汚物。尙不能溶解而除去之也。

口腔宜每日洗滌。起牀後。午餐後。臨牀前。各一次。必不得已。則早晚各一次。患齒痛者。必須延醫診察。

齒牙雖常健康。然一年之中。宜延牙醫視察兩次。果稍有病患。即須治療。慎勿延緩。用牙刷摩擦齒牙之時。如齒齦出血。宜改用柔軟之牙刷。摩擦出血之部。則齒齦可期堅固。

齒齦沈着齒石。則發齒齦炎。此齒齦炎。亦爲出血之誘因。故若齒石成溜。宜請牙醫除去之。以藥水漱口。再用牙刷摩擦。

女子當十二三歲。齒牙更換之時。其前齒留有黑色之沈着物。至新齒長成。遂漸變爲眞黑而成齲齒。此蓋因細菌之作用也。齲齒有易於缺損之害。故齒之衛生。在女子尤

口腔衛生談 二

當注意苟見有黑色物被覆齒面宜卽用牙刷仔細刷去不能則請牙醫除去

乳齒自然脫落者則永久齒發生正齊且無障礙若因乳齒爲齲齒而強拔之俟永久齒發生其齒列多參差不齊或永久齒潛伏而不出或齒牙已損壞而不復生以是保護乳齒亦爲父母之職務

設乳齒已成齲齒爲塊片而崩壞其齒齦必腫漸化膿瘍頸腺亦與之俱腫蓋齲齒崩壞則發齒膜炎更因齒膜炎而發淋巴腺炎淋巴腺既發炎且將波及顎骨而患顎骨之骨疽終則顏面遺有瘻孔釀種種之患害此時若拔去齲齒刮除腐蝕之顎骨則其疾可已但此非請專門牙醫不可若延尋常醫生診視則往往有不知其原因在齲齒而誤認爲結核性淋巴腺炎等者

凡爲醫生者宜注意自己口內之病毒而清潔之彼被覆齒面之汚物每含有種種之病原菌如起腐敗之黴菌結核菌等多在其中急性傳染病之病原菌亦間有之以是該汚物幾爲病原菌之塊外科醫於施開腹手術時此事頗有關係

齒髓陷於壞疽則發奇臭雖距一邁當之遠猶微聞之醫生如有此病宜患者之力拒醫生而不受診察也且此壞疽有惡毒若以針尖微觸之而刺入皮下則發惡性之蜂

窩織炎以之注射於動物體內該動物卽倒斃

小兒之乳齒脫落必在永久齒已發生後永久齒之最先發生者爲第一大臼齒卽所謂六歲臼齒也此齒發生之際若其附近之乳齒有成齲齒者則此齒出頸卽被感染未幾亦成齲齒

齒牙達一定之年齡則必動搖動搖必脫落或拔除之此固爲人所知若因口中之攝生不時懈弛致有一齒受病則亦以速拔爲妙但在此拔去之處宜卽鑲義齒以補其缺否則齒之咀嚼力各個不能平等在咀嚼力强大之部分該齒槽突起往往向內退縮於是齒膜發生炎症齒牙亦疼痛而漸動搖終至脫落此脫落相對之齒因不能自支亦彈躍而出而與此脫落比鄰之齒又因中留巨隙不能用力囓物齒牙旣有此等疾患不能行器械的清潔法於是牙垢堆積而成不潔之齒石刺戟齒齦先發齒齦炎繼發齒膜炎至齒質損傷卽一一動搖而脫落彼老耄未至而全齒皆亡者不可謂非由於此也

喬裝之義齒不過增咀嚼之便利減言語之障礙掩外聽之醜惡耳而他齒之保存與夫口腔之衞生仍宜謹守勿渝

現時衛生家之言曰使用齒牙貴於適當少用則齒弱屢用則齒強故歐洲齒牙衛生會決議使用齒牙最妙須食硬麪包及麪包皮其猶有齒弱者則關於新陳代謝若居處之光線缺乏或運動不足等種種不適當之生活皆爲其原因今試實驗動物凡野居之獸類齒多強健捕而檻諸動物園則生齲齒矣惟犬亦然常遊郊外者恆無齒病久令幽閉則齒弱矣

齲齒所起之障礙不一一、小兒於換齒時如成齲齒則甚妨害其發育二、患齲齒之小兒易罹消化不良神經衰弱及種種之傳染病三、齲齒中常有數多之黴菌存於其間有因此而誘起疾病者四、小兒患齲齒者有百分之五十爲頸腺腫脹之原因此頸腺腫脹雖可行外科的治療然不先治愈其齒膜之炎症則頸腺腫脹萬無治愈之望

小兒患齲齒者雖多然治之則甚易是在爲父兄者

據吾之經驗凡來吾處乞治者類皆重症且大半原因於齒病

口中有多數之病原菌若齲齒時不甚注意則該菌每自其所拔之部乘隙侵入因此感染各病是以口腔貴乎清潔

齲齒之成實成於化學的及寄生的原因齒面之琺瑯質不啻齒牙之皮膚也設口腔

汚穢則因口中之黴菌而生乳酸乳酸溶解齒面之琺瑯質則內層之象牙質呈露於外象牙質遇酸即軟又以其中多含蛋白質黴菌適以之爲培養基而蕃殖不已乃成齲齒齲齒漸進而侵齒髓齒髓之抵抗力弱易崩壞而爲黴菌之營養物更進而侵齒膜則發齒膜炎終由淋巴管傳播而蔓延則起骨膜炎脊髓炎等症若其膿液流注於胸骨鎖骨腋下肩胛骨等部則洞穿而成瘻孔

目耳鼻咽喉諸病百治而不瘥者往往因治齒而全愈胃臟炎瘧疾貧血結核及其他種種疾患與齒病有關者亦可深信勿疑

患齲齒者罹急性熱性病時苟不嚴行口內之清潔法則黴菌侵入顎骨每成骨疽

口內之病如急性及慢性口內炎舌炎等亦多由於齲齒

凡患梅毒之人如欲愈其梅毒當先治其齲齒一、拔除惡齒二、清潔口腔他若汞毒性口內炎及工人之患燐中毒者皆起於齲齒之部分販鬻果實或麪包者常因齲齒而起骨膜炎或齒槽發生膿瘍馴至全齒皆腐不可收拾

萊氏曰齲齒與食物飲用水光線等俱有關係而於食物爲尤要肉食之人唾液之亞爾加里性強故齒質佳良慣用含水炭素者則以乳酸醱酵之故多生齲齒觀壹斯基

摩人好肉食而無齲齒其明驗也飲用水之飲用硬水者齒必健飲用軟水者齒必壞

齲齒與人種亦有關係營野獸的生活者其齒多佳良非洲之黑奴齒大而智齒且完全患齲齒者朝鮮人少日本人多歐洲人尤多歐洲人之患惡齒者恆有消化不良及其他障礙之病自口腔衛生會成立於學校兒童特別注意學校醫中又添設齒科專門醫生（英國倫敦各學校、亦置齒科醫、美洲則由教師注意、學童如患齲齒、乃送諸醫生）學童有患齲齒者隨即治療而今而後齒之衛生或者其日有進步矣

吾國學校醫診視學童年率一二次有時見頸腺腫脹者醫者輒視爲腺病其實原因於齲齒者殆不少也

總之齒病爲最易見而最易治之症家庭之父兄與學校之教師苟能刻刻注意毋妨兒童之發育則齲齒不無減少之時也

時靜置。則其不溶分。沈降於瓶底。故必振盪而供服用。

漿劑

例如亞拉毘亞護謨、砂列布根(Radix salep)澱粉、達拉加偘答(Tragacantha)等黏液質之藥物使糊化於水液中。爲濃厚漿液。製之則採其藥物。盛於煎劑鍋中。注加一定量之冷水。溫於重湯煎上。攪拌而溶解之。或採其藥物之粉末。加少量之熱湯而强混攪之。漸次注加他種之熱湯而攪拌之。使爲均等之黏漿亦可。通常砂列布漿及達拉加偘答漿。以其藥物之一分。製百分之漿。又澱粉漿以其藥物之二分。製百分之漿。亞拉毘亞護謨漿。由日本藥局方之規定。調製爲五十倍。

鹽類之合劑

鹽類者。最汎用之藥物也。每回秤量而溶解之。不僅空費時間。屢至藥物中夾雜汚穢塵埃等物。故頻繁使用之藥物。豫定其含量溶解而濾過之。貯藏於皿器中爲佳。

(一)
2 貌羅謨加僧謨　二、〇
1 沃度加里　一、〇
3 苦味丁幾　二、〇

4 水　一〇〇、〇

右一日三回分服。

秤取1 2。容於投藥壜中。盛3於液量器中。而秤取之。溶入之後。加4使全量爲一〇〇、〇。混和而溶解之。

(二)

1 重炭酸曹達　二、〇

2 苦味丁幾　三、〇

3 單舍利別　八、〇

4 水　一八〇、〇

右一日三回二日分服。

秤取1。容於合劑壜。次第盛2 3於液量器中。秤取而溶入之。加4使其全量爲一八〇、〇。混和而溶解之。

(三)

1 鹽酸莫兒比涅　〇、一

3 杏仁水　一〇、〇

2 蒸餾水　一〇、〇

右咳嗽發作時。每回二十滴。

盛1於滴瓶中。加2而溶解之。後加3。

（四）

1	醋酸鉛	〇、二
3	阿片丁幾	二、〇
4	橙皮舍利別	二〇、〇
2	蒸餾水	一八〇、〇

右混和。每二時一食匙。

秤取1。先以2之半量溶解之。另秤取3 4。加2之殘液稀釋之。後混和之。

（五）

1	鹽酸莫兒比湼	〇、〇三
2	杏仁水	六、〇
3	攝湼瓦舍利別	二〇、〇
4	水	二〇〇、〇

右每二時一茶匙。

順次將1 2 3 4。入於合劑壜中而混和之。

(六) 4 阿片丁幾 二、〇
1 單甯酸 〇、五
3 橙皮舍利別 二〇、〇
2 水 二〇〇、〇

右混合。一日六回。一回一食匙。

秤取1。加2而溶解之。再秤取3溶入之。後徐加4而振盪合劑壜。或如(四)將水分爲二分。後混和之。

(七) 1 規那丁幾 二、〇
3 醋酸加僧謨液 一〇、〇
2 水 一〇〇、〇

右一日三回分服。

與(六)相同。

(八) 1 撒里矢爾酸 一、〇
2 苦味丁幾 二、〇

3 橙皮舍利別　七、〇
4 水　九〇、〇
右混和。與以六倍。一日三回。二日分服。
取1。盛於乳鉢中而研磨之。入於合劑壜。順次加2 3 4爲振盪合劑。

(九)
1 人工加兒兒斯泉鹽　一〇、〇
2 苦味丁幾　二、〇
3 水　一〇〇、〇
右一日三回分服。與以二日分。
與(八)相同。

(十)
1 硫酸規尼涅　一、〇
2 薄荷水　五、〇
3 單舍利別　一〇、〇
4 水　一〇〇、〇
右一日五回。一回一茶匙。

將1與4盛於合劑壜中。加稀硫酸四五滴。則化生酸性硫酸規尼涅。溶解之。放螢石光。再加23而混和之。

（十一）
1 稀鹽酸 一、〇
2 苦味丁幾 二、〇
3 單舍利別 五、〇
4 水 一〇〇、〇

右一日三回分服。

將1234順次秤量。入於合劑壜中混和之。

（十二）
3 抱水格魯拉爾 二、〇
1 亞拉毘亞護謨 三、〇
2 蒸餾水 二〇、〇

右臨臥頓服。

將12研和於乳鉢中。移於小壜中。加3而溶解之。

（十三）
1 依的兒 二、〇

2	亞拉毘亞護謨漿	九〇、〇
3	薄荷水	五、〇
4	單舍利別	五、〇

右每二時一小兒匙。

製亞拉毘亞護謨漿時。先於亞拉毘亞護謨末二、〇中加水九〇、〇。入於煎劑器中攪拌之。置於重湯煎上。五分間加熱。冷却之後。入於合劑壜。以秤量器或液量壜秤之。後秤取1加於2中。振盪而混和之。再加3 4。小兒匙約食匙之半量。即八瓦是也。

（十四）

2	阿片丁幾	一、〇
1	砂列布煎	三〇、〇
3	杏仁水	五、〇

右一日數回分服。與以二日分。

製砂列布煎時。加水四〇、〇於煎劑器中。一面攪拌。一面投入砂列布末〇、六。（即一%）置於重湯煎上。五分間加熱。冷後移於合劑壜中。秤取2。加水（二〇、〇）於其中而稀釋之。後徐徐加2於1中。再秤取3混入之。

(十五) 1 鹽酸規尼涅　一、五
2 安知必林　二、〇
3 水　六〇、〇
右一日三回二日分服。

做(十)法。入1與3於合劑壜中。加稀鹽酸四五滴。使溶解之後。加2而混和之。

(十六) 1 護謨漿(五、〇)　一〇〇、〇
2 阿片丁幾　一、〇
右一日四回分服。

秤取亞拉毘亞護謨末五、〇。加於水(七〇、〇)中。如(十三)之製漿劑。次再加水三〇、〇於2中而稀釋之。後徐徐加2於1中。

(十七) 3 過格魯兒鐵液　二、〇
2 阿片丁幾　一〇
1 亞拉毘亞護謨漿　三〇、〇
4 水　一五〇、〇

精義、暢所欲言。固仲景之功臣、亦諸家之諍友也、昔新安羅東逸編輯古今名醫方論。採取韻伯之論尤多。

七　張志聰　高士栻

張志聰。字隱庵。高士栻。字士宗。俱浙江錢塘人。康熙間二公同時學醫。既而不合時宜。遂閉戶著書作傳道計。所註內經、本草經、傷寒論、金匱等書。各極智能。發前人所未發。長樂陳修園謂為漢後第一書。近人畏其難。讀其書鮮有能卒業者。

八　葉桂

葉桂。字天士。號香巖。先世自歙縣遷吳。祖紫帆有孝行。通醫理。父陽生頗精其術。范少參長倩無子。晚得伏庵太史。生無穀道。啼不止。延醫視之。皆束手。陽生至曰、是在膜裏、須金刀割之。割之而穀道果開。太史既長。為紫帆翁作傳以報焉。桂少從師受經書。暮歸。其父授以岐黃學。年十四父沒。桂乃從其父之門人朱某專習醫學。朱即以其父平日所教教之。桂聞即徹其蘊。識見每出朱上。因有聞於時。上自朝廷。下至販夫豎子。遠至鄰省外藩。鮮有不知葉氏者。著有溫熱論、臨證指南、景岳發揮等書行世。長洲沈德潛為之立傳。謂桂察脈望色聽聲寫形。言病之所在。如見五臟癥結。治方不執成見。嘗云病有見症。有變症。有轉症。必灼見其初終轉變。胸有成竹。而後施之以方。否則以藥治人。實以人試藥也。又謂桂臨沒誡其子曰。醫可爲而不可爲。必天資靈敏。讀萬卷書。而後可濟世。不然鮮有不殺人者。是以藥餌爲刀刃也。嗚呼。近世操斯術。若葉氏之達且仁者。有幾人耶。

九　薛雪

薛徵君者。名雪。字生白。工詩。善醫術。性孤傲。不求聞達。公卿延之。不輕往。惟恆與袁子才太史遊。詩酒流連。極一時之盛。隨園詩話。載其庖人王小余病疫已死。將掩棺。而生白適來。診之。笑曰。我好與疫鬼戰。或得勝亦未可知也。出藥丸一。搗石菖蒲汁。調和灌之。且囑曰。雞鳴時。當有聲。已而果驗。竟得霍然。又廚人張慶者。得狂易之疾。視日光如見雪在。啖少許。而腸痛欲裂。生白視之。曰。此冷痧也。當刮之。一刮而愈。嘗謂隨園曰。我之醫。如君之詩。俱以神行。所謂人居室中。我來天外是也。著有詩文集及醫經原旨等書行世。吳子音有三家醫案合刻。惜於薛氏治驗之案。採取無多。生白學問淵博。無所不通。召舉鴻博不就。當時雖與葉香巖並重醫林。而雅不欲與之並立。故別號掃葉老人。晚年頗澹泊自甘。有先賢顏子之樂。故又號一瓢云。

十　徐大椿

徐大椿。字靈胎。晚自號洄溪老人。江蘇吳江望族也。生有異禀。凡星經地志、九宮音律以至舞刀奪槊、勾卒嬴越之法。靡不講究。而尤長於醫。隨園爲之立傳。謂其每覘人疾。穿穴膏肓。能呼肺腑與之作語。其用藥也。神施鬼沒。斬關奪隘。如周亞夫之軍從天而下。諸岐黃家。目瞠心駭。帖帖讋服。而卒莫測其所以然。蘆墟乍耕名。臥病六日。不食不言。目炯炯直視。先生曰。此陰陽相搏證也。先投一劑。須臾目瞑能言。再飲以湯。竟躍然起。語曰。余病危時。有紅黑二人。纒繞作祟。忽見黑人爲雷震死。頃之紅人又爲白虎銜去。是何祥也。先生笑曰。雷震者。余所投附子霹靂散也。白虎者。所投天生白虎湯也。乍驚以爲神。張雨村生兒無皮。見者欲嘔。將棄之。先生命以糯米作粉。糁其體。裹以絹。埋之土中。出其頭飲以乳。兩晝夜而皮生。任氏婦患風痺。兩股如鍼刺。先生命作厚褥。遣強有力老嫗抱持之。戒曰。任其顛撲叫號。不許放鬆。以汗出爲度。如其言。勿藥而愈。商人汪令聞十年不御。忽氣喘頭汗。徹夜不眠。先生曰。此亢陽也。服蓡過多之故。命婦人一交而愈。有拳師某與人角技。當胸受傷。氣絕口閉。先生命覆臥之。奮拳擊其尻之下。遂吐黑血數升而愈。他如沈文愨公未遇時。診脈而知其必貴。熊季輝強壯時。握臂而知其必亡。皆所謂視於無形。聽於無聲者。其機警靈速。皆此類也。隨園傳記如此。斯亦可見靈胎之藝精伎絕。非常人所能及矣。靈胎名達九閽。連奉特旨六次。事詳述恩紀略中。其所著之書自序有言。謂學醫必先明臟腑經脈也。故作難經經釋。謂藥性必當知其眞也。故作神農本草百種錄。謂治病必有其所以然之理。而後世失其傳也。故作醫學源流論。謂傷寒論顚倒錯亂。註家各私其說而無定論也。故作傷寒類方。謂時醫不考病源。不辨病名。不知經方。不明法度也。故作蘭臺軌範。謂醫道之壞。壞於明之薛立齋。而呂氏刻趙氏醫貫。專以六味八味兩方治天下之病。貽害無窮也。故作醫貫砭。謂醫學絕傳。邪說互出。殺人之爲禍烈也。故作愼疾芻言。

十一　尤怡　徐彬

尤怡。字在涇。號拙吾。江蘇長洲人。工詩詞。性沈靜。淡於名利。清詩別裁集載在涇就韓伯休術。欲晦姓名。詩亦不求人知。其幽閒恬淡。已可概見。著有金匱心典、集註、醫學讀書記、評選靜香樓醫案等書行世。徐彬字忠可。著金匱要略論註。與尤氏註金匱頗類。蓋二人皆宗喻氏說也。

十二　黃元御

日記選錄

無錫丁福保仲祜述

余以同治甲戌。生於書院衖舊宅。二歲時。値邑中譌言紙人剪髮。終夜鑼鼓聲不絕。余日中亦敲鑼打鼓以爲戲。七歲時。全國始設立電線。是時讀大學。不能成誦。吾父囑吾母任督課之責。故吾讀大學、中庸、論語。恆終日樓居在母旁也。每日所讀。僅三行。多則五行。非百遍不能背誦。至十三歲時。讀孟子始畢業。詩、書、禮記等。每日僅讀七行。亦以百遍爲度。讀書至勤苦。尙不能成誦。余天性之鈍有如此者。　冬日喜放風箏。恆奔逐於荒墟間。夏日喜捕魚。恆徘徊於溪邊柳下。書院衖內有俗名鱖魚灘者。爲余童年游釣之所也。　住余宅內之房客。有濮姓小名阿黑者。已四十餘歲。每日喜閱封神傳、岳傳。余時時與之同閱。雖不能盡解。然閱此頗有興味。是時約十一二歲也。其後余喜閱演義三國志。約一年。文理之進步極速。　十三四歲後。每黃昏時。余兄爲余講書。自左傳、史、漢、文選以及徐庾等集。皆擇要爲之講解。晚膳後。余獨坐小樓。油燈一穗。非三鼓不就寢。　是時常來吾家者。爲吳稚暉、陳仲英、范素行、孫叔方、俞仲還、許文伯、杜孟兼、許侶樵先生等。與余兄友相善。余兄長余八歲。故余追隨諸先生之後。年最少。日日聞吳先生等縱論學問文章。得益最多。 光緒丁亥。狄氏嫂以肺結核卒。其後余兄續娶鄒氏。己丑。余兄補無錫縣學生員。是時余年十六歲。病痰飲。即慢性胃炎。嘔吐甚劇。臥數月。余母獨任看護。甚勞瘁。延張聿青先生治之。服控涎丹。一瀉病即輕減。 吾鄉薛叔耘先生。充出使英法意比四國大臣。 是年余擬作偏於羣神經文一首。吳稚暉先生批其後曰。並肩司馬。抗手班揚。瑰奇宏肆之文。仍有規矩準繩在內。洵是作手。此才在梁溪。當掩過芙蓉山館十層。不意怯弱小書生。扛得動如此巨文。咄咄怪事。弟學殖日落。雖作帳簿。亦形枯澀。呼天自號。甘爲廢弃。幸同志諸君。皆能不懈及古。樹幟文苑。則不才相厠其間。亦足借重。蓋快事也。是時余好作詩。稚暉先生亦獎勵倍至。辛卯正月。孫叔方先生應課南菁書院。批余之詩後曰。稚暉、芸軒。謂我圈得太多。我亦並未得賄。何必諂諛。存之篋中。以待來者。時許文伯在坐。與我亦同持此論。贊賞不已。上海鈕鐵臣也在室。亦嘖嘖拍手、瞪目、咋舌、跳腳。並非虛話。孟乘也可以對證。時年十八歲。吳孫二先生之所以激勸余期望余者。可謂至矣。忽忽至今。已二十餘年。文章與事業。一無成就。負負無可言者。略記此時詩。有夜登錫山云。怪禽呼月上。北斗掛天高。村居云。夕陽牛落軛。疏雨燕還家。送春云。鶯花空一夢。風雨了三春。秋感云。秋深人影瘦。月落雁聲寒。有感云。採薇也是人間祿。浮海終非世外逃。又有江雲晻藹欲黃昏等句。全詩已散佚。偶誌一二。以存鴻爪。

余十八九歲時。喜閱朱子小學、近思錄及五種遺規等書。自治甚嚴。每謂得志則爲名臣。不得志則爲名儒。而友人每竊笑之。擬買正誼堂叢書。因力不能購而止。辛卯五月。鄒氏嫂以虎列拉卒。其後余兄續娶華氏。是年稚暉先生舉於鄉。光緒癸巳。余兄應鄉試中副貢。高伯安、杜孟秉先生舉於鄉。余亦稍稍學時文。甲午。日本與吾國開戰。吾國海陸軍皆敗績。是年秋。許侶樵先生。延余至廉惠卿先生家代館。廉氏藏書頗多。余寢饋於書中者數月。自是頗有志藏書。惜無力不能多購也。廉惠卿、孫叔方、俞仲還、許文伯、許侶樵先生舉於鄉。余與雨生纂修宗譜。乙未。中日和議成。吾國損失甚巨。余以是年秋肄業江陰南菁書院。余已二十二歲矣。見院中藏書甚富。余性喜書籍。而無力多購。乃手抄院中藏書目一册。而私自祝曰。他日果能處境稍裕。必買院刻木版十三經注疏、學海堂經解、通志堂經解、殿版廿四史及文苑英華、册府元龜、太平御覽、全唐文、唐石經以及子部集部各書等。豫算其價約千餘圓。丙申。余應童子試。余不善作時文及小楷。不能列入前十名。縣府試皆列名第十六。是年補無錫縣學生員。是時館於廉惠卿先生處。歲脩僅四十銀圓。

余與顧君畢然。學爲駢體文。每謂陳迦陵佳著。多在湖海樓集。若檢討四六。則風格靡矣。胡稚威淵懿樸茂。雅近匡劉。洪稚存擷腴於南北二史。步趨齊梁。袁簡齋眞力彌滿。劉圃三瞻采鏗訇。孫平津洗博絕麗。好子雲之湛思。孔顨軒、董蘭石。獵豔於初唐四傑。陵轢江鮑。邵荀慈貽息魏晉。李鳳臺祖述張蔡。此皆文章之冠冕。述作之楷模也。他若吳漢槎、毛稚黃、陸麗京、吳慶百。雖體製各殊。咸有可采。至於尤西堂、彭駿孫、陸拒石、吳園次、章豈績、胡竹巖諸君。繁音靡格。古法蕩然矣。錄當時論文語於此。以誌少時之嗜好。　畢然謂余文如金碧池臺。眩人心目。又如香車寶馬。照曜通衢。實則余文漫無格律。不中繩墨。胡足以當顧君之稱。　顧君家本素封。性喜賓客。又工詞章之學。與余爲同歲生。又朝夕相過從。以商搉學問之事。惜其後濫於交游。有勸之納粟入仕途者。既入浮華之窟。世故彌煩。偶染風塵。素衣變色。本不善治生。家業由是日落。竟客死於外。惜哉。千里故人重繾綣。十年前事半模糊。誦此二句。令人低徊不盡。

丁酉。仍館廉先生家。是歲閱讀史方輿紀、史通削繁、文心雕龍、禮書通故等書。習勾股測量等法。稚暉先生函勉仲還學方望溪。勉余兄學顧亭林。謂以根柢之學。別開一境。

此風一倡。友朋之中。其所造就。當有大與於三十年前者。又云以方顧之品詣。出於今之世。即能爲曾胡之事業。可不勉乎。　七月初八日。余贅於王氏。　余父患肺結核甚重。屢催余兄弟赴南京應秋試。八月七日進場。場中考生所坐之號舍。其闊約二尺四寸。深約三尺八寸。高約四尺七寸。坐臥其中。跼促如轅下駒。十八日回無錫。始知余父已於初九日棄養。嗚呼。倫常遺憾。抱愧終身。尚忍言哉。　稚暉先生謂茍不利於功名。當有著作行世。亦不爲人輕賤。余甚韙之。余之輕視功名。喜弄筆墨者。即基於此矣。

光緒二十四年戊戌。余年二十有五矣。謁華若汀先生於蕩口。談代數學甚久。是年正月。余以算學考入江陰南菁書院肄業。受業於華若溪先生。見三公祠有聯云。八十日戴髮效忠。表太祖十七朝人物。六萬衆同心取義。留大明三百里江山。此乃閻典史就義時之所作也。　正月二十六日。大姪女以肺結核死。　二月。楊範甫先生聘余爲竢實學堂算學教習。歲脩一百六十圓。學堂內諸同事中。與漢文教習秦鼎臣先生最相得。余以師禮待之。　是年冬。姪錫康生。　政府開經濟特科。開辦京師大學堂。　德人租借膠州澳。俄人租借旅順大連灣。英人租借威海衛。　命各省設立學堂。帝發憤變法。革禮部六堂官。擢四京卿。擬以軍隊圍頤和園。將太后禁居其中。謀洩。太后臨朝訓政。置帝於南海之瀛臺。凡與變法有關係諸臣。至是誅逐殆盡。罷一切新政。

已亥。余年二十有六。仍在竢實學堂教算學。余房門外貼一聯云。無營心澹泊。早起事從容。　吳稚暉先生云。人之精神意氣。一往而不復來者也。此言宜切記。　楊君維翰爲余診病。謂余心肺俱有病。余終日精力疲倦。飲食減少。夢境不安。心神驚悸。手足無力。天氣稍熱。便覺煩躁不堪。如是者幾一年。是時廣買醫書。終日繙閱。無所得。　作算學書目提要。　九月十四日。歸王氏妹以結核死。　法人租借廣州灣。　編衛生學問答。　年終。欲向某君借洋二十圓爲度歲資。又不肯開口。然過年費已不敷矣。無錢之苦。求人之難。余心默識之。不敢忘。

庚子。余年二十有七。仍在竢實學堂教算學。正月七日。廉生振聲以肺結核死。越五日。余之二姪女。亦以肺結核死。　刊算學書目提要、衛生學問答告竣。是爲余刻書之始。　習東文。買日本書。然一無所得。　拳匪以滅洋仇教爲名。圍攻各國使館。各國聯軍入京。太后挈帝出奔西安。太監共有三千人。而願從太后出奔者。僅十七人而已。　唐才常等起兵。死於湖北。　是年冬。往遊上海。張聿青先生謂余曰。吾於醫學。有一知半解。當竭力貢諸左右。此我之所以報知已也。他日子爲余編輯遺稿付刊。此爾之所以報我也子來學醫。凡脩膳金。余決不受云云。　謁趙靜涵先生。談醫學。

辛丑。余年二十有八正月赴蘇州東吳大學堂肄業。余讀書向不能背誦。少時讀書。僅四五行。雖讀百遍亦不熟。故讀英文甚覺竭蹶。暑假後。患病。久不愈。遂赴上海就趙靜涵師而養疴焉。先住得善里趙師醫寓以習醫。再遷入製造局工藝學堂以習化學。又遷入會文堂書坊合刻書籍。又遷入虹口東文學堂學習日文。吳稚暉先生謂日本文法。盡力而教。盡力而學。不過十日。可以得其大略矣。以後須多閱日本書。使文法嫺熟云云。　編輯東文典問答。天甫明即起。每至夜深不睡。編輯至勤苦。　會文堂送來衛生學問答稿費一百四十圓。又以拍拉買譯稿及代數二種。售與商務印書館夏君粹芳。得洋四十圓。即以此二款印小本東文典問答。　八月大兒永康生。

壬寅。余年二十有九。正月赴上海東文學堂。二月移居趙師醫寓。與俞仲還先生等。商印蒙學讀本全書。遂移居旅館。後又租賃日清書館。與華君純甫、李君靜涵同居焉。華李二君同譯西洋通史。余編輯廣和文漢讀法。　趙靜涵師謂余曰，余少時在蕩口舅氏華宅。與若汀表兄同讀書於一室。若汀每作一文。塾師閱之。輒擲於地。令重作。又復擲地。往往至三四次。如是者一年。余外祖遂作書促舅父荻秋先生。速歸教子。謂阿升作文一年。尚不能淸通。奈何舅父遂自京師歸。敎若汀讀書法。每讀一文。必按其節拍轉折。抑揚頓挫以讀之。又依聲之高下疾徐。而以手拍案。如同拍曲者然。如是者讀二月。一日舅父赴城。謂之曰。今日不能敎汝讀。汝不作文者已二閱月。茲有一題試作之。其題爲管仲之器小哉。作破承題。或作起講。或作全篇均可。迨舅父自城歸。全篇已作完。文從字順。無一不通處矣。不數年。若汀遂以古文辭名於時云。　同人組織文明書局。租福州路三山會館餘屋。　校印日本文典譯釋。　稚暉先生謂吾人宜備四德。一高尚。二嚴肅。三慈祥。四優美。　是年十一月。趙靜涵師在北京病歿。

癸卯。余年三十。仍住文明書局。　長沙張冶秋尚書。聘余入京。爲大學堂敎習。遂以四月十三日。渡海北行。同行者爲楊範甫先生。抵京後。住廉惠卿先生宅內。五月六日。移居於譯學館。是時常往還者。有李亦園（希聖）張小圃（鶴齡）姚石泉（錫光）朱桂莘（啟鈐）羅偕子（良鑑）張紹希（緝光）等。　五月二十七日。爲經濟特科覆試之期。余趁此時機。欲至內城一遊。天甫明卽起着衣冠。與吳君和甫。進東華門。見華師若溪、楊範甫、楊仁山、聶雋威先生等。皆在焉。至太和殿前。此殿之雄偉莊嚴。爲從來所未見。其闊約有五六十丈。分爲十一間。其旁有大金缸四。其前面有古鼎六。銅鶴二。銅龜二。此處之空地。約闊四十丈。長百丈。鋪地用雕花之白石。比平地約高五六丈。其下有白石階級數層。皆雕刻龍形。離階之末層四五丈外。則有品級石數十枚。刻以各官之品級。蓋百官朝賀時所列之位次。皆依石而定也。再前則爲太和門。氣象萬千。巍乎大哉。　某君在華東番菜館招飲。同席者十有八人。席終。共費一百餘圓。語云。富家一席酒。貧家半年糧。信然。

七月一日。譯學館招考學生。在大學堂考試。投考者有六百餘人。監場者余與紹越千、李亦園、張小圃、屠敬山、蔣星甫、姚石泉、楊範甫諸先生也。點名者爲刑部尚書榮慶。余出算學題云。平時行舟。用縴夫四名。一小時中能行十里。忽遇逆潮。舟行減速一半。今欲於一時中仍行十里。問須添縴夫幾名。又一題云。今欲得甲乙丙三數。甲自乘加丙自乘等於三倍乙之自乘數。試擬眞數。并繪圖以明之。此外又有二題。皆極淺近者。越日考第二場。點名者爲于晦若式枚先生。　余薦東文學堂同學楊高百來譯學館。薦徐渭臣、丁慕韓至保定軍政司。余在譯學館任算學及生理衞生學二門。初來時。月脩百圓。自上課以來。學生均無間言。張冶秋尚書。遂加余月脩爲一百兩。　是年冬。結存現款。共計一千四百圓。所刻之書約値二千圓。

甲辰。余年三十有一。仍在譯學館上課如前。汪袞甫榮寶先生。來任歷史教習。生徒無不悅服。　族弟九臯來京。　族弟慕韓。入將備學堂作學生。　譯學館總教習張紹希先生。代余請學務大臣咨免歲考。張尚書批云。該教習講授精勤。生徒翕服。自未便以回籍應試。致曠館課。仰候咨行江蘇學院。查照免考可也。　余趁暑假期內。欲回無錫。張尚書約余下半年來京添教新班。不可爽約。余允之。　五月八日出京。十五日抵無錫。　許侶樵先生往英國留學。　七月無錫竢實學堂被毀。楊範甫先生住宅。亦同時燒毀。　七月十三日入京。爲教習如故。張尚書又增余月脩。改爲一百二十兩。戊戌春。余在南菁書院得竢實學堂聘書云。每年脩金一百六十圓。已抵在廉宅時之四年。是時喜出望外。今一月之所得。已抵在竢實之一年矣。　慕韓來信。有云雅不欲於骨肉中。競競款項。此次紹哥北行之旅費。弟助三十金。家姊于歸。弟又助三十圓。一切清逋置物之出於弟者。且數倍於此。弟之貲財。所以不自愛惜至此者。妄以爲明年畢業。苟非自求出洋。則每歲所入。至少必有七八百金。家中所需幾何。何必與窮苦兄弟計較錙銖耶。慕韓之言。頗有至理。故錄之。　是年日俄開戰。俄人敗績。　年終結算現款。有三千三百圓。書價約値二千圓。

乙巳。余年三十有二。黃仲弢先生爲譯學館監督。余爲教習如故。　正月二十七日。天甫破曉。忽從電話中得最驚駭最傷心之一語。謂吾師華若溪先生已於四時病歿也。遂疾馳至實業學堂。入吾師臥室。見吾師慈愛之顏。已變爲瘦削蒼白慘淡之色。而長鬚氄氄。尚垂胸際。哭之不聞。呼之不答。詎料余兩日前之來此。爲最後之永訣也。　三月二兒惠康生。　李亦園先生。以肺結核卒。余往大學堂。弔先生喪。送柩至龍泉寺。張冶秋尚書。鄒沅帆先生在柩前行禮時。皆放聲大哭。余亦爲之揮淚不止。先是亦園見余所著書。乃力薦余於張尚書前。故尚書聘余來京主講席。亦園先生實爲余之第一知己也。　日本文學博士服部宇之吉謂余曰。長澤龜之助等。以作教科書起家。現已爲富翁矣。貴國無教科書。現時大可著作也。藤澤利喜太郎。爲算學大家。其所著各書均佳。菊池大麓。亦爲算學大家。曾任文部大臣。現任大學校長。其所著之幾何書皆有名。此外如高木貞治、澤田吾一、松村定次郎等。皆算學大家也。　五月十二日。因暑假出京。十九日抵無錫。七月八日在上海起程。十二日抵京。余竭力辭館。仲弢先生挽留甚力。余去志已決。乃薦薛君仲華以自代。吳君和甫將赴英國。余薦顧君養吾代和甫。又薦胡君敦復爲英文教習。一切部署已定。將回上海。學生中來餞行者。約六七十人。黃監督及館中同事。均設席餞行。　八月三十日出京。甲乙兩級學生二百餘人及館中諸同事。送至火車站。鵠立道旁。俟車輪徐動。諸生猶隨車送行。直至火車遠去始歸。師生之情誼。可謂厚矣。　余學問甚膚淺。不勝教習之任。自癸卯至今。南北往來凡六次。共得脩金四千圓。又與學生感情甚好。臨行時又薦同鄉三人爲教習。以此作爲收場。可云幸矣。　在上海整理書業。各算書詳草皆出版。吾國算書之有詳草。自余開其端也。

丙午。余年三十有三。在無錫租借劉府園。與同人組織譯書公會。擬刊印醫書而未果。編譯教科書及各科學書。盛杏生先生託惠卿轉達欲聘余爲教習。年脩二千兩。余堅辭不往。　年終。結存現款三千九百圓。

丁未。余年三十有四。仍在無錫譯書公會。　余在竢實學堂西偏。構住宅一區。共費三千二百圓。　張小圃先生。簡奉天提學使。道過上海。託余薦教習。余薦朱君晉卿、徐君渭臣。與小圃先生同赴奉天。　譯書公會至年終停辦。共虧折萬圓。

戊申。余年三十有五。卽光緒三十四年也。余以譯書公會失敗。遂獨力出資。刊行醫書。來上海。租屋於德臨里。每月租金十四圓。　三月三兒士康生。　四月初旬。遷入愛文義路自新醫院。任監院。月薪百圓。余不受。卽以每月之百圓。捐入醫院爲經費。　汪君滌生刊醫學世界。 六月。房主索還自新醫院房屋。遂遷入貴州路二號。余患腸加答兒。久不愈。當時之瘦弱困苦。非筆墨所能形容。 八月間。余遷入昌壽里。是時助余校書者。爲朱君仲濂。經理一切雜務者。爲金子英及濮根保。 光緒甲午修譜之役。族兄雨生之力爲多。前年余在譯書公會。雨生來會中任抄寫。今歲。余薦雨生於自新醫院。學調劑術。至秋間。已學成。忽患赤痢。醫治無效。病歿於自新醫院。嗚呼。雨生之窮於世也久矣。有一弟已早卒。妻死亦已數年。餬口四方。奔走於米鹽細故者垂二十年。至今歲始獲稍安。余方冀其他日回鄉里。可以醫藥自立。今遽以疾死。何命之窮耶。是亦可哀也矣。 九月。華氏嫂卒於滬寓。其後余兄續娶朱氏。 十月。帝及太后均崩。 是年醫書之出版者。有竹氏產婆學、藥物學綱要、內科全書、肺癆病豫防法、醫學綱要、育兒談、實驗却病法、醫學指南、新內經、內科學綱要。凡十種。 秋冬稍稍爲人治病。以收入之醫藥費。積之數月。尚不及三十圓。行醫開始之難。有如此者。

宣統元年己酉。余年三十有六。正月間。代盛杏生先生聘請譯員。譯財政叢書。 聘楊君嵩生爲外科醫員。 余偕俞君伯銘。赴南京督院。應醫科考試。余得最優等證書。伯銘得優等證書。旋奉端制軍檄云。爲札派事。照得世界文明愈進。醫學之發明愈精。凡戶口之增殖。種族之强盛。人民生命之健康。皆惟醫學是賴。査有無錫丁生福保、兪生鼎勳。於中西醫學。極有研究。堪特派爲官派考察日本醫學專員。凡日本之各科醫學及明治初年改革醫學之階級與日人所錄用之中藥。以及一切醫學堂、醫院之規制課程。均應一一調査。爲吾國振興醫學之助。除咨行外合行札派。札到。該生等卽便遵照辦理。特札。余又奉盛宮保檄及與駐日欽差胡大臣咨文一通。其咨文云。爲咨明事。照得本大臣現在江蘇省城。集資捐建養育院。專收孤貧幼童。視其質地。上等者讀書。分送學堂。中下等留院。分別學習精粗工藝。以養以教。在省會設立始基。苟能各府縣踵而行之。亦善政也。聞日本東京養育院、岡山孤兒院。章程甚善。並有學校法、家庭法兩種。本大臣在彼就醫。匆匆未及往觀。其如何籌款收養辦法。幼童學習工藝。何事相宜。尤須切實調査。各項分別種類登記。倘欲暫用日本教習。薪資若干。玆因該員奉端督帥札飭。赴東考察醫學。本大臣亦擬在上海試辦醫學堂、醫院。以重衞生。所有考察各節。自可並稟本大臣。以資採取。至東京養育院、岡山孤兒院。並應前往査明。繪圖立說。明晰稟復。是爲至要。除發給日本金幣一千圓。以五百圓代購醫藥有用之新書。以五百圓作爲該員川資。並札飭丁福保知照外。合行咨明貴大臣。請煩査明。隨時照料施行。須至咨者。　五月二十日。偕伯銘乘山口丸赴日本。二十七日抵橫濱。陶君念鈞、薛君劍峯、楊君高百在岸上相候已久。故鄉老友。闊別經年。道左周旋。彌形親密。遂同至東京本鄉館。　游東明館勸工場。　至公使館。遞咨文二通及盛宮保與胡公使書。其書云。譽吾仁兄大人閣下。前上一緘。並附寄日幣一百圓。亮登籤掌。比維輶軒成錄。棨敦生光。夏日舒長。東溟清淺。翹覘卿釆。益神往於十洲三島間矣。茲敬懇者。敝門生同郡丁生福保。中西兼貫。算術醫學。尤其專長。著述各書。風行海內。其施治確有見地。迥非空言學理者可比。現由午帥派往日本考查醫學。弟處前經發起蘇州貧兒院。甫當開辦。一切宏綱細目。亟宜效法東鄰。茲囑該生順道考察。風聞東京養育院、岡山孤兒院。規模條理。最爲精美完備。務乞隨時指示。俾有遵循。並祈飭員導引參觀。是所至感。五月十六日。由正金銀行匯上日幣一千圓。請察收轉付該生應用。特愛累瀆。當荷恕原。專此敬請勛安。統希惠照云云。錄此誌知己之感也。　連日遊日比谷公園。上野公園。往觀千葉醫學校等處。

六月一日八時。至小石川區大塚辻町十八番地養育院。遞公使介紹書。有幹事員杉山基來招待。延入院長室。余詢以院中規則制度。杉山基云。本院創於明治五年。敷地一萬三千六百九坪。建屋三千八百十六坪。今院中之財產。於明治四十一年調查。有三十萬七千餘金。皆係宮廷內之賜賞與慈善會之寄附。篤志者之贈遺。以及各經費之盈餘等是也。至現在收容人數有客民三百一人。行旅病人七百七人。棄兒四百五人。遺兒百四人。迷兒四十九人。感化生百十七人。其老者、廢病者、身無所依不能自活者、行旅之人而罹疾病者。概屬於客民行旅病人等之類。皆收於本院。其他棄兒、遺兒迷兒。須待人乳哺或當入校者。乃收入於巢鴨分院。至於患肺癆病及一切慢性傳染病之不能治愈者。則別設一區而收養之。如有死亡者。則以院費埋葬之。倘年在八歲至十六歲以內。無父兄與他族之教養。致有惡化之虞。經警察署長或區長之介紹。直收入於井之頭學校。又有同此年歲。雖有父兄親族而不能矯正其惡習者。其父兄親族自願送至本院。亦收入此校。此校之畢業生。現有在帝國大學爲極有名譽之人者。其感化力不可謂不至矣。參觀各處。先至藥劑室。次至診病室。又至鏡檢室有醫長光田健輔君。適在研究細菌。見余至。即檢出癩病、百斯篤、肺結核各種細菌。配置鏡頭。以供同人參觀。良久始去。又至各病室。其室與各病院之三等病室略同。凡來此治病者。大人每日收費兩角五分。幼兒每日收費一角七分。其有力者則倍之。無力者則由公呂新吾先生曰。聖學入門。先要克己。歸宿只是無我。蓋自私自利之心。是立人達人之障。此便是舜蹠關頭。死生歧路。又曰。敬者不苟之謂也。敬無他。攻擊此心之苟而已。故苟則不敬。敬則不苟。戒慎恐懼。心體不苟也。中規中矩。步履不苟也。無淫視。無側聽。耳目不苟也。安定辭。守如瓶。聲音不苟也。無衆寡。無小大。無敢慢。與人不苟也。一息尚存。此志不容少懈。終身不苟也。敬外無聖人。居敬外無聖人之道。其始也。毋不敬。終也。恭而安。盡之矣。又曰。防欲如挽逆水之舟。纔歇手。便下流。力善如緣無枝之樹。纔住脚。便下墜。是以君子之心。無時而不敬畏也。

治心有無窮工夫。敬之一字。乃大總括。(高忠憲公)

凡人心不可不知所畏。古之君子。內則畏父母尊長。外則畏師傅友朋。仰則畏天。俯則畏人。故戰兢自持。不敢妄言亂動。自日進於聖賢之域。而不知者不知所畏。則肆欲妄行。而爲無忌憚之小人矣。

宋汪信民常言。人常咬得菜根斷。則百事可做。胡康侯聞之。擊節歎賞。

飽煖思淫慾。飢寒發盜心。二語切中世情。奈之何飽煖發盜心。飢寒思淫慾者。又成通病邪。

善謊必假於眞　善諛必假於詐　善貪必假於廉　善深必假於淺

高忠憲公曰　眞是爲善最樂　不要說一生平穩不遭刑險　即反思此身乃父母所生　我不曾做辱親事　豈不至樂　此身乃天地所生　我不曾做欺天事　豈不至樂　人有生必有死　到瞑目時　我無累心事　豈不至樂

陸平泉方便名言。人皆要便宜　我獨學喫虧　非人皆伶俐　非我獨癡呆　我便人不便　我宜人不宜　誰人肯喫虧　循環相報施　縱人不還報　彼蒼安能欺　我見便宜者　往往多喫虧　身命多短折　子孫隨式微　挾智逞詐術　乘權恣營爲　那知冥冥中　盈滿禍相依　我見喫虧人　往往多便宜　知白務守黑　知雄務守雌　那知冥冥中　謙虛福所歸　便人乃自便　宜人乃自宜　命緣本淺薄　積善天可移　若復造惡孽　凶禍當益滋　如彼富貴人　更須學喫虧　同生天地間　我獨享榮肥　須有大功德　可以留天禧　即如尋常人　福澤難久居　況復愛便宜　鬼神將矚之　近身遠兒孫　悔後將安追　我勸富貴人　更須學喫虧

陳眉公醒世三十六語。

止有這些路急甚麼　富貴眼前花戀甚麼

一生都是命安排求甚麼　不禮爹娘禮世尊諂甚麼　兒孫自有兒孫福愁甚麼

命裏有時終須有鑽甚麼　弟兄姊妹皆同氣爭甚麼　奴僕也是爹娘生淩甚麼

前途　榮華　當權

若不行方便還甚麼。公門裏面好修行兇甚麼。刀筆殺人終自殺唆甚麼。舉頭三尺有神明欺甚麼。文章自古無憑據誇甚麼。他家富貴生前定妒甚麼。前生作孽今受苦怨甚麼。補破遮寒暖即休擺甚麼。纔過咽喉成何物饞甚麼。死後一文將不去慳甚麼。前人田地後人收占甚麼。聰明反被聰明悞巧甚麼。虛言折盡平生福謊甚麼。贏了官事輸了錢訟甚麼。是非到底自分明辨甚麼。人世難逢開口笑惱甚麼。暗裏催君骨髓枯淫甚麼。十箇下場九箇輸賭甚麼。得便宜處失便宜貪甚麼。治家勤儉勝求人奢甚麼。人爭閑氣一場空恨甚麼。惡人自有惡人磨憎甚麼。冤冤相報幾時休讐甚麼。人生何處不相逢很甚麼。世事眞如一局棋算甚麼。誰人保得常無事誚甚麼。穴在人心不在山謀甚麼。欺人是禍饒人是福卜甚麼。

經曰孝子之喪親也。哭不哀（氣竭而息、聲不委曲）、禮無容（觸地無容）、言不文（不爲文飾）、服美不安（不安美飾、故服縗麻）、聞樂不樂（悲哀在心、故不樂也）、食旨不甘（旨美也、不甘美味、故蔬食水飲）、此哀慼之情也。三日而食、教民無以死傷生。毀不滅性。此聖人之政也。（不食三日、哀毀過情、滅性而死、虧孝道、故聖人制禮施斂、不令至於殞滅、）喪不過三年示民有終也（三年之喪、天下達禮、使不肖企及、賢者俯從、夫孝子有終身之憂、聖人以三年爲制者、使人有終竟之限也）爲之棺椁衣衾而舉之（周尸爲棺、周棺爲椁、衣謂斂衣、衾被也、舉謂舉屍內於棺也）陳其簠簋而哀慼之（簠簋、祭器也、陳奠祭器、而不見親、故哀慼之、）擗踊哭泣哀以送之（男踊女擗、祖載送之、）卜其宅兆而安厝之（宅、墓穴也、兆、塋域也、葬事大故卜之、）爲之宗廟以鬼享之（立廟祔祖之後、則以鬼禮享之、）春秋祭祀以時思之（寒暑變移、益用增慼、以時祭祀、展其孝思也、）生事愛敬死事哀慼生民之本盡矣死生之義備矣孝子之事親終矣君子之於親喪固所以自盡也不可不勉喪禮備在方冊不可悉載

葬者人子之大事死者以窀穸爲安宅兆而未葬猶行而未有歸也是以孝子雖愛親留之不敢久也古者天子七月諸侯五月大夫三月士踰月誠由禮、物有厚薄奔赴有遠近不如是不能集也國家諸令王公以下皆三月而葬蓋以待同位外姻之會葬者適時之宜更爲中制也禮未葬不變服啜粥居倚廬寢苫枕塊既虞而後有所變蓋孝子之心以爲親未獲所安已不敢即安也

改良聲音

美國費萊特省舌科醫士馬理哥氏。能改變人之聲音。凡卑劣者變爲完善。有某女歌妓者。先天甚弱。聲浪低弱。聞馬氏之技。即懇爲醫之。馬氏先以催眠術使之眠睡。而後授以歌曲。並留其聲於留聲機內。俾醒後自行驗察。如法而行。果獲大效。粗低之聲。一變而爲極高脆之音調云。

牛乳皮可爲防腐劑

煮牛乳時。其上面必生薄皮。美國化學家瓦科氏。發見該薄皮爲防腐劑。謂此皮不溶解於酸類。且不透空氣與水。有殺細菌之力。如置物於其中。可保無腐敗之患。此實爲肉類、鷄卵、果品等之防腐良劑。博士嘗於一年前納鷄卵於其中。及今取出。仍覺依然無恙。

古骨

美國阿拉斯加金礦中。近日掘得一人骨。脛長計三尺。頭大如斗。有兩犬齒長約三寸餘。伸出吻外。據某地質學家推考之。謂此約在數萬年以上。唯不能辨別其爲人爲獸也。

奇巨之菌

德國都城附近某村。發見一大菌。直徑三尺三寸。重量三十磅。此菌僅於四十八時間長成。其生長力之速。世界無物可與倫比。

舊書傳疾

美國康塔紀州。學校多用舊書。疤瘡及其他傳染病。蔓延全校。各醫盡力檢查。始知皆由使用舊書之故。迺倡禁賣舊書之說。又醫學博士安得梨曰。舊書爲傳染病之媒介。購者所節甚微。至因患傳染病而所費者。其數反多。故使用舊書之法之在所當廢也。又醫科大學長麥爾因曰。歷舉醫家所實驗知衣服、書籍、器具實爲傳染病之媒介。凡舊書曾爲患傳染病者所用。卽宜燬之。因置員調查合州圖書館所藏之書。果爲傳染病之媒介與否。查畢後卽施以消毒之方法。并將舊書上之黴菌納之瓶中。出以示人云。

雀之勞働

據英國有名某博物學者所研究。牝牡兩雀。爲聚育子之材料。於七日內。捕蟲至二千二百頭。又其過一夏季。殺蟲爲食。至少亦取五萬頭。

醫史研究會會員題名錄

譚天驥字介如別號意園居士湖南衡陽縣人精於醫學著有內經分類病原二卷診色必要三卷傷寒家論選四卷藥性總說一卷藥性集說二卷意園本草經贊一卷意園古今醫方歌二卷名醫脈訣選四卷名醫脈論二卷名醫粹言四卷名醫案選四卷意園辨症錄三卷意園雜論一卷意園醫案一卷人鏡經鈔八卷統名之曰譚氏醫學叢書現已陸續付梓其刊出者有意園讀醫學筆記二卷行世

徐樹榮字石生浙江平湖縣人前清附貢生以補用巡檢宦遊兩淮研究中西醫學不遺餘力曾畢業於函授新醫學講習社而得最優等修業證書前充儀棧官醫局醫員

吳鶴齡字子周年三十二歲江蘇丹徒縣人前充丹徒縣立自新醫學校校長鎮江醫學研究會評議編輯員曾與鎮地同志倡辦醫學扶輪報嗣充鎮江警察廳醫員現任衛生醫院醫員

鄭浩文原名鴻豫號建侯年二十五歲江蘇常熟縣人上海中西醫學研究會會員中國紅十字會正會員

孫印川年三十一歲福建思明縣人福建省立法政專門學校法律科卒業生

余德壎字伯陶一號素盦年四十三歲江蘇嘉定縣人宅心長厚所交多海內賢達醫學淵博尤精傷寒時疫著有鼠疫抉微疫證集說傷寒古義素盦醫話等書行世並著有懷遠堂集辛亥光復時慷慨輸將不遺餘力前爲湖北第三師參謀紅十字會正會員歷舉上海醫會會董上海醫藥聯合會副會長現被舉爲神州醫藥總會正會長爲醫藥界素所推重者

劉裁吾字斐成年三十歲湖南湘鄉縣人研究醫學已十有餘年記述頗多已成書者共十一種傷寒彙方六卷金匱鑑別八卷外臺發揮四卷金元四家節要四卷景岳選瑜二卷葉案選粹四卷喩氏節要四卷王案類編四卷溫熱精言二卷喉科扼要二卷均未梓外有治瘧機要四卷行世

葉祖章字仲華江蘇吳縣人爲江南名醫

陳慶壽字竹坪江蘇丹徒縣人前清舉人以直隸州分省補用歷任四川軍醫學堂內科敎員及各營軍醫長著作甚多已陸續刊印行世

汪紹倫字靜潭安徽廬江縣人著有知白詩集

中華民國三年十一月出版

中西醫學報

第五年第四期

本期之目錄

本報全年十二冊本埠八角四分外埠九角六分上海英大馬路泥城橋西首龍飛馬車行西間壁三十九號丁福保醫寓發行

爾知婦女之疾否

閱報諸君曾知婦女尋常身體欠安較之男子難當十倍因各種隱痛初起惟彼等自覺之因循不治漸成痼疾矣倘今日令堂或夫人或令嫒或姊妹有面色萎黃難以支撑或胃失消化精神不濟或爲人大乏興趣爾見其形狀有疾雖彼有隱痛難以告人但爾宜調護之爲要以盡男子之職故天下馳名補血補腦之聖藥韋廉士大醫生紅色補丸正是治此等婦女之隱疾也請觀江西南昌實業女學校國文教員潘徐氏之證書其來函云今年陽歷元月余因家務煩勞以致頭痛如劈筋系刺痛寢不安甯面色黃瘦眼起黑眶身體輭弱又患婦女最苦之症即一月不調腰背腿骨疼痛一日得小書卷內載韋廉士大醫生紅色補丸有治疾之奇功購服三瓶之後各病漸減未幾頭不疼痛夜能安睡面容轉爲康健爲人覺有興趣接連再服是丸月信有序一切痛苦全消今則成爲康强無病之身體矣特此數語以鳴謝悃幷告我女同胞之患恙者觀焉因此丸有生新血去濁血之奇功故可稱爲天下馳名獨一無二婦科之聖藥且亦爲男子之聖藥與婦女同功曾經治愈無數之患瘋濕骨痛臀尻酸楚胸肺萎弱胃經失調房事無能氣血衰弱等一症

凡經售西藥者均有出售或直向上海四川路八十四號韋廉士醫生藥局函購每一瓶英洋一元五角每六瓶英洋八元郵力在內

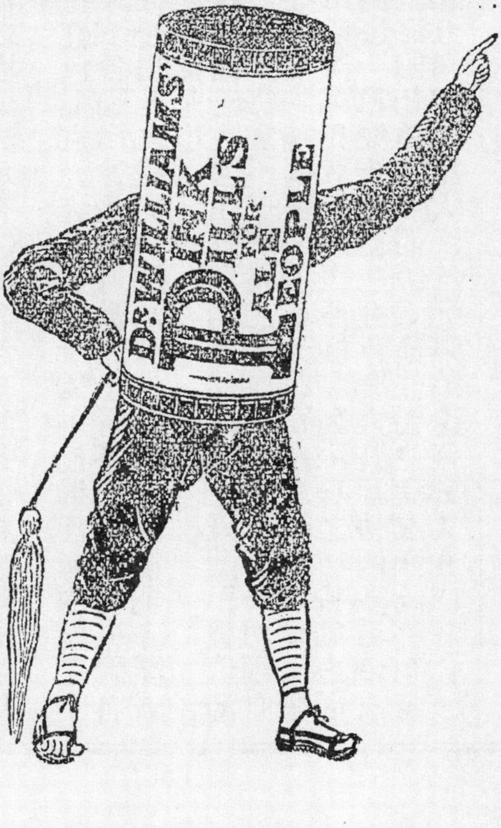

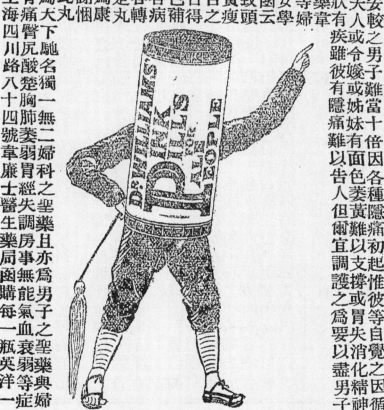

日商 仁壽堂大藥房廣告

●醫療用各種藥品●醫療用各種器械●工業用各種藥品●棉花綳帶材料●閨閣用各種化裝品●代售各種靈藥

敬啓者本大藥房專向日本著名各大廠販運上等原封藥品並寄售仁丹　日月水　中將湯　胃活　靈效丸等著名靈藥茲值交易伊始**特廉價發售以廣招徠**賜顧者請認明牌號庶不致誤此佈

上海虹口吳淞路O字第一五〇號 **仁壽堂大藥房謹啟**

電話第四〇五七番

上海咪吔洋行經售各種良藥

謹啓者本行經理德國柏林哥努爾立德大藥廠各種原質以及藥丸藥片藥水等均備如蒙惠顧請移玉本行或通函接洽均可

○哥那生白濁丸○專治男女五淋白濁此藥屢經萬國醫士深加研究服之不但立能止濁且可益精健體

○信石化路多時○信石一物華人未敢用者因其含有毒質在西醫精於化學而有實行之研究不獨無害於人藉能治人身血氣受虧皮膚不潔筋絡不活等症

○固本壯陽片○此藥片乃德國名醫發明專治湯事不舉精神困倦服之立見奇效亦可開胃潤脾

○檀香白濁丸○此藥丸專治五淋白濁並能開胃益神固精健體屢經考驗其效如神本行實爲欲除此惡症起見非敢云牟利也

○金鷄納霜藥片○本行向在德國柏林製造正牌金鷄納霜藥片已有百餘年精益求精各國諸醫士均共認爲第一之上品其品質之佳妙功效之神速除瘧之靈驗誠衞生之要藥也

上海南四川路咪吔洋行謹識

申報介紹少年進德錄

丁福保君因我國青年尙無修養之書。可爲持躬處世之圭臬。因就各種書籍。掇其言之切於日用者。輯成一書。名曰少年進德錄。由文明書局發行。此書分總論、幼學、孝友、修身、立志、愼獨、改過、刻勵、愼言、勤儉、戒殺、寬和、救濟、讀書、懲忿窒慾、知足、治家、治事、交際、處世、志節、理財、閒適、衛生、貽謀、達觀等二十七章。名言精理。薈萃靡遺。洵有功社會之作也。凡有子弟者。允宜家置一編。

新聞報介紹少年進德錄

昨承文明書局贈少年進德錄兩册。是書爲丁福保君所編。就各種先儒書籍。掇其言之切於日用者。共分二十七章。名言精理。薈萃靡遺。以供少年朝夕省察克治之資。庶幾祛其隱微深痼之病。而養成其高尙偉大之志。誠少年不可不看之書也。　每部大洋六角總發行所上海英大馬路泥城橋西龍飛西間壁三十九號丁福保醫寓

臨牀病理學

丁福保譯述是書有特色九端一論傳染病理述一切傳染病所以致病之理及病原體在人身內之作用二論自家中毒病理述各內臟自生之化學物質若不排泄於外則生中毒症狀三論新陳代謝病理述痛風糖尿病等之原理四論血液病理述貧血白血病等之原理五論泌尿病理述尿量增減之理及各種腎臟病之原理六論循環病理述各種心臟病及脈管所以致病之理七論呼吸病理凡所以發咳嗽咯痰喘息呼吸異常等之原理及打診聽診等之關於肺臟之原理以及所以發肺病鼻腔病氣管枝病肋膜病等之原理皆詳焉八論消化病理凡口腔咽頭食道胃腸肝脾各病之原理皆詳焉如胃腸之何以疼痛何以發運動障礙何以有化學物質之障礙何以來吸收之障礙膽汁入血何以成黃疸腸內細菌發育何以能中毒其原理皆剖析入微有眞確之發明九論神經病理凡所以發各種神經之障礙及脊髓病腦病末梢神經病一切神經症狀之原理皆詳焉每部二元四角〇總發行所上海英大馬路泥城橋西龍飛西間壁三十九號丁福保醫寓〇寄售處上海棋盤街文明書局〇外省買書者書款從郵局匯寄〇郵票不收

近世內科全書

無錫丁福保譯述。共十有一章。第一章血行器疾患。第二章呼吸器疾患。第三章消化器疾患。第四章泌尿器疾患。第五章生殖器疾患。第六章運動器疾患。第七章全身傳染病。第八章血液及脾臟疾患。第九章新陳代謝疾患。第十章神經系統疾患。第十一章中毒篇。後附配合禁忌藥、用量名目比較表、藥物極量表。全書約有二十七萬言。學者驟涉其籓。芒無涯涘。經年累月。不能卒讀。爰竊取韓昌黎提要鉤玄之法。選擇書中吾國最多之疾病一百十六種。在目錄上附刊一黑色之圓點（如●）以爲標記。學者宜先將有標記者。依次研究。先已得其大綱。至處方則共計一千零四十方。皆最新而有特效。此書之原本。爲日本橋本節齋所著。綜諸大家之精論。積千百人之經驗。集其大成。蔚爲巨觀。內科學書中。當以此書爲第一。　每部大洋四元

簡明外科學

無錫萬鈞譯述。首炎症論。次創傷及創傷療法。次創傷傳染病論。次腫瘍論。次麻醉法。次組織離斷法及止血法。次創傷排膿法及組織結合法。次切斷法關節離斷法及切除法。次皮膚皮下結締織之損傷及疾病。次血管之損傷及疾病。次淋巴管之損傷及疾病。次骨之腫瘍及疾病。次關節之損傷及疾病。次筋腱腱鞘黏液囊之疾病。次神經之損傷及疾病。每一病症。必詳述其原因、症候、豫後、療法。學說新穎。治療確實。爲外科學中最簡明而最有價值之書。　每部大洋一元

應用診斷學

是書爲日本下平用彩纂著。無錫萬鈞譯述。共分四章。第一章傳染諸病。計二十九種。第二章侵襲諸病。計四種。第三章中毒諸病。計十八種。第四章器質諸病。計一百二十三種。全書共載病一百七十四種。熟讀之於診病時。不難下精確之診斷。診斷既定。然後可以處方而收對症療法之效果。凡學醫者而欲精於診斷術。則不可不讀此書。　每部大洋四角

民國醫術敎育問題

長沙章遹駿

文明之世首重衛生能以醫術自鳴是爲眞實進化蓋人世最要不外謀人類之幸福而醫術又人類幸福之首需也中國古術失傳治人之術遠遜西國而一般衛生弭病之法尤欠講求人生切已之健康尚不知重遑論其他西人覘國無不首察其全國之心理是否注重衛生力圖醫術之進步職是故也

今當國體變更大政進化首宜圖者厥惟醫術京師大學擬設醫學一科非惟具體從同亦實自强首策所不知者是否人材足用敎授堪資耳吾國外渡學生以種種之關係類多速其年限舉其學而不能精醫術幽微敎授之職決非淺嘗輒止者所能擔負偶有二三高深學士或則重務在躬不能兼籌或則經驗不足尚待研求目前急於興學惟有取材異域暫濟一時計課立程以期久遠庶能確操左券不十年而人才足用矣茲計其道有三

一、聘用名人全權付託令其組織大學羅致敎材期以十年以上之功責以完全美好之任

二、鼓勵私家設學

三、予大學優秀畢業生以西渡之機也

由前之說所當計及者一、聘用名人究以若干年爲合同之期也二、授之權限究竟應否加以限制也三、究以何國語言爲敎授之資也凡此三者皆當詳究之道然一言以蔽之曰用人宜盡其長而令其樂於自奮也中國向日用人不問任何事業無不同犯一病卽用其才而忌其專擅把持也如是則合同年限務求其短辦事權限務求其狹而敎授語言務用華語或以翻譯濟之此皆阻礙進步自敗其成之道也

凡人之擔任一事未有不願終身安之全副精神發揮盡致必期功名成就者初無所謂種族國際之界限存乎其心也此種心理學術愈高者其度愈深不能希望達到目的則惟安其土而樂其俗不肯遠遊然果得竟業成名之機遇則雖遠蹈重洋終身異域亦所不恤而且對於所事必能竭忠盡智以圖完全發達穩健進行熱力精誠直有較直接利害之本主尙過之而無不及者何也願至宏斯力至偉也今中國當此人才不足之際苟能表示至誠號召豪俊寛其年限以竟其功大其權限以盡其智則吾知人才溢額歎切撫髀之士國各有人必將其懇誠効忠民國爭先恐後聯袂偕來發其宏偉之願力以大有造於中國也

然而抉擇用語又須加意也以醫術論現今各國以德最精日本於世界爲後起採用德系以精其術其醫學異常發達駸駸焉日進高深幾駕英美諸國而上之則吾中國宜若以採用德系爲得計矣然採用德系其難有二德語學者人數甚少欲求直接聽講能自了解恐尚乏人此其一及今豫備德語必須投貲甚多久歷年所乃能收得若干之士而默察世界潮流與夫中國今日之地位將來民間學習德語決不如他項國語之盛而政府方專爲豫備醫術學生計須竭若干之力以培植之其費較甚此其二觀此二者德系醫術爲目下不宜採用之最大原因也然則吾人除德系外究宜採用何國系曰惟英系

英國醫術在今之世界較次於德然較優於其他之諸國吾人採用英系則教授醫術目下易得直接聽講之生他年毋須專爲豫備之計此其利之較著者尤有一層關係即英系醫術家多基督教徒德日諸國醫士不無少數基督教徒然相較的少於英國而醫術又實以篤信基督爲最相得醫術本半含慈善性質信基督者最能發揮慈善之性吾不敢謂非基督者皆不能行慈善心也然今之現相一般非基督徒多犯以售醫自富之忌此病者所絕不欲也基督一生以救難治病爲唯一實施之道英原基督

宗教之國習醫術者類能體基督之心行基督之志而不以售醫自富爲心此層於全校學生心理有間接關係即他日畢業後對於社會以行其術之影響亦由此而判其優與劣醫生而以售醫自富爲心其結果非惟於病人有危險且於提倡一般社會之衛生觀念亦有無窮之波感此極其自富之心有不期然而然之理在也

今於此吾人敢下一斷語曰民國而欲圖强也惟有注重醫術民國而欲速謀醫術之發達而穩健也惟有採用英系此吾人對於第一須研究之事也

吾人於醫術與國家之關係陳之既如彼矣然欲令全國人民均享醫術昌明衛生弭病之幸福則不能但恃國家之獨進而尤賴國人之共進也京師大學每年所成就之醫術學生至多不能過千積二十年尚不及萬而吾四萬萬男女國民所需之醫術家以千人得一計尚須四十萬人非待至民國四十年不能令一般人有適當之醫學者爲之保其生命弭其病患而一切舊來積習之汙穢慣性亦無充分有學識之人爲之鼓吹以湔除之此吾人所謂積弱致危之原而目今急宜振作刷新之者然則如之何而後可曰提倡民間之醫術教育使一般人均趨重於衛生觀念此吾人之所以繼大學組織之後亟須研究者也

然醫之爲術非僅讀書千卷歷學數年所能窮其蘊而極其道者必也廣見多聞方能日進無已增進人生幸福也則凡私立醫學亦應一律用英語教授俟畢業後擇其學術優秀資質聰俊者每校一二名與大學優等生同派出洋益以聞見資以磋切俾西人新得之見識理想均能輸入吾國爲吾先導非惟在外者得實地之研究爲回國後活動之豫備在內者亦得耳目之遠及而無故步自封之弊

方今民國初成百端待理人之懷一技挾一能者莫不各竭其思以謀公衆之益某於醫術雖所不習然歷年考察所得不敢不貢之世人以喚起一般人之注意而共期增進人類之幸福焉謹著之於編如此

內傷外感驗舌異同中西合參說

徐樹榮石生

察病之要無踰望聞問切求病之因不外內傷外感夫望爲首要切居殿後故內經明堂篇條分縷晰近攷西書闡明剖解全體之功用目力所不逮者繼之以顯微鏡視其病原菌之所在然後施治投劑輒效較之中醫敏捷而效速非今之中醫僅知診脈而不究望色也今爲醫界增一最捷之模範取西哲之實驗補中學之不足惟在驗舌苔之黃白燥潤察津液之乾溼以別內傷外感假如色黃而濁者爲實可以陷胸瀉心湯

治之。若黃白兼有灰白者。爲虛。宜杏橘蔻桔。黃而厚者。爲實。可攻下之。若黃而薄且光滑者。爲虛。切忌攻下。色絳而乾者。熱傳營也。急宜清潤之。色絳而鮮者。熱入心包也。急宜涼泄之。若黑而多芒刺。則爲腸有燥糞。亟攻下之。然色黑如煙煤。隱隱而光滑者。又爲寒凝於下之症。若色白而薄者。外感風寒也。色白而黃者。內有溼熱也。然必明其部位。自有把握。如舌根屬腎。命門大腸附焉。舌心左屬胃。右屬脾。舌前面中央。又主乎肺。舌尖屬心。胞絡小腸附焉。舌邊左屬肝。右屬膽。而舌尖統屬上焦。舌中統屬中焦。舌根統屬下焦。若白薄爲寒。表邪初感。白而黃膩。已漸入裏。外感內傷。辨在幾微。豈容混淆。然必視其舌苔。白而浮滑。薄苔刮之旋生者。太陽表症也。其舌白嫩滑。刮之明淨者。內傷虛寒也。白厚粉溼滑膩。刮之稍淨。而又積如麪粉裏水狀者。內傷寒溼也。白苔粗澀。有朱點。有罅紋者。其人陰液素虧。悞服辛溫所致。若黃苔乾膠焦燥。全舌布滿。刮之不淨者。裏熱實結也。或舌苔黑如煙煤。乾而燥烈。乃火勢上炎。其人津液已涸極也。至於或黃或絳或灰者。皆黃白二苔之變化也。古書如杜清碧之金鏡。張誕先之舌鑑。各有發明。大半拘執五行五色。坐而言則可。起而行則礙。特將歷年臨症之心得。參以生理之實驗。合而言之。以補切脈之不逮焉。

醫學從女界上進行關係民國强弱有絕大能力說

戚夢齡

嘗聞國强者其民必强國弱者其民必弱縱觀千古橫覽全球從未有其民强而其國弱亦未有其民弱而其國强者國也者積民而成者也國之有民猶身之有四肢五臟筋脈血輪也如四肢已斷五臟已瘵筋脈已傷血輪已涸則其身必不能生存如其民愚陋怯弱渙散溷濁則其國必不能成立以此入其國即知其民觀其民即知其國世界文明各國對於人民身體健全設種種方法而保育之爲行政上之絕大事業即如日本先不過一蕞爾國也昔尙漢醫人民腐敗迨西醫學流入國境民智大啟明治維新以後凡官立公立私立之醫校醫會醫院及普通專門各名目叢如林立僅以東京一方計之不下數十處又組織各種醫學報研究歐美新說精益求精朝有發明暮遍全國有如蛾之向燄蟻之慕羶然民間或力有未逮則由國家撥款以輔助之以醫學先於各種科學又速成師範人材爲海陸軍審判警察學校及市町村等處分別配用一遇鄰境染疫畏之如蛇蝎惡之如寇仇於固有之醫療行政外立增臨時辦法若救大火若堵大川若禦大敵費用國帑多至數十萬金錢而不少吝惜由來民視醫學人人稱慣居然一躍而爲世界上矯矯之强國矣此民强由於重醫學而國强之說也

醫學從女界上進行關係民國強弱有絕大能力說

我中國則不然自視尊大不講衛生幼當襁褓之中未諳保育長及強壯之際妄耗精神日徵逐於聲色貨利之場以養成其貪慾驕淫之性煙霞成癖顛倒晨昏酒肉充腸損傷脾胃卒致體虛血耗骨瘦筋枯生命尚欲保而未能事業則不堪於聞問個人如斯似無足重人人如斯關係匪輕至於醫學則更難言之矣閉關守黑久屬迂拘漢唐以來貶成技術前清道光時代雖西醫學已漸灌輸於中國詎少見多怪人民目為異術醫者視為奇談仍守一孔之見沿述舊說反恃為衣食之源民非病而不延醫醫非金而不治病官吏都不為改良國家亦不思振作愈趨愈下昏昏蒙蒙竟將我四百兆二百六十八萬之同胞以組織成為老大帝國睡獅不醒豆欲剖而瓜欲分矣若非我無數熱血男兒鑄造中華民國作中流之砥柱出大力以回天迄今尚何堪設想耶此民弱由於廢醫學而國弱之說也

人類生活於第三星球中與蜉蝣等耳以數十年有限之光陰研究各種科學者在此立身成名者在此任社會之義務盡國家之天職亦均莫不在此誠有不遑朝夕者矣迺往往有學未成而損害其身體亦有學已成而遽喪失其生命者非獨負國家之培植金錢其陰蝕國力也實匪淺鮮即如河山柱石品學圭璋浩氣貫乎星辰德業揚於

世界自古今來不可多得之士為天地間不可少之人一朝病魔刦將蛻軀殼而走靈魂無論畢生之事業文章萬種之喜怒哀樂一剎那間均飄入清淨虛無之太空隨天末罡風吹落海外縹緲之境人事代謝良可慨也獨惜吾國學步文明程度幼稚乏醫校培養人材缺醫院救濟疾苦少醫會研究學問際此五族共和之時萬象更新之會安能再使我四百兆二百六十八萬同胞又處黑暗之域不知超脫坐以待斃仍遭無辜不白之冤也可乎此國強民強先重醫學之說也

然則醫學將何以灌輸國民也或曰、由於醫界提倡也可乎曰、醫界之提倡無政府之輔助也奈何或曰、由於命令執行也可乎曰、命令之執行民乏醫學之智識也奈何或曰、醫學已成科學將使全國各學堂增一學課也可乎曰、學而行之終不若生而知之之為愈也或曰、請明生而知之之道曰、嗚呼是非先從女界上進行也不可夫長江九曲流必有源高木千尋伐當求本女界非國民之母者乎有天地即有陰陽有陰陽即有男女有男女即有家室有家室即有子孫此萬古一定之理也生而知之之謂何蓋小兒由襁褓以及成童凡哺乳衣服沐浴運動眠食教育攝生疾病等事一舉一動無一不在醫學之中而受其感化久漸則成為慣習矣似此必其母非有醫學之智識也

不可又必其母於未嫁之先實地研究練習也又不可此醫學先從女界上進行之說也

女界之明醫學非但對於嬰兒保育可爲慈母也又非但對於家庭起居之攝生飲食之清潔疾病之看護傳染之豫防可爲賢妻也而且對於婦科之調經胎孕產生諸學身歷其境均經實驗則成爲良醫也嗟夫自黃帝迄今四千餘年醫學日形退化國民綜計四百餘兆女界久著懦柔今欲力挽頹風增尙婦德求國家之進步謀人民之幸福推根本之學問作惟一之方鍼女子明醫學一人自强則一家可以自强一家自强則一族可以自强進而由族而縣由縣而省由省而國不三十年則吾中華民國蒸蒸然隆隆然雄風遠播早在海牙和平會上推爲大盟主矣噫爲今日計女界何以能有醫學智識而實地研究練習乎則以上海中西醫學研究總會中有函授女界新醫學講習社在拼有丁氏醫學叢書在也

太陽病。項背強几几。無汗惡風者。葛根湯主之。(從玉函經惡風下加者字)

此悉如桂枝加葛根湯症。惟前者汗出。此則無汗。異耳。麻黃能感動皮膚。而令發汗。又能感動內腎。而利小便。故與葛根合用。功尤大而力尤猛也。

太陽與陽明合病者。必自下利。葛根湯主之。

太陽指惡寒發熱頭項強痛等證而言。陽明指熱渴目疼鼻乾等證而言。若二者同時均發。則皮膚內腎固已失排泄之功。卽腸胃諸腺亦漸變分泌吸收之力。必自下利。職是故也。葛根湯爲發汗利尿煖胃生津之劑。故於此證甚宜

太陽與陽明合病。不下利但嘔者。葛根加半夏湯主之。

此與前章同意。惟前陷於腸。而此則逆於胃耳。半夏爲祛痰鎮嘔之藥。故卽以之加入前方

按右章之太陽症。均指傷寒而言。學者愼勿悞認。

太陽病桂枝證。醫反下之。利遂不止。脈促者。表未解也。喘而汗出者。葛根黃連黃芩湯主之。

此卽前太陽病下之後。脈促症。惟不現胸滿。而見下利喘汗是已。故非僅用桂枝

去芍藥湯所能取效。然此湯之用葛根甘草。亦未嘗非其遺意也。黃連爲苦味健胃藥。治消化不良腹痛下利最有效力。黃芩有解熱利尿之功。加入合用。則裏症既除。表症亦必自解矣。此章重在表未解句。蓋寒脈不數。今以其脈數而欵至。故知與下後發喘汗出脈遲微之人參四逆湯證大有差異。仲景立證立方之工如此。

右四章一節論表位血之變而辨正病合病壞病也。（血之變指血內含有雜質也。發汗利尿無非爲改良血質而設）

太陽病。頭痛發熱。身疼腰痛。骨節疼痛。惡風無汗而喘者。麻黃湯主之。

身疼腰痛骨節疼痛。爲水氣侵入組織之兆。無汗而喘。則皮膚排泄之機停。肺臟排泄之力疲。由此可知矣。方中麻黃以發汗爲職。杏仁有增肺力殺菌袪痰之功。用桂枝以調血運。加甘草以潤內皮。藥雖四味。而於本證諸象。絲絲入扣。後世用藥。動輒十餘。夫豈仲景立方之意乎。

太陽與陽明合病。喘而胸滿者。不可下。宜麻黃湯。（從宋板刪主之二字）

此胸滿卽胸水也。前言太陽與陽明合病。不利卽嘔。今既嘔利俱無。則胸腔因液

量增多而體自大故覺滿肺爲胸前之臟器同時受其壓迫亦起呼吸之障害是其喘之一原因也用麻黃湯治之水散則諸證解矣

太陽病。十日以去。脈浮細而嗜臥者。外已解也。設胸滿脇痛者。與小柴胡湯。脈但浮者。與麻黃湯。

此章示人辨證之法言太陽在表之病已解却又見脈細嗜臥則是病及少陰雖浮亦非外證當用附子細辛湯類不得用麻黃也設脈細嗜臥乘見胸滿脇痛者則又起肝脾充血證之象故宜用小柴胡湯以疏達之亦不可用發汗之麻黃湯必脈浮而不細則雖見嗜臥却非少陰症雖見胸脇滿亦非少陽證以麻黃湯治之其病自解

右三章一節。論表位水之變。而辨正病合病相似病也。（相似二字原作轉屬今改）

太陽中風。脈浮緊。發熱惡寒。身疼痛。不汗出而煩躁者。大青龍湯主之。若脈微弱。汗出惡風者。不可服。服之則厥逆。筋惕肉瞤。此爲逆也。

此雖云中風而證却與傷寒等惟多煩躁一事而已方中以麻黃湯爲主而加入

桂。枝。去。芍。藥。湯。又。加。入。石。膏。是。一。方。面。使。水。氣。排。泄。於。體。外。一。方。面。使。血。運。興。奮。於。體。中。又。一。方。面。使。血。中。雜。質。分。泌。由。溺。出。故。合。用。而。全。證。可。愈。至。若。脈。見。微。弱。汗。出。惡。風。則。與。本。證。大。殊。醫。者。愼。勿。妄。投。此。劑。

按。利。尿。藥。之。屬。於。植。物。者。能。多。放。水。液。而。不。能。多。放。雜。質。如。麻。黃。之。少。數。成。分。是。也。惟。屬。於。鹽。類。者。方。能。令。血。中。毒。物。由。溺。發。出。如。石。膏。等。是。也。故。凡。患。水。症。宜。服。植。物。劑。患。血。症。宜。服。鹽。類。劑。此。又。利。尿。藥。功。用。之。異。也。

傷寒。脈浮緩。身不疼但重。乍有輕時。無少陰症者。大青龍湯發之。

此。言。傷。寒。之。輕。症。亦。有。用。大。青。龍。湯。法。點。出。無。少。陰。症。者。五。字。以。補。出。前。章。之。大。主。腦。者。字。承。上。文。不。汗。出。而。煩。躁。言。學。者。須。要。認。清。

傷寒。表不解。心下有水氣。乾嘔。發熱而欬。或渴。或利。或噎。或小便不利。少腹滿。或喘者。小青龍湯主之。

云。表。不。解。則。無。汗。惡。寒。身。疼。頭。痛。等。證。必。仍。有。之。云。心。下。有。水。氣。則。已。發。現。胸。水。又。可。知。統。觀。全。症。無。非。皮。膚。腎。肺。及。諸。腺。器。失。其。分。泌。作。用。所。致。方。用。麻。黃。桂。枝。以。達。表。芍。藥。甘。草。以。清。裏。乾。薑。細。辛。以。振。興。腎。腺。之。分。泌。半。夏。五。味。以。調。理。肺。臟。

之排泄使各盡其官能之職則水氣自平諸證由是解矣

傷寒心下有水氣欬而微喘發熱不渴服湯已渴者此寒去欲解也小青龍湯主之

此承前章重申水氣之義其所以服小青龍而反渴者蓋各官能之分泌作用漸有恢復之意非如前之水氣停滯而不通也故仍以小青龍湯主之再散其水氣則愈

右四章一節論水氣急逆證也

以上三節一段論表證而辨水血之治法也

太陽病外證未解脈浮弱者當以汗解宜桂枝湯

此太陽病指中風而言非傷寒也(下一章倣此)外證未解則固桂枝湯之對證矣浮弱卽首段之陽浮陰弱與脈緩同一現象試細味汗解二字具見與發汗迥別不用麻黃而應用桂枝於此自明

太陽病下之微喘者表未解故也桂枝加厚朴杏仁湯主之

前言桂枝誤下其氣上衝者可與桂枝湯此言下之而發微喘知臟器中之孫脈漸有充血貧血之不齊詳究其故蓋因未豫解外於先也方取桂枝湯以解外加

厚朴以平胃調中使孫脈血運皆具均等之狀態杏仁有清肺祛痰之力太陽喘病之對證藥也故亦加入以治其標

太陽病。外證未解者。不可下也。下之爲逆。欲解外者。宜桂枝湯。（從宋板删主之二字）

此與前太陽病外證未解脈浮弱者當以汗解宜桂枝湯相照且見誤下之後邪未陷者仍用此湯以救其誤可也惟已陷之症則當從其變而治之矣與太陽病下之後其氣上衝者可與桂枝湯參看

太陽病。脈浮緊。無汗發熱。身疼痛。八九日不解。表證仍在。此當發其汗。服藥已。微除。其人發煩目瞑。劇者必衄。衄乃解。麻黃湯主之。（所以然者陽氣重故也二句註文也删之）

此太陽病與前三章不同指傷寒言也傷寒八九日而證不解則仍服麻黃湯以發其汗固爲對證之治法矣然亦有服藥而外證微除其人因病期太久經脈之充血過旺一旦開其排泄之道頭部血壓反形微亢神經不舒故發煩也鼻內黏膜甚薄易受血壓之損傷血卽由破痕分利而出是爲衄之現象前言太陽病初服桂枝湯反煩不解者先刺風池風府却與桂枝湯則愈學者須知此衄乃天然

之鍼刺故亦有因衄而解者也其不解者仍宜以麻黃湯主之

傷寒。脈浮緊。不發汗因致衄者。麻黃湯主之。

此承上文而申言之唐容川曰衄之與汗一是從營分解一是從衛分解細味斯言殆所謂深知代償作用之理者矣

傷寒。不大便六七日。頭痛有熱者。未可與承氣湯。其人小便清者。知不在裏仍在表也。當須發汗。若頭痛者必衄。宜桂枝湯。（從玉函經與承氣湯上加未可二字說在精義從外臺秘要其字下加人字）

傷寒至不大便六七日似已傳入於陽明矣雖然六七日而猶有頭痛其熱又非弛張性者則投承氣湯以下之非所宜也此因水分鬱滯於胃使腸內容物硬固過常故觀其人小便清者可知代償之機能猶無恙也便秘安可謂裏病乎治仍發汗以散其表可耳然猶有言之未盡者傷寒發汗固以麻黃爲主方若服藥後而頭痛至衄則汗衄俱見不可更行麻黃矣以桂枝湯治之方爲對證

傷寒。發汗。解半日許。復煩。脈浮數者。可更發汗。宜桂枝湯。（從宋板玉函經削主之二字）

傷寒服麻黃湯以發汗正治也然既汗矣半日而復煩脈且浮數可知汗後表虛麻黃湯不可再也柯韻伯有云凡曰麻黃湯主之者定法也服桂枝湯不解仍與桂枝湯汗解後復發煩更用桂枝湯活法也服麻黃湯復煩可更用桂枝服桂枝湯復煩者不得更用麻黃且麻黃脈證但桂枝可更發汗不可先用桂枝湯發汗此又活法中定法也細玩斯言吾於麻桂二證思過半矣

以上七章一段論歷日仍有桂麻證者

凡病若發汗若吐若下若亡津液陰陽自和者必自愈

用汗劑則能令皮下微血管內多量液質由汗管而蒸發用吐劑則能令胃旁微血管內多量液質由食道而嘔出用下劑則能令腸壁微血管內多量液質由大腸而排去故表實宜汗（表實指皮下血管充血而言）中滿宜吐（中滿指胸部血管充血而言）裏實宜下（裏實指腸部血管充血而言）此診斷上之大凡也若三者誤施則該部之津液亡失（誤汗則皮下血管貧血誤吐則胃旁血管貧血誤下則腸部血管貧血）他部之充血如故（應汗不汗則皮下血管充血如故應吐不吐則胃旁血管充血如故應下不下則腸部血管充血如故）血運不均

右混和。每半時半食匙。

日本藥局方之亞拉毘亞護謨漿。如前所述。爲護謨一分、水五十分之比例。本劑以水三〇、〇。加於亞拉毘亞護謨〇、六中。依(十三)所製之漿劑。加水五〇、〇於其中。移於合劑壜中。再將稀釋之2注入之後。加水五〇、〇於3稀釋之。徐徐注加於合劑壜中。凡濃厚之亞拉毘亞護謨漿。逢過格魯兒鐵液、硼砂則凝固。植物鹽基亦然。故宜注意之。

(十八) 2 的列並油

3 甘硝石精 各一〇、〇

1 骨湃波拔爾撒謨 一五、〇

右一日三回。每回三十滴。

盛1於秤量壜秤之。更秤2而追加之。注入滴瓶中。後加3、混和之。然析出溶解於2之1。是3不能溶解多量之1。惟用時振盪。得爲滴劑而供應用。故宜記用時振盪四字。

(十九) 3 知阿克兒 三、〇

2　安知必林　二、○
1　燐酸古垤乙涅　○、二
4　水　二○○、○
右混和。每食後服用。

依1 2 3之順序。入於合劑壜中。加4混和之。

（二十）1　綿馬越幾斯　五、○
2　水　一五○、○
右混和。每二時一食匙。

如上所述。依的兒製越幾斯。不溶於水。故先將1秤取於巴刺賓紙上。入於有口乳鉢中。與同量之亞拉毘亞護謨末研磨之。充分密和。徐加賦形水（卽2）混和之。移於合劑壜中。

（二十一）1　重炭酸曹達　三、○
2　加斯加刺撒克刺答流動越幾斯　二、○
3　水　一○○、○

秤取1。入於合劑壜中。注加3使溶解之。再秤取2。徐徐移於合劑壜中混和之。

右混和。一日三回。與以二日分。

(二十二)　1　抱水格魯拉爾　二、〇

3　橙皮舍利別　一〇、〇

2　水　一五〇、〇

右臨臥二食匙。

依1 2 3之順次。入於合劑壜中混和之。

(二十三)　3　肝油　五〇、〇

1　沃度　〇、一

2　沃度加里　〇、五

右朝夕一茶匙。

秤取1於時計玻璃上。入於乳鉢中。加2與水一、〇研和溶解之。後加少許之3而研和之。

(二十四)　1　精製樟腦　一、〇

2　依的兒　一五、〇
3　阿片丁幾　三、〇
右每半時十滴。

樟腦雖溶解於依的兒中。然不能與阿片丁幾混和。蓋阿片丁幾中含有多量之水故也。惟阿片中之莫兒比涅。不溶於依的兒。故不能爲滴劑。當此之時。宜說明理由。以酒精代依的兒。攷其差異與否而後供服用。

（二十五）　1　非沃斯越幾斯　〇、五
3　貌羅謨加僧謨　五、〇
2　水　二〇〇、〇
右一日三回。二日分服。

植物鹽基之溶液。由金屬鹽類之多量而沈澱。本劑秤取1於巴刺賓紙上。以篦移於乳棒之前端。加少量之3而研和之。更注加2之半量。移於合劑壜。後溶解3於2之殘液中。

（二十六）　1　非沃斯越幾斯　一、〇

3 重炭酸曹達　五、〇
4 苦味丁幾　四、〇
2 水　一五〇、〇
右混合。
做(二十五)法。後加4。

(二十七)

3 重炭酸曹達　六、〇
1 莨菪越幾斯　〇、一
4 薄荷油　一滴
2 水　二〇〇、〇
右一日三回二日分服。
做(二十五)法而調製之後加4。

(二十八)

1 印度大麻丁幾　〇、二
2 莨菪丁幾　三、〇
3 橙皮舍利別　一五、〇

4 水　一八〇、〇

右一日三回二日分服。

研和1 2 3於乳鉢中。移於合劑壜中。加4強振盪之。若急加1於4中。則析出樹脂。而呈不潔之團塊。

（二十九）

1 阿片安息香丁幾　八、〇

2 杏仁水　一五、〇

3 水　二〇〇、〇

右一日三回二日分服。

注入2 3於合劑壜。振盪之。且滴加1而混和之。

（三十）

2 硫酸鎂　一〇、〇

1 密兒拉丁幾　四、〇

4 薄荷水　一〇、〇

3 單舍利別　一〇、〇

5 水　一〇〇、〇

右一日三回分服。

傚（二十八）法。

（三十一）

1	重酒石酸加僧謨	二〇、〇
2	硝酸加僧謨	八、〇
3	番木鼈越幾斯	〇、二
4	單舍利別	二〇、〇
5	水	一五〇、〇

右混和。一日三回。一回二食匙。振盪服用。

研和1 2於乳鉢中。入於合劑壜。再研磨3於乳鉢中。加4 5於其中而溶解之。移於合劑壜。振盪混和之。即振盪合劑。

（三十二）

1	石松子	六、〇
3	水	六〇、〇
2	橙皮舍利別	一〇、〇

右每二時一茶匙。臨用時振盪。

研和1 2於乳鉢中。均等溼潤之後。加3之半量而混和之。移於合劑壜。再加殘餘之3於前液中。若無舍利別之配伍。則用熱湯。

（三十三）

1	精製硫黃	三、〇
2	硫酸鎂	一〇、〇
3	稀鹽酸	一、〇
4	大黃舍利別	一五、〇
5	水	一〇〇、〇

右一日三回分服。與以二日分。

以1 2 3 4秤取於乳鉢中研和之。加半量之5。更研和之。移於合劑壜中。後將殘餘之水。合於前液中。

（三十四）

1	次硝酸蒼鉛	三、〇
2	番木鼈丁幾	〇、五
3	橙皮舍利別	一〇、〇
4	水	一〇〇、〇

催眠劑之研究

馬夢樵

催眠劑中自古使用者爲抱水格魯拉兒。現今猶多用之。爲無色透明可溶性結晶。有腐蝕性苦味與刺戟性臭氣。故可加薄荷水及舍利別類而用之。用量頓服〇、五乃至一、〇。(極量二、〇、一日極量六、〇)又用於灌腸之際。以二、〇乃至三、〇。與護謨漿一〇、〇、水二〇、〇而使用之。內服後三十分乃至一時間而起催眠。其睡眠得持續於六時間乃至八時間。於種種不眠症均有效。本劑之缺點。惟醒覺後有多少之頭重。持長之則成習慣性。不使用多量則不奏效。往往來消化障礙。侵襲心臟並血管運動神經中樞。使血壓下降。故有心臟瓣膜障礙、動脈硬化等心臟及血障之疾患者忌用。持長之後。往往呈中毒症狀。(酩酊狀態、脈搏頻數、發熱、發疹、浮腫等) 屬於抱水格魯拉兒之系統。而不侵襲心臟者。有格魯拉兒福爾馬米度。爲無臭而僅有苦味之結晶。溶解於二十分之水。用量一、〇至二、〇乃至三、〇。(一回之極量四、〇、一日極量八、〇)其效果殆與抱水格魯拉兒等。而效力稍弱。然本劑有使心臟及血管興奮之作用。得使用於結核、心臟病、神經病並因疼痛而起之不眠症。然大量持長時。不免有副作用(頭痛、眩暈、惡心、嘔吐等)篤爾密亞兒亦屬此系統。爲水樣透明之液體。有薄荷樣臭與灼熱樣味。副作用亦甚少。其效力比於他之催眠劑爲弱。內科的疾患。惟適於官能性神經病等不眠症。服後三十分乃至一時間而起催眠。得六時間乃至七時間之持續睡眠。疼痛劇烈者及興奮强度者。不甚奏效。用量○、五乃至一、○。（使用三、○乃至四、○以上、則有危險）因有不快之味。可入於膠囊而用之。

依沙布拉兒亦屬之。爲揮發性結晶。有樟腦樣臭氣與燒灼樣味。其效力强。服用後二十分乃至三十分時卽起催眠。其催眠之迅速。爲其所長。得七時間至十時間之持續、用量一回○、三至○、五乃至一、○。（使用二、○則危險）內服外適於灌腸及塗擦。（溶解於油及酒精）以催眠力强。適於因强度疼痛及興奮之不眠症。然與抱水格魯拉兒同有障礙血行器之故。不可使用於有心臟疾患者。其副作用則有胃腸障礙、頭內昏憒、四肢倦怠等。

抱水亞密倫者。較抱水格魯拉兒毒性少。不侵心臟。奏效迅速而確實。是其所長。其催眠力較抱水格魯拉兒弱。本劑之二、○。敵其一、○。透明無色。爲有依的兒樣臭與燒灼樣味之揮發性液體。故內服外用。於灌腸最適當。用量一回一、○至二、○至三、○。（極量四、○、一日之極量八、○）入於膠囊或混於赤酒而用之。服用後三十分時卽起催眠。得六時間乃至八時間之持續。本劑使用於神經衰弱、傳染病、酒精中毒、莫比中毒、貧血並精神病之不眠症頗效。多量持長之。則不免有副作用。（頭痛、眩暈、嘔氣、昏憒、胃腸障礙等）

近時除去抱水亞密倫不快味之製劑。有阿撲那兒者。其效力稍強。（用量〇、五乃至一、〇）

屬此系統者。猶有如左之製劑。

格魯拉兒依米度（粉末用量〇、五乃至一、〇）

威海拉兒（粉末用量〇、五至一、〇乃至一、五）

格魯拉兒攝（粉末用量〇、二乃至〇、五）

希普那兒（粉末用量一、〇乃至二、〇緩和之催眠劑）

蒲企兒希普那兒（同上）

希普儂（液體用量〇、二乃至〇、五一回極量〇、五）

抱水蒲洛馬兒（粉末用量〇、〇五乃至〇、五強催眠劑有血行器障礙）

格累洛童（粉末用量〇、三至〇、五乃至一、〇）

含有造鹽素之催眠劑。爲一般緩和之品。有諸依洛那兒、阿特林、臭素拉兒等。諸依洛那兒。爲白色結晶性粉末。有刺戟性苦味與薄荷樣臭。含有四一%之臭素。副作用甚少。於咳嗽輕度之疼痛、神經痛神經衰弱等之不眠症最適宜。於興奮强度之精神病及疼痛劇烈之不眠症。則不奏效者多。其催眠力位於篤利亞那兒與物愛洛那兒之中間。用量〇、五至〇、七至一、〇乃至一、五。於三十分乃至一時間而睡眠。得七八時之持續。服用後數十分時而覺眩暈者甚稀。殆無見於强催眠劑之副作用。持長之則不無頭痛、眩暈、頭內昏憒、嘔氣等。

諸依洛那兒與安知歇貌林之合劑。則有所謂諸依洛歇貌林者。於輕度不眠症外。皆不奏效。

阿特林者。其成分類似諸依洛那兒。其效力亦殆與之等。爲白色無臭僅有苦味之結晶性粉末。用量〇、五乃至一、〇。適於內科的疾患之不眠症。不侵襲心臟。故因心臟疾患之不眠症。亦可使用。應用之際。三十分乃至一時間而起催眠。持續睡眠六時間乃至八時間。强度之不眠症。不使用多量。則不奏效。副作用亦甚少。阿特林及諸依洛那兒。使用〇、五乃至一、〇之一日量。則得良好之睡眠。

臭素拉兒。亦爲緩和之催眠劑。爲僅有苦味與纈草樣臭之結晶性粉末也。適於因白血病、結核初期、脊髓癆、氣管支加答兒、心臟疾患、神經衰弱等之不眠症。如精神病之強度不眠症。奏效殊少。惟於熱病性譫妄頗爲適宜。用量〇、三至〇、六乃至一、〇。

爲阿爾克依兒屬之催眠劑而多使用之者。有斯爾仿那兒、篤利亞那兒等。

斯爾仿那兒。爲無色無臭無味之結晶性粉末。不溶解於水。用量一回〇、五至一、〇。(極量二、〇、一日極量四、〇)服用後三十分乃至二時間而睡眠。持續於五時間至八時間。本劑保持催眠之作用。勝於強請催眠。凡因疼痛、咳嗽等之不眠症。於藥用量障礙血行器及呼吸器雖少。然遇有心臟病者。終須避之。其缺點在於消化器障礙。與後作用之多。後作用者。卽次日之疲勞、倦怠昏憒等是也。持長之則往往有中毒症狀。(耳鳴、不快、嘔吐、下痢、步行不確實、赤色尿等)故有便秘症者須避之。

篤利亞那兒。爲無臭而有苦味之結晶性粉末。無斯爾仿那兒之缺點。較之易溶於水。故奏效迅速。其催眠力較抱水格魯拉兒弱。用量〇、五至一、〇乃至二、〇。(一回極量二、〇、一日極量四、〇)催眠起於三十分乃至一時間後。(往往二一時)得六時間乃至八時間之持續。於強劇之興奮狀態及譫妄狀態不奏效。後作用雖少。往往有血壓下降、胃腸障礙等中毒等症狀。（失調、震顫、血尿等）惟見於持長之地。
其他屬於此者有台托洛那兒（粉末用量○、五至一、○乃至二、○）
尿素誘導體之催眠劑者。一般之催眠力強有威洛那兒、美旣那兒等。
威洛那兒爲無色無臭苦味之結晶性粉末。不溶解於水。其催眠力較抱水格魯拉兒強。輕度之不眠症。用○、三至○、五卽奏效。強度之不眠症用○、七至一、○。於精神病之不眠症頗佳。催眠自服後三十分至一時間而起。有七時間至八時間之持續。效力較確實。於藥用量不侵心臟及呼吸器。且持長之。惟多量使用時。有副作用。（頭內昏懵、頭重、眩暈）中毒症狀。雖有嗜眠、昏懵、譫語、步行蹣跚、皮膚發疹、血尿及減尿症等。然不危險。此際直廢絕本劑。則易於消失。以其味不快。可與赤酒、咖啡等共用之。
美旣那兒（威洛那兒那篤僧）者。除去威洛那兒難溶解性之缺點。故易於吸收。從而副作用亦大少。頗適於灌腸及注射。（二〇%溶液）威洛那兒之含量九五%。其效果同而較勝。用量亦同。
最近威洛那兒誘導體。有路密那兒製出。效力甚強。其○、三敵威洛那兒○、五。爲現今催眠劑中最強之催眠劑。從而副作用亦比威洛那兒爲多。用○、二尚無何等副作用用○、三則每起頭痛頭重眩暈嘔氣等。於精神病興奮狀態之不眠症最適當。
爲白色結晶性粉末而有苦味。用量○、二至○、三乃至○、五。（有時可至一、○）
烏累他恩亦屬之。無色無臭僅有苦味之結晶性粉末也。爲可溶性。其效力弱。適於輕度之不眠症。於血行器及呼吸器無影響。故得用於有心臟疾患者。是其所長。灌腸用三○%溶液。用量一、○乃至三、○。（極量四、○、一日極量六、○）
海篤那兒者爲有芳香性臭味之白色結晶性粉末。副作用少。其效力不强。（於一、○以下有不奏效者）服用後三十分至一時間而起催眠。得六時間與七時間之持續。用量○、五至一、○乃至二、○。屬此系統者猶有左劑。
屋依福林（粉末用量○、五乃至一、○）
乍謨那兒（溶液用量一、○乃至二、○）
烏拉林（粉末用量一、○乃至二、○）
威洛那兒與古垤乙涅之合劑古垤諾兒（錠劑用量二錠乃至三錠）
類似威洛那兒者。有普洛派那兒。
普洛派那兒爲白色有苦味之結晶性粉末。易溶於亞爾加里。故於腸容易吸收。催眠之起。較威洛那兒早。服用後三十分乃至四十五分時間即睡眠。有七時間之持續。於心臟及腎臟無障礙。起副作用及中毒者甚稀。故精神病並神經病之不眠症外。於結核、癌、心臟瓣膜病、膀胱加答兒關節炎等之不眠症。頗爲適用。其催眠雖云强於威洛那兒。然實未必。用量〇、二至〇、三乃至〇、五。(極量一、〇) 其〇、三乃至〇、六敵於抱水亞密倫三、〇。灌腸亦頗適當。

含有阿爾台希特之催眠劑中。有派拉阿爾台希特。爲無色透明之液體。有燒灼樣味。服後呼吸有不快之臭氣。危險較少。入於膠囊、或加於赤酒、舍利別等用之。睡眠起於三十分前後。得七時間之持續。用量〇、五至一、〇乃至二、〇。(極量五、〇) 亦可用於灌腸(油乳劑)及坐藥(二〇%巴拉寧坐藥)。適用於種種不眠症。

近有烏累阿布洛明、阿洛依篤林等。烏累阿布洛明爲臭素加里尿素。一日量二、〇至三、〇。阿洛依篤林爲加兒巴明酸依斯脫。用量〇、五至一、〇。副作用均少。

凡催眠劑對於不眠症。一藥持長時。易起習慣性。故時時交換之爲要。猶須從少量漸次增量。若起中毒症狀時。直中止之。則數日間即消失。(中毒重者、行對症療法爲要)又併用二種之催眠劑者。則其效力亦强。

新流行症述略

王拙存

近來發現一種極險重之流行症。患此者十亡八九。卽俗所謂瘧疾變傷寒是也。以中醫法治。不外清暑利溼發汗通便之劑。然投輒無效。至於熱甚而死者比比焉。非醫家之不盡心力也。亦非藥方之不合病情也。特未知暑溼痰食之外。其病人血輪中。又有一種極凶惡極猛烈之病蟲在焉。謂予不信。請舉賤兒强松之病爲證。强松年十六歲。在東吳學堂中學科肄業。暑假後。患間日瘧數番。予爲開普通方。令服煎劑。兼服金雞納丸。瘧乃止。旋因貪涼冒風。復有寒熱欬嗽。再予宣解之劑。熱退欬止。惟舌苔未淨。尙在服藥清理。詎至上月二十九日。午餐尙啖飯一碗半。午後忽又閉汗發熱。至三十日。熱不解亦不壯。向晚熱度漸高。至夜十二時。竟升至一百零五度。病人神亂語錯。目竄肢搐。厥象至矣。一時藥力無濟。急用冷水手巾蓋額及揩擦其胸前兩腕脈際。厥勢定而熱不少減。及晨急延柏樂文師商量治法。柏師謂病係瘧根。恐有瘧蟲作祟。非驗血不可。因再商請李詠和師至。刺耳下血驗之。果有無數瘧蟲在內。於是令先服瀉丸以泄熱去滯。繼乃用重量金雞納丸。按時屢服。是日共服至六十林士日中天氣酷熱。險象環生。外用冰袋。內服藥丸。直至下半夜。熱度始降至一百零一度。仍絡續進丸。今已

新流行症述略　二

大愈。回思前日危險情形。令人心悸。且連日來聞有與賤兒之症相似者。十中難得一生。思有以濟危急而開覺路。因請柏李二師將瘧病之根原、病蟲之殺人及瘧病驗血法、治療法、豫防法。大略指示。鄙人述之如下。

瘧病之根原　瘧病流行。東方各國。較盛於西土。查其致瘧之由。蓋有一種蚊蟲爲之媒介。此蚊直嘴、長脚、尖尾。即水中打拳蟲所化。蚊以喙刺病人之膚。吸取血液。留一種無色活動毒涎在頸。再刺他人肌膚。先吐其毒涎入血。而瘧蟲之種子佈焉。子長養發皇時間。以種類而各異。其破壞血輪。致人寒熱交作則一。迨熱退而子又竄匿新血輪中矣。據醫書云。瘧蟲種類。有五百餘種之多。而大要約分四種。一種每七十二小時一發。即三陰瘧也。一種每四十八小時一發。即間日瘧也。一種每二十四小時一發。即日瘧也。更有一種瘧蟲。發時病人不甚形寒。熱退亦不淨盡。其重者發熱高至一百零六七度。多致不救。如近今流行之連熱不解。疑變傷寒者。即此種瘧蟲所致。其爲凶惡猛烈可知。直與鼠疫由跳蚤而傳染。霍亂因蒼蠅而飛禍。同一危險也。

病蟲之殺人　瘧蟲種子。依賴人類動物之血而生活。入血後。能將血輪之血色。收附其本體。團結成一赤點。然後再散爲無數小黑點。而全血輪於是破壞無遺矣。其黑點星散。毒質流佈。卽爲病人狂熱之時。亦有將血輪破作半月形。而漸漸散成帶形者。總之蟲之種子不滅。而紅血輪日以破壞。卽不發爲急性極重之熱症而死。而淹纏日久。紅血輪愈少。則白血輪益多。必致脾腫、肝脹。成爲瘧母。迨瘧塊壓迫血管。血液不能流通。遂成蠱脹。蘇地鄉農病瘧塊瘧蠱者甚多。而不知皆瘧蟲之遺患深也。

瘧病驗血法　以鍼刺耳下垂處。不論左右耳。刺後擠血少許。置玻璃片上。用顯微鏡照之。其蟲形立見。或玻璃片上之血已乾。用顏色水罩洗。入鏡窺之。蟲形尤顯。惟刺取病人之血時候。亦有區別。凡瘧每七十二小時一發者。宜於未發作前八小時至十六小時取驗。每四十八小時一發者。宜於未發作前六小時至八小時取驗。每二十四小時一發者。宜於未發作前四小時取驗。若疑似傷寒之瘧疾。則其人血內病蟲蕃衍。可隨時取驗而得。蓋藉顯微鏡之力。可以探明種種病原。而醫家得此實據。用藥益有把握矣。

瘧病治療法　金雞納霜。爲天生專治瘧病靈藥。舍此別無可以撲滅瘧蟲者。惟用藥分量服數之間。當審其病之緩急輕重而出入增減之。獨至連熱不寒之瘧。其蟲孳生血內。具抵抗力甚大。非重量多服。不足以制蟲之死命。若患者熱度過高。宜先服亞西炭尼利、庵提牌認等退熱藥。或有食阻者。用迦路米丸先下之。外用冰袋、冷水手巾按額揩脈。俟熱度稍平。即當猛進金雞納丸。每二小時服重五林士無糖衣者兩丸。服過三四次後。再察其熱度之高下。斟酌續進。必服至血內瘧蟲。消滅無遺。方可停止。若病情危急。服藥丸不受。可用金雞納霜十林士化水。入皮膚鍼注射。尤能直達病所。收效更速。

瘧病豫防法．瘧病由蚊蟲傳佈。蚊蟲多生於水。民家須將水缸蓋好。水中有打拳蟲。設法去之。或養魚數尾。蟲可食盡。近處有潭積水。宜澆洋油以淹滅水中之蟲。減少蚊蟲。卽可減少瘧病。尋常無病之人。每一星期服金雞納霜一二次。卽有蚊刺毒涎初傳入血。一遇此藥性質。便可消患於無形。第蚊與蚤蠅。同為害人生命之蟲。驅除不力。禍常發於隱微。可不懼哉。

家庭診斷學

無錫萬寶書伯英編輯

腸窒扶斯（博醫會譯作癥症又名腸熱症舊譯作肚腸熱症又作小腸壞熱症古名傷寒一作泰裴士熱吳又可謂之瘟疫）

腸窒扶斯者。先發頭重、身倦、不思食物、不欲睡眠等之前驅症。由是惡寒發稽留熱。（自三十九度至四十度）其熱逐日增高。顏面潮紅。大渴索飲。尿量減少。唇皮乾燥。骨痛脾腫。於一週之終。腹部發薔薇疹。且膨滿。盲腸部雷鳴。或便秘。或下痢。不眠不食。兩耳重聽。意識昏憒。時發譫語。或撮空摸牀。或狀態發狂。脈數與熱度之比例。較爲減少。血液有偉大耳氏凝集反應。病之經過。約須四候。（七日爲一候）或在四候之內。虛脫而死。或在四候之末。漸次復元。其第一候。舌被厚苔。第二候。舌乾燥而震顫。被煤灰色之苔。第三候。舌苔脫落而呈紅色。

格魯布性肺炎（或纖維素性肺炎）

格魯布性肺炎者。其前驅症似腸窒扶斯。其後則軀體戰慄。發高熱不退。胸部刺痛。呼吸困難。咳嗽、咯痰。痰中混有血液。爲鐵鏽色而甚黏稠。其脈數、譫語、不眠、不安、不食。亦似腸窒扶斯。至一候之末。忽發大汗而退熱。此症共分三期。其第一期曰充血期。打診時呈鼓音。聽診時聞捻髮音。其第二期曰變肝期。因第一期之炎性滲出物。凝結而如肝臟。打診時呈濁音。聽診時聞氣管枝音。而聲音之震盪旺盛。其第三期曰融解期。因第二期之凝結物。融解而吸收也。

流行性感冒 博醫會譯作瘴症舊譯作傷風時症一名寒冒古名天行中風又有流行性加答兒流行風等名

流行性感冒者。卒然惡寒或寒戰發熱頭痛劇甚。身體倦怠。食思缺乏。起結膜、鼻咽頭、喉頭、及氣管枝加答兒。又有發嘔吐或吐瀉食慾缺亡。頭痛等者。又有訴頭痛劇甚。眩暈、重聽脊痛薦骨痛眼痛四肢痛者。又往往併發肝炎肋膜炎、心內膜炎中耳炎、皮膚疹等。其豫後或良或不良。

猩紅熱 博醫會譯作紅熱症又作瘀症舊譯作疹子熱症又名痧子又名花紅熱症又名疫毒症又名丹痧又名細小痧古時又有癮疹風疹風瘖等名

猩紅熱者。以惡寒戰慄而起。體溫昇騰。至三十九度以上。惡心嘔吐。全身倦怠。心悸亢進。脈搏頻速。發軟口蓋及咽頭炎。頭痛。嘔吐。或痙攣。呈腦膜炎之症狀。經一二日而發疹。始於頸部或胸部。終及於全身。唯頤部無之。點點如米粒大。密叢而色鮮紅。有時疹中含有漿液或膿汁。發疹後三四日而褪色。體溫下降。表皮剝脫而愈。舌初被白色之苔。至第四五日。舌呈赤色。稱爲覆盆子舌。脾臟稍腫大。或有併發腎炎、心內膜炎、胸膜炎實扶的里、關節炎、中耳炎、水腫等、其豫後不一定。唯輕症概良。

風疹（舊譯作輕痳博醫會譯作猎熱症又名猎症又名德國疹症又名時行玫瑰紅症）

風疹者。以惡寒戰慄而起。體溫上昇。至三十八九度。發輕度之口峽炎、結膜炎、鼻加答兒。發疹始於顏面、頸部、漸及於全身。一二日卽消滅。較痲疹爲輕。其豫後常良。

痲疹（博醫會譯作疹熱症又名疹症痲熱症舊譯作痲子熱症又名時痧疱狀血斑狀湊合痲疹證治準繩曰北人謂之糠瘡南人謂之麩瘡吳人謂之痧越人謂之猎聖惠方謂之赤瘡子全幼心鑑謂之痲子此外又有赤疹赤斑瘡騷疹糠疹等名）

痲疹者。以惡寒戰慄而起。體溫上昇。至三十八九度。結膜充血、羞明、流淚。咳嗽、聲嗄、流涕。至第三四日。體溫更昇騰。咽喉黏膜發赤。發疹始於顏面、漸次及於頸、軀幹、四肢。點點如豌豆大。色暗赤。微隆起。有判然之界限。諸症更盛。經一二日而體溫下降。皮膚褪色。諸症漸輕快。皮膚剝脫。約十餘日而治愈。其豫後概良。

實扶的里（博醫會譯作疨症又名假皮症舊譯作時疫白喉又名喉嚨發炎生假皮又名假白皮或假皮症又名義膜性咽頭炎卽鎖喉風又有馬脾風喉風爛喉痧喉風急症等名）

實扶的里者。其發病之始。起發熱。倦怠。食慾不進。及咽下困難等。凡小兒罹病。猝起種種之全身症候者。皆當注意檢視其咽頭。不可忽也。

檢視實扶的里者之咽頭。其扁桃腺紅腫。有白色之斑點或線紋。其後乃生灰白色之義膜。咽頭疼痛。談話、嚥物、及輕動頭部之時。其痛愈甚。口黏液之分泌物增加。患者屢屢咽下唾液。其聲音異於平時。顎下之淋巴腺腫起。

三四日之中。灰白色之義膜。全被覆扁桃腺。而更延及其後方。

咽頭被病毒侵害者。其在輕症。惟現通常之加答兒症狀。若爲重症。則咽頭陷於壞疽。更甚者則腐敗起敗血症而死。

本病初期之熱。爲三十八度乃至四十度。一二日之後。略略低下。而尋又昇騰。輕症者。其體溫漸次下降。重症則於死亡之前。有昇至四十一度以上者。亦有於死前而體溫驟低者。又有惡性之實扶的里。殆如無熱者。

本病不惟侵犯氣管之上部。氣管枝亦往往受害。循環器亦受障礙。以致起心臟痲痺者有之。又口蓋及其他部分。亦有發起痲痺者。

咽頭之實扶的里。若蔓延於鼻。則鼻黏膜發腫。以滲出之物。致鼻道窒塞。開口而呼吸。鼾聲頗高。其後則流血性腐敗性之鼻汁。

實扶的里蔓延於喉頭時。其始起通常之喉頭加答兒症狀。而聲音嘶嗄。咳嗽屢作。漸漸喉頭狹小。爲類似犬吠之咳嗽。吸氣延長。而帶一種之音。呼吸困難。吸氣時。胸部之下部及上腹部陷沒。皮膚靑色。遂至昏睡而死。病毒之蔓延。若更逾於喉頭。則此窒息之症狀尤劇。

質扶的里。昔時視爲非常可恐之病症。凡罹此症之小兒。百人中約死五十人乃至七十人以上。而自有質扶的里血淸發現。則死亡之數大減。在流行時。其病有輕重之別。其蔓延之區域。咽頭被侵害甚劇者。皆頗危險。年齡愈少。其危險愈甚。虛弱者之豫後亦惡。

百斯篤（博醫會譯作櫥疫舊譯作黑瘟疫又名鼠疫一名黑死病吾國舊時有癧子痒子等名又作核子瘟）

百斯篤者。其初起陡若感冒症狀。關節肩胛倦怠。頭痛眩暈。惡心嘔吐。惡寒戰慄。脈搏軟弱。次發四十度至四十一度以上之高熱。或則身戰神昏。或則神志仍淸。或又起臥不甯。直欲狂奔。病象不一。

百斯篤病形。今分三種。曰腺百斯篤。曰肺百斯篤。曰皮膚百斯篤。最夥者爲腺百斯篤。最險者爲肺百斯篤。而皮膚百斯篤較少。且每容易經過。至於眼百斯篤。腸百斯篤。絕罕見。然若有之。亦殊危劇。

（一）腺百斯篤。多以突然戰慄發高熱而始。小兒以屢屢痙攣而始。全身若負重患。

神情昏濁隨之。因發熱。或前後一部之腺腫脹。疼痛漸漸腫大。潮紅灼熱。疼痛愈烈。呈非常苦痛之色。呻吟不絕。遂起極劇之病變以死。

（二）肺百斯篤。以尋常肺炎之徵兆而始。旋至惡寒、戰慄、高熱、頭痛、眩暈、嘔吐等。起結膜炎。容顏苦悶。言語重舌。胸部有逼隘之感。並有胸痛。繼而咳嗽頻增。帶哮聲。排出多量之痰。咯痰初爲有泡沫之黏液狀。遽帶黃紅色。漸漸暗紅色。又往往咯出多量之純血。更進而呼吸頻數。脈搏細小軟弱。顏面及皮膚呈高度之紫赤色。四肢厥冷。胸內苦悶。呼吸促迫。意識昏朦。遂由心臟痲痺而斃。

（三）皮膚百斯篤。本有百斯篤膿疱。或百斯篤癰之名。最初皮膚之表面。生有點狀之發赤隆起。次變膿疱。漸見膿色溷濁。或崩潰。或結痂。傳播於周圍。而形成數多膿疱。或由周圍水脈管。犯附近之水脈腺。而爲腺百斯篤。爲肺百斯篤。或爲敗血症以斃。

（四）眼百斯篤。蓋基因於百斯篤菌之侵入眼內者。最初起急性之眼結膜炎。漸成膿漏。自眼瞼及顏面之腫脹。致全球之腫脹。遂爲頸部之腺百斯篤。傳播全身以死。

（五）變形百斯篤。一曰電擊百斯篤。其性極急劇。由最高之發熱。數時間卽斃。一曰逍遙百斯篤。由輕度之發熱。唯略覺腺腫。經過而愈。此症雖微。豫防更不可忽。其他肺百斯篤。有不咳嗽者。有吐血多量而斃者。腺百斯篤。有腺腫不著明。而成敗血症而斃者。

虎列刺

（博醫會譯作癨又作亞西亞癨又作癨亂症舊譯作亞西亞霍亂一名眞霍亂一名霍亂吐瀉又名猝腸痧瘟疫論謂之瓜瓤瘟醫林改錯謂之瘟毒痢俗名弔脚痧霍亂轉筋又有暴瀉卒霍亂）

虎列刺者。初起水瀉數次。糞便漸呈米泔汁色。又吐同樣之液。皮膚青色。四肢厥冷。眼球陷沒。腓腸痙攣及壓痛。脈搏細數。聲音嘶嗄。尿量減少。或全閉止。皮膚無緊張力。若輕症則吐漸止。尿量增加。其餘諸症輕快。然往往至第五六日。發虎列刺性類似腸窒扶斯。患者無慾譫語。而起嘔吐。尿量再減少。體溫昇騰。舌乾燥。至陷於昏睡。其豫後不良。

赤痢

（博醫會譯作稚痢症舊譯作痢疾素問謂之腸澼難經謂之火瘕泄傷寒論謂之便膿血金匱謂之下痢千金方謂之久痢熱毒痢范汪方謂之天行痢赤水玄珠謂之疫毒痢本草綱目謂之痞痢三因方謂之風痢秘方集驗謂之疫痢禁痢又有冷痢）

赤痢者。一日間下痢之次數極多。每次之糞量極少。糞中混有血液。或爲純血。帶腐肉之臭氣。腹痛雷鳴。裏急後重。左腸骨窩稍硬。覺壓痛。口渴。脈細數。食思缺乏。間有發熱。

嘔、吐、昏睡、譫語者。

破傷風

博醫會譯作痙又名牙關緊閉症一名強直症一名的多尼斯又名痙又名發痙古名痙病又名強直痙攣又名咀嚼筋痙攣口噤驚風搐等

破傷風者。初起時不眠不安。咀嚼筋有疼痛及強直之感。繼發強直性筋肉痙攣。牙關緊急。眼瞼半開。項部強直。角弓反張。呼吸困難。腹部陷沒如舟狀。四肢伸展。或為強直性屈曲。遇輕微之動搖。些少之刺戟。而即引起發作。收縮之筋肉劇痛。發汗。排尿困難。體溫達於四十度或四十度以上。皮膚知覺與腱反射。皆大異。其豫後概不良。然輕症能全治。

痘瘡

痘瘡博醫會譯作痘症舊譯作痘熱症又名天花熱症俗名生痘又作天然痘或天行痘肘後方謂之虜瘡病源候論千金方謂之豌豆瘡三因方謂之天行痘瘡又謂之天行斑瘡又有百歲瘡之名

痘瘡者。其初則惡寒戰慄。熱達三十九度至四十度以上。脈搏頻數。呼吸困難或增加。發頭痛、眩暈、痙攣、精神恍惚、不眠等之腦症狀。又起口渴、食思缺乏、惡心、嘔吐、便秘等之消化器障礙。結膜、咽頭、氣管枝等處。亦發輕微之炎症。

患痘瘡時。恒起極劇之腰痛。在於婦人。則起月經。其懷妊者。易致流產或早產。

大抵發病後之第二日。先發疹一次。其疹與猩紅熱者相似。發於下腹部及股腕之內黃元御。字坤載。別號玉楸。山東人。著作繁夥。其所著者。多高自位置。欲駕千古而上之。故於舊說多立異論。元御謂素問八十一篇。秦漢以後。始著竹帛。傳寫屢更。不無錯亂。因爲參互校正。而著素問懸解。四庫提要謂疑經文錯簡者。起於劉向之校尚書。猶有古文可據也。疑經文脫簡者。始於鄭玄之註玉藻。然猶不敢移其次第。至北宋以後。始各以己意改古書。有所不通。輒言錯簡。六經遂幾無完本。餘波所漸。劉夢鵬以此法說楚詞。迨元御此註。幷以此法說醫經。而漢以來之舊帙。無能免於點竄矣。元御更著有靈樞懸解、難經懸解、傷寒懸解、傷寒說意、金匱懸解、長沙藥解、四聖心源、四聖懸樞、素靈微蘊、玉楸藥解等書。其所著素靈微蘊內之病解篇。多詆訶歷代名醫。謂錢乙爲悖謬。李杲爲昏蒙。劉完素、朱震亨爲罪孽深重。擢髮難數。嗚呼。元御之責備先賢。殆亦別有所見歟。

十三　陳念祖

陳念祖。字修園。福建長樂人。精岐黃術。著靈素節要淺註、本草經讀、傷寒論淺註、長沙方歌括、傷寒醫訣串解、傷寒眞方歌括、金匱要略淺註、金匱方歌括、景岳新方砭急救經驗良方、時方妙用、時方歌括、醫學三字經、醫學實在易、醫學從衆錄、女科要旨、十藥神書註解等書行世。當代醫界之鉅子也。蔣慶齡謂修園精岐黃術。自負長沙後身。世醫環而姍笑之。及遇危證。萬手齊束。修園往。脫冠几上。探手舉脈。目霍霍上聳。良久乾笑曰。候本不奇。治之者擾之耳。主人曰。某名醫所治。曰誤矣。曰法本朱張王李。曰更誤矣。天下豈有朱張王李而能愈疾者乎。口吃吃然罵。手仡仡然書。方具則自批、自贊、自解。自起調刀圭火齊促服之。服之如其言。嘗以李時珍綱目爲謭陋。著有神農本草經註六卷。其言簡。其旨賅。其義奇而不骫於正。其鉤深索隱也。玄之又玄。如李將軍之畫。不肯使一直筆。其更闢奧啓也。仍復明白坦易。如白香山詩句。雖竈下老嫗。亦可與解。及出山後。歛抑才華。每診一病。必半日許。纔出一方。有難之者。其言訥訥然。如不能出。據此以觀。前後幾判若兩人。是殆由於其學問之日進。而昔日不可一世之概。遂不覺與之俱化也。

十四　沈金鰲

沈金鰲。字芊綠。別號再平。江蘇無錫人。乾隆中葉舉於鄉。以通博聞。著有芊綠草堂文稿。嘗云范文正有言。不爲良相。當爲良醫。遂肆力專攻醫學。著傷寒論綱目、雜病源流、犀燭、要藥分劑、婦科玉尺、兒科釋謎等書。統名之曰沈氏尊生。計七十二卷。其中尤以論喉症爲最詳備云。

十五　吳　瑭

吳瑭。字鞠通。江蘇淮陰人。著溫病條辨。其學說多本諸葉氏溫病論、溫病續論。緣鞠通師承葉氏也。其自序有云。癸丑都下瘟疫大行。其死於世俗之手者。不可勝數。生民不死於病而死於醫。是有醫不若無醫也。學醫不精。不若不學醫也。因以採輯歷代名賢著述。去其駁雜。取其精微。間附以己意及經驗。逾六年而成此書云。嗚呼。昌黎有言。莫爲之前。雖美不彰。莫爲之後。雖盛不傳。鞠通羽翼長沙。其有功於仲景。當不在喻柯下也。

十六　王清任

王清任。字勳臣。直隸玉田人也。精於醫學。往來京師。爲名公鉅卿所推許。著醫林改錯。其自序云。因遊灤州之稻地鎮。得以親見人之臟腑。與古人所繪圖說不同。因別繪改正臟腑圖共二十四件。並著爲論以說明形質構造。而正古人之紕繆。當時西醫之說。尚未輸入中州。而勳臣能不辭勞瘁。以數十年之實驗。發爲改錯之偉論。可爲改良醫學之巨擘矣。惜乎吾國醫學素重墨守。不求新知。以致王說不能盛行。毀譽參半。甚有責勳臣詆毀經文。標新立異。目之爲醫林楊墨者。嗚呼。改良醫學。誠不戛戛乎其難哉。然觀勳臣論藥立方以血液爲病源。以逐瘀爲療法。似近偏謬。其不理於衆口也。殆由於此歟。

十七　王士雄

王士雄。字孟英。浙江海昌人也。懷才抱奇。隱居不仕。因以潛名其齋。孟英少孤家貧。生當亂世。往來吳越間。所至皆以醫得名。平生著述甚富。惜燬於兵燹者過半。如潛齋醫學叢書及王氏醫案十種、歸硯錄、霍亂論初刻本。今已散佚無存。近日所盛傳者。若溫熱經緯、重訂霍亂論、隨息居飲食譜及醫案、仁術志回春錄等。統名曰潛齋醫書五種。是乃煨燼之餘。亦吉光片羽耳。

十八　陸懋修

陸懋修。字九芝。江蘇元和人。其先世以科第顯。而皆能醫。九芝夙以文學名。尤長於醫。咸豐己未。涇陽張文毅公督兵皖江。軍事旁午。以溼熱遘疾。羣醫震驚不能療。九芝故出公門下。飛騎千里。招致軍中。進數劑立瘥。文毅德之。太康劉中丞於辛酉令上海時。得結胸證。以時方元參地麥瀕於危。九芝眎之。進以朴枳等。數服乃解。類此者頗多。九

學醫筆記

丁福保

敍曰。札記者。小說家之枝餘也。自王伯厚作困學紀聞。顧亭林作日知錄。而其業始尊。余以診病讀書之暇。偶有弋獲。每效王顧二子之所爲。而劄記之。雖不必如肥胾大臠。而咀嚼蹠肪間。得少味。所以數年來未嘗一日廢鉛槧也。吾聞古之君子。聞善則相告也。見善則相示也。鹿得美草。尚呼其羣。而況於人乎。然學者甘苦得失之故。難言之矣。遺盜蹠以典墳。餉企足以俎豆。必吐而棄之。悅嬰兒以土鼓。賜禿婦以翠翹。則笑而受之。今欲以少味之蹠肪。執途人而強使之咀嚼。其吐而棄者。必踵相躡。而笑而受者。尚庶幾其一遇耶。嗚呼。吾國醫學盛衰得失之林。於此可觀焉。

患者若爲慢性病。宜先檢查其有無結核梅毒糖尿及腎臟炎。因此四種。爲慢性病中之最多者。然內臟有無癌腫。亦宜細心檢查。

統計吾國患者種類之多寡。當以傳染病爲最多。而慢性傳染病。尤多於急性。慢性傳染病中。尤以結核花柳病爲最多。結核中以肺結核爲多。花柳病以淋病爲多。慢性傳染病除結核花柳病外。而瘧疾亦不少。

疾病有非醫藥所能爲力而必死者。約居百分之五。又有病雖重篤。遇名醫則生。遇庸醫則死。其生死全繫於醫藥者。亦居百分之五。此外之病大抵皆能自愈不必服藥者約居百分之九十。

病人中百分之九十。其臟腑皆有却病功用本可不服藥而自愈或用對症療法以減輕其痛苦而使之速愈或服不對症之藥以摧殘其生理而緩其病之復元此二種治法一爲對症一爲不對症而其治愈之結果則同惟遲速有異耳。

病人處痛苦呻吟之際。醫生當不論其貴賤貧富。一視同仁。以慈悲之心。救人疾苦。

醫生須以慈悲與仁愛充滿於其腦中。有此種觀念之醫生。雖與病者問答數語。並未着手於治療。已可藉感應力而略奏效力。着手治療之後。其效力之顯著。無待言矣。若醫生之腦中。乏道義觀念。自有輕薄之態度。流露於外。病人見之。遂乏信賴之念。而感應力之一種美妙心理作用。自不能發生。故欲爲良醫者。除努力於日新之學識外。尚須修養富於溫情之道義觀念。是可得病者之信用。且爲奏效之唯一方法也。

凡急性傳染病之前驅期。大抵有全身倦怠、食慾不振、睡眠不安、頭痛、眩暈、四肢痛、惡寒、戰慄、發高熱、惡心、嘔吐、口渴、舌乾、脈速、大便秘結、利尿減少等。患者及患者家屬必問醫生此係何病。此時答語。最難措辭。因各種急性傳染病皆發此種病狀。若貿然下一斷語。斷爲某病。其後未有不生謬誤者。若答以此爲急性傳染病之普通症狀。須待一二日之後。方可知其果爲某病。則聞者必以爲醫生無學識。故不識病名也。

諺曰。傷寒莫醫頭。痧病莫醫脚。言傷寒之初期、痧病之末期。皆逐日加重。最難醫也。

王某忽患頭痛、發熱、不眠、嘔吐、便秘、尿少等症。余謂各種傳染病。皆發此種症候。須至明後日方可斷爲何病。明日上午患者額上有紅斑少許。余卽疑爲丹毒。至下午。則紅斑已顯。鼻亦稍腫。余卽確定爲丹毒。德國某博士之診斷。亦與余同。余謂此症須七日之後。始能逐日輕減。以至全愈。其後果如余言。雖以某博士之學問。用盡種種之治法。尙不能縮短丹毒之經過。此實待期療法之一也。

凡患腸窒扶斯(卽傷寒)者。在三星期以內。其病勢大抵不能輕減。故患者必歸咎於屢次所聘之醫生。蓋初病時卽延醫治之無效。換醫治之亦無效。連換數醫均無效。患者與醫生。均不知此病之經過。約須四週。故患者望愈之心。與責備醫生之心益切。而醫生亦不能說明此病之經過甚緩。貿然用藥。以冀徼幸於萬一。迨屢治無效。患者又屢次換醫。若新換一醫。適在三週以後。服藥後。其病日益減輕。以至復元。則患者對於末次所延之醫生。必獨具青眼。以爲某醫果有生死肉骨之手段也。而末次所來之醫生。亦俯視一切。歷詆此症爲前次所延之各醫生所誤。竭力攻擊。其措詞亦甚動聽。即該醫生亦自以爲眞能治傷寒矣。第一日用某方即大效。第二日換某方。更有效。以後逐日換方。皆有奇效。他日當將此數方。秘諸枕中。可以爲獨得之經驗方。或編爲醫案。刊布醫林。亦可名垂不朽。自以爲天下無窮之傷寒症。皆可以此數方治之矣。而不知此症延及三週以後。即有天然自愈之能力。非醫藥之功效。實亦待期療法之一也。

腸窒扶斯之病狀。先發頭重、身倦、不思食物、睡眠不安等前驅症。由是惡寒、發熱。其熱逐日增高。顏面潮紅。大渴索飲。尿量減少。唇皮乾燥。骨痛、脾腫。胸腹部發薔薇疹。盲腸部雷鳴。或便秘。或下痢。不眠、不食。兩耳重聽。意識昏憒。時發譫語。或撮空摸牀。或狀態發狂。脈數與熱度之比例。較爲減少。病之經過。約須四週。或在四週之內。虛脫而死。或在四週之末以迄五週。漸次復元。其在第一週時。則舌被厚苔。第二週時。則舌乾燥而震顫。被煤灰色之苔。第三週時。則舌苔脫落而成紅色。

腸窒扶斯雖無特效藥。而爲待期療法。然發熱甚時。可服別臘蜜童。又以酒精屢揩其身體。以退其熱。此外飲酸料飲劑。多飲流動體滋養品。看護法亦最重要。病人每不死於病。而死於飢餓之虛脫。亦有死於食物不愼者。余有新傷寒論。論之最詳。茲不贅。

天然痘俗名天花。吾國最多。死者亦不少。無特效藥。亦不過待期療法而已。近時歐美各國。天然痘早已絕迹。故醫生往往自少至老。從未一遇天然痘者。

赤痢宜用大量蓖麻油以瀉之。其後接服大量之收歛劑。蓖麻油與收歛劑。宜每日服用。有共服大量蓖麻油七八次而愈者。

南方至夏秋時。脚氣最多。其病狀爲下腿浮腫、尿少便秘、下腿及手指知覺鈍麻、不良於行、脈速心跳、心窩苦悶等。宜禁食粥飯。多服重量硫苦以瀉之。有服硫苦至二三十日而愈者。若已發脚氣衝心之症狀。則大抵不治。

脚氣病除服硫苦之外。宜每日兼食鼈魚一隻。更有奇驗。

各省在上海留學之學生甚多。每有已患脚氣而不以爲病。日日上課如故。迨脚氣已衝心。始知患病。求醫診治。然不一日而卽死矣。

俗名痄腮者。卽流行性耳下腺炎。發時顏面腫脹。難於咀嚼食物。將愈時。往往有發睾丸炎者。醫生每以睪丸炎。誤爲小腸氣。或謂之疝氣。此症用鉛糖水冷罨有良效。

兒科以胃腸病爲最多。宜用甘汞。婦科以神經衰弱爲最多。宜用臭素劑。胃痛宜用人工加爾爾斯泉鹽。其成績均甚佳。

傳染病之中。如黑死病、虎列拉、腸窒扶斯等。皆直接釀生命之危險。故人多注意於豫防之法。然如肺癆、癩病等慢性傳染病及不甚危險之傳染性皮膚病等。則注意者殊尠。此等慢性傳染病及傳染性皮膚病等。於理髮店傳染者最多。聞者疑吾言乎。試更詳論如下。例如理髮師已罹肺癆症。爲人剃鬚髯之際。其面與客之面相接近。則混有肺癆黴菌之呼息。卽向客之口內噴入。又理髮師之患淋病者。其手指或帶有膿液。而觸於眼瞼。則卽罹膿漏性結膜炎之眼病。若不幸而爲重症。則一二日內。卽有失明之禍。如是以思。不寒而慄矣。又理髮師卽健康無病。然皆不行消毒之法。故每將甲之病症傳染於乙。例如一櫛。先梳癬病者之髮。更以之梳他人之髮。則其人不數日亦同病相憐矣。又如以附有病毒之剃刀或剪。不經意而損傷皮膚。其時病毒卽附着膚表。更以手指揉擦之。則儼如種痘矣。其危險實有不可名狀者。有某氏子。理髮後。頭部一面忽生溼疹。半年以來。尚未痊愈。其他傳染之例。不可勝舉。要之不知施行消毒法之理髮店。其裝飾器械。雖極精美。而自衞生上言之。實危險已極也。

理髮店之危險如此。故當局者亟宜發布使理髮師施行消毒法之命令。一面由醫生以消毒之原理及方法教授之。非然者。其危險終無由而消滅也。

家輔助。室中病人甚多。見客至。皆起而爲禮。誠可敬也。又至男女健康室。其職業最重者爲手工。大人作業之種類。如木工、理髮、織草履、洋火紙箱、洗濯、裁縫等。年老者雖能耐勞。然所授之事。亦不得過八小時。婦女則課以裁縫編物、造花之屬。凡製出品所得之利益。半作院費。半儲積於銀行內。待其人出院之日。如數交付之。又至炊事場。見所蓄之食料。米居其七。麥居其三。至食堂、浴室、藥湯場、洗面場、被服庫、避病室、癲病患者浴室、屍室、洗濯場、消毒所、家庭教室。莫不井然備具。使一切無告之窮民。皆有所託足。其立法可謂善矣。復入院長室。詢以院中開支及幹事幾人。答云年額費用約九萬六千餘圓。而皆以基本財産之息銀充之。其初院中人員歸府知事直轄之後。來設院長、醫長、委員等。使理院務。然皆係府知事所委。均不受俸。如是者十餘年。經市會之議決。而此院遂屬於市會。院中有常設委員長。有常設會員。有教員。有醫長。有書記。有調藥手。此等人員。其薪俸每月自百圓以至十餘圓。均順序而漸減者也。至保姆、看護婦、炊夫、使丁。亦皆各任其事。此種人有在外聘來者。有卽以院中之迷兒、棄兒等長養後而爲之者。其月薪自十餘圓以至三圓。亦均依次而漸減者也。杉山基意甚懇切。先傳電話至巢鴨分院。以便余往調查。而有人招待也。至東京府巢鴨九百八十番地分院。敷地九千五百三十坪。建屋一千二百九十四坪。有幹事員安達憲中來招待。安君云。本院係宏文書院舊址。爲小石川之分院。專養迷兒、棄兒、遺兒。其最幼者乳哺在外。約有三百餘人。育養之料。每人月額在三圓以外。及長而能食。其學費亦以此三圓給之。凡乳養者到院領金。必攜帶幼孩。驗其肥瘦。然後給之。苟養育不善。或已及入學年齡而不入學。一經院中察出。或由區長察出。卽將幼兒收入本院。以便教養。自入院後。其職業及管理之方法。於各兒童室置舍監、保姆長、保姆以掌之。如滿七年以上之兒童。以五人至十二人爲一組。各組中選學級上位品行方正、年齡長大者爲組長。以充管理之輔助。每月開教習會二次。施修身實業之教誡。每週置賞罰表。懸於各室。使有所愼戒。賞典則授與物品。特別饗宴以褒獎之。懲罰則禁止外出。停止饗宴以譴責之。校中共分六級。尋常小學之課程咸備。別有幼稚園。唱歌室。盲啞校室。雨中體操場。場有教員。分班授科。以造成普通學識爲宗旨。今屆酷暑。日中不上課堂。惟於早晨督課數小時。以防曠廢。院中男女幼兒。合計五百餘人。除乳哺在外者。校內共有二百餘人。有到院收養作爲螟蛉者。亦不乏其人。但必得官長證明或警察署長及區長之紹介始許之。往往有到院自擇一人收養三閱月。再取保證人以領去者。故在院之幼孩常不見其過多也。至於盲啞及肢體殘疾、女子面貌醜陋等。卽敎以能爲之事。使之自食其力而後已。因命一人引一十餘歲之啞者至座前。鞠躬爲禮。安君乃捷書數行。令其筆談。啞者亦執筆作對。字無差誤。安君又書數字。使啞者用手演出。又引一盲者至。用紙一方。夾以方眼銅尺。將錐鑽刺。捫之能明字義。安君云。此種敎法。始於美國。敝國有一婦人。盡傳其法。因以敎盲啞之人。又有一女醫士至。延之同坐。詢以醫務。答云本院之醫。僅余一人。朝夕診察幼兒。如有重病。送入小石川院中。輕者卽在本院醫治也。參觀各校室。自一年以至六年等級。分校授課。無不秩然有序。至幼稚園。遍懸彩色紙球。以悅兒童。至診病室。復見女醫士適在研究細菌。至炊事場食堂等處。其規模與小石川所見者相同。至職業室。課男童以指物、封簡之類。課女童以裁縫、造花之類。其製品所鬻之利。亦與小石川院中同一辦法。又隨職業室曲折前行。見各兒童有角力者。有嬉遊者。有隨保姆觀書作字者。參觀旣畢。安君又出幷之頭學校介紹書一函。是時日已沈西。遂告別歸寓。

六月一日下午六時。偕伯銘赴公使胡馨吾先生招飲之約。來賓共八人。羅君叔蘊、范君伯仁。來考察農學者。章君雪颿、王君銘遠。來考察工學者。謝君石欽、孫君澍南。來考察財政者。胡公使一一見畢。招待衆客入坐。公使謂我國文字太深。宜改爲淺顯。庶易普及而收速效。譬如樓留流等字。聲音同而意義不同。故語人者。必告以留客之留樓臺之樓。流水之流。方知其爲何字。不如亦造成一種字母。仿歐文之以二十六字。和文之以五十字。使人人便於記憶。而後敎以必讀之書。課以有用之文。進以專門之學。則中材皆有所成就，村童牧豎。期年之間。亦足以尙論古今。握管而書牛券矣。查各國使署。每日所作函件。常有四百餘封之多。設以中國之語言文字爲之。恐未必能如是之簡而易成也。客皆韙其言。席散。公使延衆客至一巨室。室中裝飾華美。書架上各種碑帖古書。皆精妙絕倫。大抵非近代之物。復入辦事室。爲時已晚。書記等均就寢矣。又引至藏書樓。書櫃上下皆列標記。凡經史子集有用之書。無不搜羅備具。又至花園中小坐。納涼品茗。至十一時。衆賓始散。

翌日。偕伯銘至本鄉富士町訪靑山胤通博士。門內有西式花園。古松脩竹。翠色相映。終日徵逐於風塵市廛中。忽到此幽雅絕俗之境。心目爲之一快。遞公使介紹書及盛宮保書入應接室。博士出見。詢問盛宮保起居。詞意甚殷。余因問現在貴國研究西醫。既取法於德國。未識亦嘗研究漢藥否。博士云。今帝國大學亦有此種學說。但研究之漢藥。皆散見於各報。實無專門之書也。又問肺結核病。貴國近有新發明之治法否。博士云。此病全在衛生上注意。並無新法可治。又問虎列拉、百斯篤等病。有特效之新法否。博士亦云無有也。談頃。作介紹書。係轉交帝國醫科大學事務所者。遂辭博士。持所贈介紹書。逕往帝國醫科大學向事務所投之。有幹事員引至病理學教室。由教授醫學博士二村領次郎君導觀。二村君曾卒業於德國醫科大學。歸而在此爲敎員者。同入標本室內。見玻璃櫥中陳列骨學標本。共計二百餘具。壁間徧置木架。有日人全身骨骼百五十餘具。小兒骨骼四十餘具。蝦夷種人頭骨及全身骨骼百六十餘具。有德國印度蝦夷種人頭骨及全身骨骼百五十餘具。別有敷置於各處之頭骨百餘具。骨盤三十餘具。每具懸一牌以表其名。二村君云。標本室之骨骼。此爲最多。不僅供試驗醫學之用。即人種問題。亦可藉資參考耳。旁有胎兒及初生之標本三十餘具。自一月以至及齡。或爲雙生駢體。或腹與腹連。或股與股連。或背與背連。更有生而無腦者。又有胎生學之模型五種。解剖學之模型四種。比較解剖學之標本六百七十種。蠟製人體模型數具。又有韌帶學標本二百餘種。筋學標本四十六種。內臟學標本百二十四種。五官器學標本九十七種。脈管學標本百十七種。神經學標本百五十種。局所解剖學標本二百種。均分別浸漬。以供研究。此眞可謂博大宏富。令人歎觀止矣。復進一室。四壁徧設玻璃橱。陳列各種動物、植物、礦物等。內有大蛇脊骨一具。懸於樑間。又有人皮一張。滿繪花紋。塗以彩色。此乃日本數十年前文身習俗之風。留此以存其舊觀焉。別見大玻璃橱二座。內置大木匣各一。蓋上有雕鑿人形。染以彩色。此乃木乃伊也(詳見輟耕錄)又見循環器病理標本。約百二十餘種。呼吸器病理標本。約百八十餘種。消化器病理標本。約百五十種。泌尿器病理標本。約百餘種。腫瘍標本百種。腦脊髓病理標本十五種。均分門別類。貯於瓶中。供人參考。又至屍室。此室置初死之屍未經解剖者。先用消毒法。然後將屍身解剖。中有屍櫃三具。均閉鎖之。二村君云。二櫃已貯酒精。浸屍身於其中。今日下午一時解剖。其旁有種種應用藥物及自來水管等。又入顯微鏡實驗室。桌上陳列玻璃瓶藥物及各種小動物甚夥。以備動物試驗之用。二村君云。現因酷暑。不能實驗多屍。故顯微鏡與各器械。皆藏於他所焉。下午一時。至病理解剖室。室甚廣。旁列階級。層叠而上。階前隔以木屏。高約三尺許。係解剖時任學生等憑倚參觀者。屋頂鋪以玻璃。以透光線。下有二尺餘高、六尺餘長之平案二張。中間爲洗滌水槽。通以自來水管。其一案之上。已有男屍一具。年約五十餘。係鼻咽頭腫瘍病。少頃。又舁一女屍至。別置於一案上。年約十五六。係水腫病。室內先有醫士數人。共觀病時診斷書。書皆德文。旋見二醫士各執小刀。先剖男屍。即於胸前割一正中線。然後用籍籍開肋骨。將心、肺、肝、胃、横隔膜、大小腸、腎臟、睾丸等。悉數取出。各醫士互相觀察。均執筆記述甚詳。亦有各帶玻璃瓶割取臟腑小片以便攜歸研究者。其後解剖女屍。其次第亦與男屍相同。惟所見心臟。其大幾加三倍。腎臟之中。碎如蜂窩。組織內蓄水甚多。腹中蓄水亦不少。解剖訖。將屍裝入木箱。聞即舁往火葬場焚化云。又入醫科大學附屬醫院。往觀解剖室、愛克司光線室、外科及內科診察室。又入鏡檢室。久之始返。

十二日。往青山病院。投公使介紹書。由副院長田澤秀田郎君招待。入應接室。款留茶點及香賓酒等。余詢以開辦費及常年費。田君云。開辦費三十萬圓。常年費五萬圓。此病院創於醫學博士齋藤紀一君。齋藤君遊學歐洲。得學位而遄歸時。於神田和泉町建設帝國腦病院。其次於赤阪區青山南町五丁目。(即今地)購地四千六百坪。而巍然之青山病院。遂建築於是矣。至該病院之門首。觀之門之周圍。繞以赤色之煉瓦。正面之長。約七十五間。門首有請願巡查室六間。旁有馬車、東洋車停置地。布置極爲周密。其院內之設備完美。蓋可知矣。病院之背面。漸次低窪。森林密樹相毗連。自院內眺望塔觀之。有令人流連而不忍去者。就青山病院與帝國腦病院之位置而論。均爲東京最高燥之地。空氣之清新。景色之佳麗。四圍之閑靜。均足增加病院之價値。且東望麻布西連四谷。南鄰澀谷。北接麴町。樹木繁茂。實爲精神病患者療養之最佳地也。病院所占之面積有四千六百餘坪。建築物之總坪數有一千二百九十坪之多。此中包含青山病院與帝國腦病院病室百八十七間。傳染病室三間。加以安靜室、躁狂室等。實計有二百餘間。現今收容之患者。共三百餘人。幾無空室。若論職員。亦在三百以上。醫員、藥劑師、會計、事務員看護人等。分任其事。院內秩序整然。絕無紊雜狀態。此病院自建築學上言之。係羅馬式。并參用普通洋式及日本式。視患者之性質種類而應用各異。其他如珊瑚室、明鏡室等。所以供貴顯者之施用。若夫娛樂院。悉折衷羅馬式、洋式、日本式之三者。建築最爲巧妙。建築之材料。均用煉瓦與石木鐵材。堅牢而華美。入院之人。恍若至法國之巴黎者然。苟非地位之佳良。建築之雄偉。設備之完全。焉能若是。屋上設五個眺望塔。窗戶甚多。衛生上最爲佳良。各種之材料。使用時均嚴加選擇。日本之模範的私立病院。實以此爲最。余之述青山病院與帝國腦病院之概說。蓋欲使世之讀者。知該病院爲精神病患者、腦神經患者、脊髓病患者之唯一療養所也。余

長命貓

德國之紐芬確確王城。有一貓。現已有四十二歲。性尙活潑。據德國保貓協會會長苛耳云。此貓於世界爲最老之貓。蓋貓之有此長壽者。眞絕無僅有也。

轉老還童之術

德國醫學博士什巴文。近在倫敦軍醫會演說。謂經多年研究。乃發明一種醫術。有轉老還童之功效。其法以一特製之器具。與滿儲清水之玻璃罇相接。罇中之水。以李汁和之。其器具之一端。接近中年人之血管。卽能使血管中之凝結質化消。蓋血管中之凝結質。最能催人入於老境而死。常能使之化除。則神清體健。永無老死之患矣。且罇中之李汁。雖數百年猶可用。惟罇中之水漸減。則須稍增入。若取此水而飲之。其功效可與銜接血管等云。

蜂蠆殺人之毒

美國坡連地阜著名之西人腓立達治。今年六十二歲。一夕忽受蜂蠆之毒而猝斃。蓋腓立因欲戴帽行近蜂巢。爲蜂所刺。腓立大痛。呼其妻。妻應聲出。腓立已仆地。但指其牙牀而呻。示蜂所刺螫之處卽在此也。越半點鐘。腓立竟氣絕。語曰。蜂蠆有毒。信然。

願賣內腎之奇聞

美國波士頓有人刊登告白。願將其壯健之內腎割賣與人。取償五百金。如有欲買者。隨時可以收買割讓。聞者咸大訝之。查洛技化鏬之研究醫學院中有醫博士嘉盧者。嘗發明一秘密之法。能將患病者之內腎割去。換以無病之內腎。今之刊登告白出賣者。殆卽震於其說。而欲因以為利者乎。

世界最長之人

近日英國陸軍中。喧傳有兩長人。一名柏德。長七尺八寸。年方十八。一名翁史惠。長七尺七寸。年亦未滿二十。談者均謂二人之高度。方興未艾。實為近世所罕見。然試與俄羅斯人羅京氏相較。則二人直可以侏儒目之。羅之高度達八尺五寸以上。曾任陸軍司令官。於撒耳柯思戰事。卓著戰功。俄皇獎以寶星三座。且圖其形於赤雪德博覽會中。意在誇張其巽稟。且使見者咸知此長身玉立之偉男子。卽當年馳逐於槍林彈雨中之故將軍也。羅之長若此。宜莫與比京矣。乃六年前倫敦有一大怪物出現。竟一躍而居羅京氏之上。是為馬謙納氏。馬為法蘭西人。高約九尺八寸。其軀幹亦非常偉大。外衣一襲。足供平人六襲之用。據彼自言游踪所至。不下十數國。凡著名之長人。率僅能望其項背而已。更有一趣事。足供談助者。至今倫敦人於茶餘酒後。猶復稱之以爲笑樂。馬善操投機事業。歲入甚豐。顧鰥魚永夜。中饋猶虛。或詢其夫人在何處。則以未誕育對。一千七百零七年。馬忽於咖啡館中遇一澳大利亞少女。女父爲澳富商。長八尺八寸。爲澳大利亞最長之人。女乃突過其父。竟與馬之高度不爽累黍。兩長相遇。一見鍾情。抑若此適相吻合之軀體。足代表其性情學業。無一不足沆瀣者。比肩人好。鴻案齊眉。倫敦之聖乾爾禮拜堂中。遂添一重婚姻佳話。未幾而馬之踪跡竟付杳如。蓋已挈其新夫人輕裝他適。而新婚旅行中。覓其倡隨之樂矣。

長睡女郎

法國有一女子。寓於法之台耐爾。曾患一奇病。一睡經二十年。筋肉脈絡。毫不見活動現象。血氣停滯。遂於腕生膿瘡。館留博士察之。言此病非刺之不可。卽按鍼法鍼之。該女遂蘇。伸臂作攫拿之勢。二十年來手始微動云。

紐約之犬名醫

西洋之貴婦人。大都極喜蓄飼愛犬。此殆人人所共知者也。美國紐約市好犬者特衆。故犬醫亦應此需要而特盛。苟果爲名手。則一度往診之報酬。當二三十圓。卽夜中睡眠時。亦須常置電話機於耳側。蓋日間招往診犬者。固踵相接。而夜中招邀者。亦往往而有。故不得不如是以俟彼不時之需也。近有新港之某貴婦人。向紐約延一極著名之犬醫師。而託以治療看護其愛犬。僅一來復。乃費去一千四百圓。蓋一日恰須二百圓數。而診察料及藥價一切。尚在此數之外云。

肺病新療法

德國近有一醫士。嘗新發明一種肺病療法。頗關重要。現時於某大醫院試驗此法。奏效頗多。其法以一種西加利樹之油。與硫黃木炭混和。將此混和物放置於特別製造酒精燈之上。使之蒸發。患肺病者而吸入此蒸氣。所有肺患之黴菌物。即能因之而殺滅焉。

簡便之治肥法

美國有一富豪之女。生而奇肥。頗以爲苦。乃求所以減消之法。作長途之旅行。計自己家達紐約約千餘里。每日畫定里數。及關於天氣之如何。必步行而前。途中進粗糲之食品。遂抵紐約之都。其結果體肥恰減三十磅。身材玉立。較前若少六七歲。不禁大喜過望。

中華民國三年十二月出版

中西醫學報

第五年第五期

本期之目錄

本報全年十二冊本埠八角四分外埠九角六分上海
英大馬路泥城橋西首龍飛馬車行西間壁三十九號
丁福保醫寓發行

半夏消痰丸

每瓶大洋一元

功效 一治溫痰、寒痰、燥痰、濕痰、以及老年痰多等症。 二治各種痰之不易吐出者。能將氣管內之分泌液化薄故爲袪痰藥。 三治晨咳、夜咳、燥咳、寒咳、勞咳、以及傷風咳嗽等症。故爲鎭咳藥。 四治呼吸器病之喘息及心臟病之喘息。故又爲呼吸困難之緩解藥、有此四端所以咽頭炎、氣管支炎、肺勞病、百日咳、流行性感冒、氣管支喘息、肺炎、肋膜炎、等。皆可治之。

用法 每食後服四粒、至五六粒爲止、一日三次、用開水過下、

衛生 房內空氣宜流通。嚴禁煙酒。宜習練深呼吸法。深呼吸者。在日光下潔淨之空氣中挺身直立緊閉其口將肺內之濁氣從鼻孔盡力呼出呼至不能再吸於是將外面之清空氣從鼻孔用力吸入吸至不能再吸第一次行完後休息片時再行第二次每日朝暮可作二回每回可作十餘次其效果能使肺臟擴張肺內之容積變大肺葉之尖因深呼吸之鼓動力亦能盡其功用以營其呼吸預防肺病之法莫妙於此

無錫丁氏監製

上海英大馬路泥城橋西首龍飛馬車行西間壁第三十九號醫學書局

爾知婦女之疾否

閱報諸君曾知婦女尋常身體欠安較之男子難當十倍因各種隱痛初起惟彼等自覺之因循不治漸成痼疾矣倘今日令堂或夫人或令嫂或姊妹有面色萎黃難以支撑或胃失消化精神不濟或爲人大乏興趣爾見其形狀有疾雖彼有隱痛難以告人但爾宜調護之爲要以盡男子之職故天下馳名補血補腦之聖藥韋廉士大醫生紅色補丸正是治此等婦女之隱疾也請觀江西南昌實業女學校國文教員潘徐氏之證書其來函云今年陽歷元月余因家務煩勞以致頭痛如劈筋系刺痛寢不安甯面色黃瘦眼起黑眶身體輭弱又患婦女最苦之症卽月信不調腰背腿骨疼痛一日得小書一卷內載韋廉士大醫生紅色補丸有治疾之奇功購服三瓶之後各病漸減未幾頭不疼痛夜能安睡面容轉爲康健爲人覺有興趣接連再服是丸月信有序一切痛苦全消則成爲康强無病之身體矣特此數語以鳴謝惆并告我女同胞之患恙者觀焉因此丸有生新血去濁血之奇功故可稱爲天下馳名獨一無二婦科之聖藥且亦爲男子之聖藥與婦女同功曾經治愈無數之患瘋濕骨痛臀尻酸楚胸肺萎弱胃經失調房事無能氣血衰弱等症凡經售西藥者均有出售或直向上海四川路八十四號韋廉士醫生藥局函購每一瓶英洋一元五角每六瓶英洋八元郵力在內

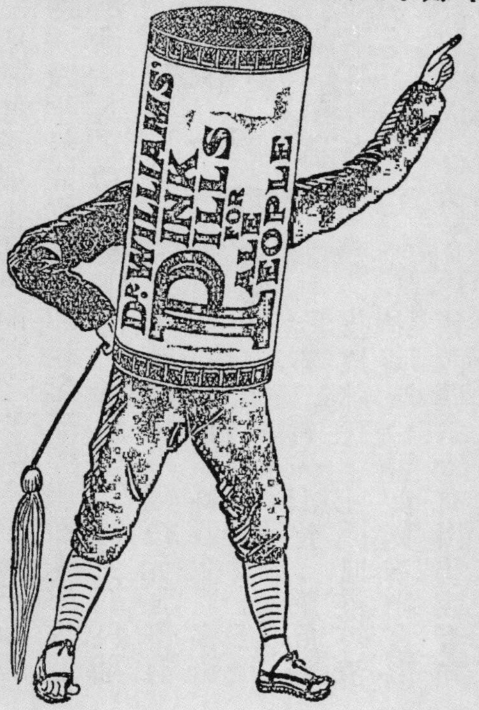

日商 **仁壽堂大藥房廣告**◉醫療用各種藥品◉醫療用各種器械◉

工業用各種藥品◉棉花綳帶材料◉閨閣用各種化裝品◉代售各種

靈藥

敬啓者本大藥房專向日本著名各大廠販運上等原封藥品並寄售

仁丹　日月水　中將湯　胃活　靈效丸等著名靈藥茲値交易伊

始特廉價發售以廣招徠　賜顧者請認明牌號庶不致誤此佈

上海虹口吳淞路〇字第一五〇號　仁壽堂大藥房謹啟

電話第四〇五七番

上海咪吔洋行經售各種良藥

謹啓者本行經理德國柏林哥努爾立德大藥廠各種原質以及藥丸藥片藥水等均備如蒙惠顧請移玉本行或通函接洽均可

○哥那生白濁丸○專治男女五淋白濁此藥屢經萬國醫士深加研究服之不但立能止濁且可益精健體

○信石化路多時○信石一物華人未敢用者因其含有毒質在西醫精於化學而有實行之研究不獨無害於人藉能治人身血氣受虧皮膚不潔筋絡不活等症

○固本壯陽片○此藥片乃德國名醫發明專治陽事不舉精神困倦服之立見奇效亦可開胃潤脾

○檀香白濁丸○此藥丸專治五淋白濁並能開胃益神固精健體屢經考驗其效如神本行實爲欲除此惡症起見非敢云牟利也

○金鷄納霜藥片○本行向在德國柏林製造正牌金鷄納霜藥片已有百餘年精益求精各國諸醫士均共認爲第一之上品其品質之佳妙功效之神速除瘧之靈驗誠衛生之要藥也

上海南四川路咪吔洋行謹識

救癆新說序

張世鑣 織孫

嗚呼。悲哉。吾國人受舊醫之流毒也。千百年於茲矣。表裏虛實氣化陰陽。舉國上下。沿爲痼習。不知所變。加之衞生不講。科學未明。凡所以能召疾病之媒介物者。無不兼收並蓄。而國醫復執其四千年來纖緯分野陳腐爛臭之神話。以恐國人。以欺病家。卒至虛損勞傷等證。抵隙而入。試觀吾國人往來道途奔走風塵間者。其聳肩曲背細腰長頸之體格。十八九焉。此皆他日肺癆之根源。而現今虛損勞傷之確證也。嘗考漢籍肺癆學說。諸家立論。迷離惝恍。無從索解。舉其一例。巢氏病源曰。夫虛勞者五勞七傷六極是也。一曰志勞。二曰思勞。三曰心勞。四曰憂勞。五曰瘦勞。又有肺癆者。短氣而面浮鼻不聞香臭。夫短氣面浮。肺病似矣。而鼻不聞香臭。何與肺事。而必欲牽强符合之。此可證其謬矣。餘如心勞脾勞腎勞等。莫不類是。而最堪發噱者。其忽忽善忘。大便苦難。或時鴨溏。口內生瘡等。屬於心勞是也。夫忽忽善忘者。精神病也。大便苦難或時鴨溏者。腸胃病也。口內生瘡者。炎症也。病證絕異。無一語屬於心藏之患。此可符合舉人體一切之病。何一不可符合。此謬而尤謬者矣。至七傷六極之說。重樓疊閣。毫無辯論之價值。予姑畧焉。嗟乎。堂堂中華。向爲萬國所絕無而僅有者。厥有二物。曰髮辮。曰纖足。

更有一不可思議之神話曰干支生尅今髮辮去矣而纏足之風亦稍稍戢矣獨干支生尅怪誕不經之醫學正方興而未有艾國人昧於學識趨之且若鶩焉嗚呼腥妖戴道霾霧亙天在上者既無取締之舉在下者又乏改良之術坐使豺狼遍地殺人如麻豈不恫哉豈不恫哉同志倪君丕揚髫年習醫凡歷代名著靡不披覽病其五行生尅之惑人也於是幡然變其初志從事西醫歷游滬杭等處者凡五載去歲組織同志設立大同醫院於甬北病而經其治愈者不可勝計民軍起義同志星散孤掌赤手支撐匪易不得已遂中止今歲從事著述以平日所得於書與經驗者輒筆錄之念中華多病夫而患肺病者又居多數故於肺病之學說記錄特詳焉救癆新說即其著述之一也書凡十六章洋洋灑灑累數萬言議論透徹學說詳明而治療之法更能滌舊更新獨樹一幟誠醫學界中無雙之驍將肺病學者唯一之霸王也雖然是著美矣備矣蔑以加矣而予更有說者今試偕瞽者入五都之市過四達之衢珍錯雜陳五色俱備觀者方目爲之迷而瞽者則茫然無所辨也又試與聾者奏霓裳之樂聆鈞天之曲簫韶間作五音和鳴聞者方神爲之馳而聾者則漠然無所動也夫以五色之彰五聲之妙爲人情之所欣慕宜乎有同視有同聽矣何獨於瞽者聾者則不然此無他瞽則無見

聾則無聞雖以至美至妙之品物陳列於不見不聞者之前色非不美也而與土苴何異以聲非不妙也而與桴鼓何以異又何怪其棄置而曾不一顧乎今倪君欲以科學燦爛之新說以餉吾國頑固不化之醫生是何異瞽者之於五色聾者之於五聲歟雖然天下大勢積世而化方今國政改革新說沸騰國人腦筋漸有科學之觀念揆諸適者生存之理中醫消滅直指顧間事耳彼自救之不遑烏足以救人他日萬有之學普及齊民必有人起而讀之者則中醫之能讀與否固與此書如風馬牛之不相及也質之天下同志以爲何如是爲序

醫科大學病院經驗方序

萬鈞 叔豪

醫科大學病院經驗方。日本須子太一君所編纂。而余譯述者也。分總論及各論二篇。總論詳述處方箋之方式、藥品之用量。以及調製合劑、飽和劑、浸劑、煎劑、乳劑、散劑、丸劑、注入劑、軟膏劑、坐劑（坐藥）等之種種方法。各論分驅蟲劑、健胃及消化劑、强壯劑、收斂劑（制瀉劑制腐劑）止血劑、鎮嘔劑、止汗劑、催吐劑、清凉劑、解熱及發汗劑、變質及解凝劑、催下劑、袪痰及鎮咳劑、興奮劑（心臟劑）及利尿劑、鎮痙劑、麻醉劑、殺菌劑、（肺癆劑及癲劑）點眼劑、注入劑、洗滌劑、塗擦劑（塗布劑）罨法劑、撒布劑、含漱劑、吸入劑、浣腸劑、軟膏劑、(附硬膏劑)坐劑、雜劑、試藥、電氣液等。凡三十一類。皆日本東京醫科大學、京都醫科大學、福岡醫科大學等附屬醫院、千葉、金澤、長崎、熊本等縣立病院、大阪府立病院、臺灣總督府醫院、長與胃腸病院、順天堂醫院、永樂病院等治療各種疾病之特效良方。名家處方之有法。猶奕師之有譜。曲工之有節。匠氏之有繩度。不可不講求而自得者也。今之學者。往往不解成方之精意。貿然以數種藥物。杜撰新方。其上焉者。雖未犯各藥之禁忌。然雜糅無法。如驅烏合之衆。而思制勝於天下。其不至於立敗者。幾希。故學者之選用成方。宜似漢儒之確守師法。不可於成方內。有所攙入。則得之矣。醫者之難事。莫如診斷。同一病狀。而原因各異。體質有虛實。受病有淺深。膏粱與藜藿不同。燕冀與閩粤異治。雖方與病合。其用量尙須隨時損益。以期無纖毫之扞格。庶可藥到病除。而無人費之慨然。非守經達權之士。惡足以語此哉。

登新大陸記

俞慶恩鳳賓

九月三號下午四時。蒙古利亞舟抵美洲。繫維金門港。美之醫官登舟驗病。頭等旅客均集膳室。一一點名。隨驗隨出。僅十五分鐘。悉已驗竣。並無診脈察眼等事。未幾收稅吏偕驗僑官同入膳室。稅吏坐於右。專收旅客之報關單。余因攜有磁器數事。應納稅。循例填入報單授之。驗僑官坐於室之左。驗他僑時。每人僅一二分鐘。驗畢登岸。不半時。西洋旅客。均已杳如黃鶴矣。獨驗華僑。頗爲苛細。余偕同伴持護照待查驗。商人某某先驗。吏執護照問姓名年齡執業住址財產。均筆之於書。此爲照例應詢者。詎知官吏踰分無禮。更詢以妻足之大小。天足抑纏足。結婚時之制度。沿舊式抑改新禮。子女之年齡名字及生日。某君子息頗蕃。一時不能記憶。彼卽怒目高聲曰。爾旣爲父奚可不知。強其報告。彼乃亂答以了事。又有一客。不能詳述其父母兄弟之生辰與結婚之時日。頗爲所窘。驗及余。爲時已晚。未加詳詰。至八時半。全體驗竣。是晚駐金山中國副領事歐陽君。暨留學生李君安甫同來慰問。殷勤照拂。晚膳後。宿遠東旅館。謁黎總領事。發安電至家中。步入市場。詢悉理髮匠美容所以及洗浴場。均不接待華人。令人氣湧。並悉若吐涕於道。須罰五百金。褲上紐扣不紐者。每粒罰五元。金山房屋。有高至十餘層者頗多。且地下有隧道及深窖。工廠所在也。六年前。此埠曾因地震全燬。玉石俱焚。所賸者灰燼與荒蕪耳。今已重建樓閣。煥然一新。或云較前更勝。一九一五年。將賽會於此城。必大有一番舉動也。四號晨。赴照相館拍照。因美政府於一九一〇年改訂禁約。到美之華人。取領護照時。需小照三張外。更需攝影三張。親攜至驗僑部覆驗。領取執照。是日用速映術印成照片後。即於午刻至渡口。登汽舟。渡至安基兒島。入驗僑署。即呈照片。彼吏相面驗痣量身體。某君小影。兩耳未能明顯。吏命重攝。余等憤甚。詢以華僑執照。答云明日往稅關領取。如此苛待。令人氣湧。離島後。復至渡口。到蒙古利亞舟之停泊處。見稅吏。令其檢查行李。蓋非經檢查。行李不可移動也。余帶磁器。稅美幣四元二角。繳款回寓。五號晨。至稅關領得華僑執照。詢悉此照須常備懷中。照上實貼小影一片。以便隨時查閱。直至離美為止。吁。此乃英人苛待非洲土人之政策也。不意吾人亦受此屈辱。余等相戒負笈而來。姑忍辱而求學。將來歸國。誓必告諸國人。共籌抵制之策。以雪此恥而保國體。是日向火車代表購買車票及睡眠榻小票。計美幣百元。到車站與管行李員接洽。交付行李。自遠東來者。可帶行李三百五十磅。余之箱笈。計重三百八十餘磅。循例納費美幣四元六角。箱笈越長途。必須用繩綑綁。以免撞壞。司行李者。備繩索。雇童僕。專事綑箱。每箱收美幣五角。搬運行李。悉用馬車。每箱運費亦美幣五角。小件減半。若用夾板蔴繩。於啓程前自行紮縛。可省此費。惟途中取物以及關上驗貨時。略爲不便耳。站中司行李者。體力甚大。旣擕大箱。如運小件。兩手一挾。兩膝稍屈。箱筴上下。一如其意。運運十餘箱。毫無氣喘面赤之狀。細察搬運者悉如是。無怪站中行李以千計。堆積如山。而秩序絲毫不紊。六號。天雨竟日。晨九時往車站。聞人云欲乘十點二十分之車者。須於九時到站。未審何故。但結件如期早去等候而已。及抵車站。入待車室。室甚廣大。坐定靜候。見來者益衆。未幾汽笛一鳴。全室震動。漸覺離岸。始知非待車室。而實渡船也。渡河登睡眠車。至十點二十分開車。始知早到之由。乃欲過渡也。車行二十分後。全車分爲三段。停在渡船之上。船笛一吹。車亦隨船而在金山灣中矣。一刻後。登彼岸。渡船之軌道。與活碼頭之軌道相接。車聲隆隆。三段連爲一氣。誠爲見所未見之事。是日經長橋。穿山洞十數次。穿洞時暗無天日。煤煙飛入車中。氣爲之塞。頗爲所困。車中飲食。旅客可隨意購買。一日三餐。各有定時。逾時不招待。食時有菜單。單中列諸肴。肴之右價値附焉。點菜時可知其價。菜雖昂貴。而豐富腴美。亦逾尋常。一二肴可以果腹。美國頭等睡眠車。地方狹窄。不如吾滬甯鐵道睡眠車之舒暢。臥榻有上下之別。下榻略貴。可容二人。余與刁君同榻而寢。上榻止容一人。若二人同寢。有傾跌之虞。惟天氣炎熱時。一榻二人。甚屬不便。購票時。榻之號數當認明。車之每節。亦有名稱。亦須記明。否則車中散步時。最易忘懷。夜間尤苦於尋覓也。是夜大雪。車中幸有熱氣管。未覺過寒。七號。過落機山高原。距海面四千七百尺。天晴和暖。較之昨宵下雪時。如越半載。九號晨。抵芝加哥。宿於客收霍旅館。飯後。覓車站。購睡眠車票。發電與牛君。囑其於十一號晚八時三十分到站相見。後至美士芹湖畔。緩步當車。觀游水者技多巧妙。男女不避嫌疑。游泳自如。移時至麥寄爾醫院。擬訪友。並參觀。適友人他往。未果。十號。天氣炎熱。晨往華盛頓公園游玩。又往屠場見宰豬切肉。均用機器。該地市政廳派人監視。並檢查。午後三時。往車站登車。向波士敦進行。十一號晚八時三十分抵波士敦。牛君惠林、徐君志誠、羅君惠僑三人。到站來迎。殷勤照拂。遂宿於聖鮑奎街之一百二十三號寓中。自上海至此三萬餘里。跋涉長途。頗覺困憊。途中某西人問曰。君因何事而來。答以負笈求學。彼駭異曰。萬里游學。非富家子弟乎。蓋彼西人徒知富者能遠游。不知今日寒士亦登新大陸矣。或云官費生登岸甚便。並無周折。近因冒稱學生而入美者。時有發見。故自費生如余者。檢查略苛耳。

說熱

陳邦才 藝丞

熱寒溫之感覺必有所由起研究此寒覺溫覺所由起之原因即研究熱之原理此說熱之所由作也按熱之發生有兩種作用一物理學的作用一化學的作用試分述之於下

（一）物理學的作用　據近世學者之研究謂熱乃物體分子之運動使然所謂運動能力是也蓋物體之分子原非靜止惟運動遲緩則分子所具之運動能力少是爲物體寒冷而依適當之方法授能力於冷體使其分子之運動急激是爲物體溫暖如車輪與車軸相摩擦其摩擦所生之能力傳於輪軸之分子則其變象即爲熱又以鐵鎚連擊鐵砧鎚上所具之運動能力傳於分子而成熱也

（二）化學的作用　空氣中之酸素與他原質化合最易其以酸素化合者總稱爲酸化物酸化作用急激時固燃燒而發光熱即酸化作用微弱時亦有所謂可燃性者可使發一種溫熱要之酸化機愈亢進熱度愈昇騰熱度之昇降適與酸化機進退成一正比例如薪炭石油加之溫熱使與酸素相化合遂燃燒而發熱又吾人體溫發生之理由亦即因可燃性營養物質之化學的作用而生者也

說熱

體溫　人體之活力全賴乎溫熱而體溫之起源實取之食物蓋食物與酸素化合遂燃燒而生熱而人亦因以生活夏時氣候溫暖體溫之消費少而食量乃減冬時氣候寒冷體溫之消費多宜多進食物即此理也然則體溫之發源實由食物成分之酸化燃燒而起並非盡由物理學的作用而生之熱也明矣

吾人營動作時與安靜時相比較其增生溫熱約佔四分之三而用於外部的動作不過四分之一而已

吾人生活時身體常有溫熱然亦有時體溫放散於體外者其原因有多種(一)隨於外氣之溫度而異者如由皮膚表面之傳導及因吸入空氣之低溫而體溫因以放散即氣溫愈低而體溫之放散量愈大也(二)由於水分蒸散之體溫放出則隨於空氣之燥汗液分泌之強而益增加(三)呼吸之度數及深淺如有不同而隨於呼氣之放溫其多少亦異

體溫由其形成之組織而達於血液中與血液共來於皮膚而放散於外圍者也是故組織之溫度較血液之溫度爲高而血液之溫度又較皮膚之溫度爲高

人爲溫血動物之一固非若涼血動物所可比而通常之溫度恆在攝氏寒暖計三十

六度半與三十七度半之間但一日內溫度之昇降微有不同於半夜時爲最低約三十六度半於午後時爲最高約三十七度半此大較也

體溫之變化無定必不能永久保持其常度而體溫在常度以下者曰常下體溫在常度以上者曰常上體溫(卽熱病)常下體溫與常上體溫各分爲生理的病理的兩種生理的常下體溫約在三十六度許不久仍復其常度生理的常上體溫卽攝取食物或筋肉動作之後其體溫較常度稍昇騰此常下體溫與常上體溫之關於生理的者也至關於病理的則常下體溫多降至三十六度與三十三度之間常上體溫昇至四十度左右其一切現象詳述於後茲不先贅

體溫之調節作用　凡炎暑之時身體皮膚之表面輸送多量之血液其色潮紅蒸汽之盛乃至發汗體溫大散反之皮膚觸寒血管收縮發蒼白色或身體屈曲防體溫之散逸更發寒震促體溫之發生身體內部保有一定之溫度是謂之體溫之調節

體溫調節乃以神經系之媒介而行或謂中樞神經系中有主宰溫熱調節之機關惟此中樞及其官能則尚無定說也要言之由於體溫調節之作用則體溫發生及放散之大小皆可得而變化之而當冬夏時必注意於衣服及食物以補體溫之調節冬時

取脂肪性之食物着毛布綿衣夏時取淡泊之飲食用麻類易於散熱之衣服此攝生之要道也

雖然調節作用保持溫度之機能自有一定之程度周圍溫度過低之時身體自覺寒冷能使血管筋麻痺因而皮膚血管異常擴張即起體溫調節之障害其溫度遂降於十九度以下或昇於四十二度以上以至於死此亦調節機能之不能保持其平衡者也

熱病（病理的常上體溫）　由於諸般之病原致妨礙其體溫調節之作用而體溫因之亢進於血行器神經系呼吸器消化器分泌機排泄機等並發障害者也其原因則由於病竈中之病毒質起分解作用其產物入於血中與血行同達於各器官及至腦中樞頓促發溫之增進失正當之溫調節機能體溫遂蓄積於體內逐漸昇騰而體溫之謝出因之以減矣

熱型　凡熱度於午後昇午前降者謂之熱型熱型之種類如下（一）稽留熱朝夕昇降之差甚少此熱於諸般劇急性炎及傳染病見之此熱型體溫猝形昇騰達四十度左右持續期頗久故一名持續熱（二）弛張熱朝夕昇降之差甚大此熱於輕性炎症

慢性病等見之其繼續於慢性病而發者特名爲瀦崩熱(日晡熱)其弛張頗甚又發汗持續期亦久長(三)渙散熱熱度漸次昇降若階梯者然如腸窒扶斯是(四)間歇熱常溫(免熱時)與高溫(熱發作時)以定期相交換者如痲拉利亞是

病理的常下體溫　(一)如入於冷水中或爲冷水浴者往往現虛脫之症候(二)如大泄瀉或大出血後體溫多在三十四五度以下(三)如癌腫肝硬化重性糖尿病貧血諸病病後恢復期等則以酸化機遲滯滋養不足及中毒等而體溫多降至三十六度至三十四度(四)心瓣膜病及氣道狹窄間有體溫下於三十五度者(五)如中心神經病脈管神經病知覺神經刺戟症其體溫恆降至三十六度至三十三度(六)凡皮膚充血面積廣闊者其放溫增加則體溫自減少(七)通常熱病於解熱之際體溫恆降至常溫下半度至半度以下(八)因毒物作用而起之常下體溫其體溫低至三十六度至三十三度以上諸般之病理的常下體溫尙非絕對的惡徵溫特爾利希氏以不滿三十六度之體溫定爲虛脫體溫實非通論也

檢溫器　體溫之有無變化非檢溫不可而檢溫之時必需用檢溫器測定之吾人日常使用之檢溫器於德國則用攝氏(C)檢溫器(冰點爲零度沸騰點爲百度)於英美

兩國多用華氏(F)檢溫器(冰點爲三二度沸騰點爲二百一十二度)於法國現尙有用列氏(R)檢溫器(冰點爲零度沸騰點爲八十度)者玆將三種溫度換算之法列於左

$$C^\circ=\frac{5}{9}(F^\circ-32)=\frac{5}{4}R^\circ \quad F^\circ=\frac{9}{5}C^\circ+32=\frac{9}{4}R^\circ+32 \quad R^\circ=\frac{4}{5}C^\circ=\frac{4}{9}(F^\circ-32)$$

檢溫之部位　(一)在腋窩檢溫時先檢腋窩下之乾溼如發汗則皮膚溫度即下降也於健康體之腋窩當朝食後一時許檢溫七次而求其平均溫度當爲攝氏三十七度或稍弱而已(二)在舌下檢溫時患者當緊閉口腔而營鼻管呼吸檢溫器插於舌下其檢定溫度殆與腋窩同(三)在直腸內(或膣內)檢溫時當於檢溫器塗以脂肪或油然後送入之直腸及膣內之溫度較腋窩凡高〇二度乃至〇、五度且水銀柱之上昇亦速故檢溫祇五分時即可此種檢溫法當在於體極衰弱精神昏憒之患者及幼稚之小兒用之也

右一日三回分服。臨用時振盪。

秤取1研和於乳鉢中。入於合劑壜。加2 3 4而振盪之。

（三十五）

1 吐根末　〇、五

2 非沃斯越幾斯　〇、三

3 單舍利別　一〇、〇

4 水　一〇〇、〇

右混和用法口授。

秤取2於巴剌賓紙上。入於乳鉢中。加3研和之。注加4於其中。移於豫入1之合劑壜中。振盪混和之。

飽和劑 Saturationes

飽和劑者。以有機酸類。中和炭酸鹽類之一種合劑。殆失其酸性及亞爾加里性。茲溶解有機酸鹽。且遊離炭酸之一部。而飽和之。供用之目的。通常遊離炭酸爲主。調製之際。宜振盪攪拌。不可濾過。又泡沸中。不可塞栓。凡製飽和劑時。先於稍大之器中。取炭酸鹽類。溶解於多量之賦形液中。輕振盪之。且徐徐投加液狀或粉末之酸類。使飽和之。其分量依可能互相中和之分子量而計算之。然有他種藥物配伍時。其配伍藥使爲液狀或粉末。本劑完全飽和時。其泡沫終止。又投藥之際。常靜置於冷處。爲其要旨也。

（三十六）

1 重炭酸曹達 五、〇

4 枸櫞酸 四、五

2 枸櫞油 一滴

3 水 一五〇、〇

右一日數回分服。

將123容於合劑壜中強振盪而溶解之後徐加4。

（三十七）

1 重炭酸曹達 五、〇

4 稀醋酸（飽和）加水至一八〇、〇適宜

2 海葱丁幾 五、〇

3 橙皮舍利別 一五、〇

右混和每三時二食匙。

容1於全量二倍容積之合劑壜中。加水一三〇、〇而溶解之。再加2與3混和之。後徐徐注加少量之4。(五〇、〇)俟泡沫全止。然後塞栓。

(三十八)

1 炭酸安母尼烏謨　四、〇
4 酒石酸　五、〇
2 枸櫞油　半滴
3 水　一五〇、〇

右一日三回分服。

容123於合劑壜中。振盪而溶解之。後徐加4。

(三十九)

1 炭酸鎂　二、〇
4 酒石酸　三、〇
2 枸櫞油　一滴
3 水　二〇〇、〇

右一日數回分服。

容123於大合劑壜中。振盪之後徐徐加4。

（四十）

1	重炭酸曹達	五、〇
5	酒石酸	四、五
2	薄荷水	一〇、〇
3	單舍利別	一五、〇
4	水	一五〇、〇

右一日數回分服。

容1 2 3 4於合劑壜。後徐徐注加5。

（四十一）

1	炭酸亞母尼烏謨	四、〇
4	酒石酸	五、〇
2	單舍利別	一五、〇
3	水	一五〇、〇

右每二時一食匙。

盛1 2 3於合劑壜中。振盪而溶解之。後徐徐注加4。

浸劑 Jnfūsa

浸劑者以生藥類溫之於重湯煎上。浸出其可溶成分於水中之謂也。製浸劑時。將供用之藥物精細切碎。灌注沸湯時時振盪。且於重湯煎上、五分間加熱冷卻而濾過之凡可作浸劑之藥物。以葉花草或易軟化於水之根皮等爲主。處方箋中不記載藥物之分量時。大約藥物一分。可得十分之浸液。然屬於劇毒之藥物。醫師必記載其分量而後可。

(四十二)

1	吐根浸(〇、三)	一〇〇、〇
2	攝湼瓦舍利別	八、〇
3	杏仁水	四、〇
4	大黃舍利別	一〇、〇

右一日五回分服。

秤取搗碎而除去木心之吐根〇、三入於煎劑鍋中。注加沸湯五〇、〇。於重湯煎上。五分間加熱。冷後濾過之。注加濾液於豫入234之合劑壜中。後補充不足之水量至一定量。

(四十三)

1	纈草根浸(一〇、〇)	二〇〇、〇

2 貌羅謨加僧謨　六、〇
3 苦味丁幾　四、〇
右混和一日三回二日分服。

(四十四)
1 旃那葉浸(五、〇)　一〇〇、〇
2 硫酸鎂　一五、〇
3 稀鹽酸　一、〇
4 單舍利別　一五、〇

秤取一〇、〇之1。入於煎劑鍋中。注加沸湯一〇〇、〇。於重湯煎上。五分間加熱。冷後濾過之。加此液於豫入2 3之合劑壜中。補充不足之水量。

右一日三回分服。

(四十五)
2 金硫黃　〇、二
1 吐根浸(〇、三)　一〇〇、〇
3 單舍利別　一〇、〇

取1作浸劑。注加於豫入2 3 4之合劑壜中。

右一日三回分服。

倣(四十二)法。製吐根浸秤取2而入於乳鉢中。加3研和之。更漸次注入1。移於合劑壜中。

(四十六)

1	加密爾列花浸	一〇〇、〇
3	鉛醋	二、〇
2	阿片丁幾	一、〇

右一日三回分服。

日本藥局方浸煎劑之規定。凡屬於劇毒之藥物。醫師必記明其分量。普通藥不記明用量時。大約藥物一分。可得濾液十分。前已述之。故取加密爾列花一〇、〇製成浸劑。加2 3於其中。

凡植物浸液中之色素。鞣酸。護謨質。黏液質。及其他構造不明之物質。屢逢鉛醋而沈澱。故調製此種處方時。生起多量之沈澱。不僅呈嫌惡之狀態。且與其效力之有無。大有關係。如斯之處方箋。宜精細攷究而調製之。

(四十七)

1	攝涅瓦浸(四、〇)	一〇〇、〇

2 安母尼亞茴香精 二、〇
3 薄荷水 一〇、〇
4 單舍利別 一〇、〇
右一日三回分服。

製1。加於豫入234之合劑壜中本劑由安母尼亞茴香精中之安母尼亞。而攝湼瓦之色素呈黃色。又安母尼亞茴香精中之酒精稀薄。則茴香油析出而呈溷濁。然於醫療上毫無障碍。

（四十八）

1 攝湼瓦根浸（五、〇） 八〇、〇
2 杏仁水 七、〇
3 安母尼亞茴香精 二、〇
4 單舍利別 一〇、〇
右混和一日三回分服。

倣（四十七）法。製1。加於豫入234之合劑壜中。

（四十九）

1 麥角浸（四、〇） 一〇〇、〇

2　桂皮水　五、〇
3　單舍利別　八、〇
右一日三回分服。
製1。加於豫入2 3之合劑壜中。麥角浸以其最易腐敗。故注入少量之撒里矢爾酸。(〇、二)以爲防腐藥。
(五十)　1　實芰荅利斯葉浸(一、〇)　一八〇、〇
2　醋酸加僧謨液
3　橙皮舍利別　各一五、〇
右每二時一食匙。
製1。加於豫入2 3之合劑壜中。

煎劑　Decocuto

煎劑者。爲生藥類。非浸劑之法。所能浸出其可溶成分。而必煎出之技也。製煎劑時。將供用之藥物。精細切碎。灌注清水。時時振盪。且熱於重湯煎上。約三十分時間。乘溫濾過之。處方中不記載藥物之分量時。則藥物一分。可得十分之煎液。屬於劇毒之藥物。

醫師必記其分量。又含有多量黏液質之藥物。藥劑師必定其分量。

通常規那煎。由習慣上不記明主藥之量。普通調製爲四%且添加〇、五%之稀鹽酸。而煎出之。

普通最汎用之煎劑。其種類如左。

品名	主藥	煎出時間
規那皮煎	四%	三十分
烏華烏爾矢煎	五%	三十分
亞麻仁煎	五%	三十分
亞爾答亞根煎	十%	三十分
昆儒蘭格皮煎	七%	二十四時間
石榴根皮		十二時間

(五十二)

1	規那皮煎	一五〇、〇
2	赤葡萄酒	三〇、〇
3	稀鹽酸	二、〇

4　單舍利別　二〇、〇

右混和。一日三回。一回二食匙。

(五十二)

1　亞麻仁煎(五、〇)　二〇〇、〇

2　阿仙藥丁幾　五、〇

3　苦味丁幾　六、〇

右每二時一食匙。

倣(四十六)法。秤取規那皮一五、〇。入於煎劑器。加水七五、〇。而於重湯煎上三十分時間加熱。溫時濾過之。加於豫入234之合劑壜中。補充不足之水量至一定量。

加水一五〇、〇於亞麻仁五、〇中製成煎劑。注加於豫入23及水(五〇、〇)之合劑壜中。

濃厚之黏液劑。如阿仙藥丁幾。含有鞣酸。直接加入時則生沈澱。故宜如前方而調製之。

(五十三)

1　規那皮煎(一〇、〇)　一五〇、〇

2　稀鹽酸　一、〇

3　醋酸加僧謨液　一〇、〇
4　單舍利別　一〇、〇
右混和。一日三回分服。

加水七五、〇於規那皮一〇、〇中。製成煎劑。另取2 3 4而盛於合劑壜中。加水七五、〇混和之後。注入煎劑於其中。

規那皮中之亞爾加魯乙度。直接加入醋酸加僧謨。則化合而生赤色沈澱。蓋化學的變化。關於溶液之濃淡。故宜如前方稀釋而調製之。

(五十四)　1　規那皮煎(一〇、〇)　二〇〇、〇
2　稀鹽酸　一、五
3　單舍利別　一五、〇
右一日三回二日分服。

倣(五十一)法。

(五十五)　1　亞爾答亞煎　一五〇、〇
2　阿仙藥丁幾　三、〇

3　薄荷水

4　單舍利別　各一〇、〇

右每二時一食匙。

如前所述。由日本藥局方之規定。黏液劑之調製。藥劑師得定其藥物之量。

亞爾答亞煎(七、五)　一〇〇、〇

亞麻仁煎(五、〇)　一〇〇、〇

澱粉漿(二、〇)

砂列布漿(一、〇)

達拉加倔答漿(二、〇)

亞拉毘亞護謨(二〇、〇)　各一〇〇、〇

從右之處方可調製均等稠度之黏液劑。故本劑秤取亞爾答亞根一一、〇。依(五十二)例而調製之。

(五十六)　1　亞爾答亞煎　一五〇、〇

2　密兒拉丁幾　四、〇

4　薄荷水　一〇、〇

3　單舍利別　一〇、〇

右每二時一食匙。

做(五十五)例。調製1。研和2 3於乳鉢中。後加1。次注加4。直接注加2於其中。則有樹脂析出之憂。

(五十七)

1　加斯加利剌皮　五、〇

2　蒸餾水　適宜

3　單舍利別　一〇、〇

混和1與2。半時間煎出。取其濾液九〇、〇。加3於其中。後用蒸餾水一〇〇、〇。依處方中所記載而製之。

乳劑 Emulsiones

乳劑者。以卵黃、濃厚乳蛋白質或護謨質之媒介。混和水與油質。均等分布於賦形液中之一種白濁合劑也。製蛋白質者。謂之眞性乳劑。製護謨者。謂之假性乳劑。又種子、卵白。爲含有脂肪之蛋白質。能乳化他種之脂肪油。謂之複性乳劑。乳劑除種子、卵黃、亞拉毘亞護謨等以外。謂之乳化水。今示各種乳劑之主藥、護謨、乳化水、之比例如左。

乳劑之種類	護謨之量	乳化水
脂肪油乳劑	主藥之半量	主藥護謨相加之半量
拔爾撒謨乳劑	主藥之半量	主藥護謨相加之半量
護謨哈爾斯乳劑	同	同
揮發油乳劑	與主藥同量	主藥護謨相加之量
蠟乳劑	同	同
樹脂乳劑	同	同
依的兒製越幾斯乳劑	同	主藥護謨相加之半量
樹脂含有越幾斯乳劑	同	同
樟腦乳劑	主藥之十倍量	與護謨同量

假性乳劑者。研和油與護謨。次加乳化水。或油、護謨中直加乳化水。或研和護謨與乳化水。後直加油。或徐徐加之。此等數法。以第一法爲最佳。

無論何者。使用之際。乳鉢必須乾燥。其內壁溼潤者。决不可用。又急速强力研磨。亦爲乳劑調製之必要條件也。

（五十八）　1　甘扁桃　一〇、〇
　　　　　　2　蒸餾水　一〇〇、〇
　　　　　　3　非沃斯越幾斯　〇、五
　　　　　　4　單舍利別　五、〇

右1 2爲乳劑。後加3 4。用法口授。

此乃眞性乳劑。盛1於溫湯中約五分時間浸漬之。剝其皮。搗碎研磨於乳鉢中。必至摩於指間。不感碎粒而後可。次注入2之半量强研磨之。移於合劑壜中。秤取3於巴刺賓紙上。盛於乳鉢中。加4而混和之。入2之殘液。後合於乳劑。

（五十九）　1　甘扁桃　一〇、〇
　　　　　　2　蓖麻子油　一五、〇

此乃複性乳劑。如（五十八）例。將1搗碎研磨之。加2强研和爲泥狀。漸次加少量之水。至於全量。後移於合劑壜中。

（六十）　1　蓖麻子油　二〇、〇

2 亞拉毘亞護謨 適宜
4 薄荷水 四、〇
3 水 六〇、〇
右頓服。

此乃假性乳劑。卽脂肪油乳劑。採1 2於乳鉢中。研和數回。加乳化水。急速强力研磨。至發乳化音而止。次加3研和之。後移於合劑壜。注入4而混和之。

(六十一)
1 甘扁桃油 二〇、〇
2 亞拉毘亞護謨 適宜
4 橙皮舍利別 二〇、〇
3 水 一〇〇、〇
右一日三回分服。

倣(六十)法調製之。

(六十二)
1 肝油 二〇、〇
3 亞拉毘亞護謨 適宜

2　薄荷油　一滴
4　滿那舍利別　一〇、〇
5　水　九〇、〇

右一日三回分服。

秤取1 2 3。研和於乳鉢中。加少量之乳化水。（5）至發乳化音而止。研磨之後。加5之殘液。移於合劑壜。加4混和之。

（六十三）　大楓子油　八、〇

右乳劑作一五、〇。一日三回二日分服。

大楓子油冰結時。須加溫而使爲油狀。本劑先秤取亞拉毘亞護謨。（約主藥之半量、即四、〇）入於乳鉢中。再秤取大楓子油加於其中。次入乳化水六、〇。（此量依上所述、取主藥護謨相加之半量）急速強力研磨。至發乳化音而止。後加殘餘之水。研和之。至全量。移於合劑壜中。

（六十四）　1　肝油　一〇、〇
3　煉乳　三〇、〇

2　枸櫞油　一滴
4　水　一〇〇、〇

右一日數回二日分服。

採1 2入於乳鉢中。秤取3。注入研和之。次加乳化水。急速強力研和至發乳化音而止。後加4之殘餘。研磨之。移於合劑壜中。

（六十五）

1　精製樟腦　〇、五
2　亞拉毘亞護謨　適宜
4　橙皮舍利別　二〇、〇
3　水　一五〇、〇

右一日六回分服。

採1入於乳鉢中。滴加酒精而溼潤之。輕研和爲粉末。次加2與乳化水。研磨之。乳化之後。加3之殘餘及4。

（六十六）

3　百露拔爾撒謨　一、〇
1　甘扁桃油　一五、〇

2　亞拉毘亞護謨　適宜
5　單舍利別　二〇,〇
4　水　二〇〇,〇
右一日數回分服。
秤取1。入於乳鉢中。混和2於百露拔爾撒謨及甘扁桃油中。加乳化水研和之。乳化之後。秤取3於巴剌賓紙上。加入其中。至發乳化音爲通則。後加4 5。

（六十七）
1　黃蠟　一〇,〇
2　亞拉毘亞護謨　適宜
4　橙皮舍利別　二〇,〇
3　水　二〇〇,〇
右每二時一食匙。
採1。秤取而入於乳鉢中。溫於重湯煎上。熔融之。加2與溫乳化水。研磨之。乳化之後。加3與4。冬期若乳化中黃蠟凝固。而難乳化時。熱於重湯煎上。乳化之。使黃蠟熔融。

（六十八）
1　黃蠟　一〇,〇

2　硝酸加僧謨　四、〇

右乳劑作一〇〇、〇。一日三回分服。

秤取1。做(六十七)法。使乳化之。次溶解2於溫水中。加入1內。補充不足之溫水。至一定量。移於合劑壜中。

(六十九)　1　蓖麻子油　二〇、〇

2　單舍利別　一〇、〇

3　水　五〇、〇

右以卵黃爲乳劑。

採1於乳鉢中。加卵黃二個。强研和之。至稍凝固爲通則。後加2 3。

(七十)　1　精製樟腦　〇、三

2　卵黃　適宜

3　水　一〇〇、〇

右一日五回分服。

做(六十五)法。將1作粉末。加卵黃而研和之。依上之通則。然後加3。本劑非如(六十九）之乳化而凝固。

（七十一）1 安母尼亞屈謨　一〇，〇
2 卵黃　一個
3 大黃舍利別　二〇，〇
4 水　一五〇，〇
右每二時一食匙。
採1於乳鉢中。依前法而製之。
（七十二）1 的列並油　五，〇
2 薄荷油　一滴
右以卵黃作乳劑一五〇，〇。每二時二食匙。
依前法。以卵黃一個。與1 2強研磨之至稍凝固加水至一定量。
（七十三）2 阿魏　四，〇
1 蒲公英煎（八，〇）　二〇〇，〇
3 單舍利別　五，〇

右作乳劑。

1作煎劑。入2於乳鉢中。碎爲粉末。加3研和之。俟乳化之後。加1爲通則。例如阿魏、密兒拉等。爲含有護謨之樹脂。欲研爲細粉。必須護謨之媒介。雖乳化時。亦宜加少量之亞拉毘亞護謨。樹脂作粉末時。不可加溫。若將軟化之樹脂。碎爲粉末。當盛樹脂於亞爾加里或石灰除溼器中。使硬固之。放置後而粉碎之。

（七十四）

1 密兒拉　二、〇

2 亞拉毘亞護謨　適宜

3 水　二〇〇、〇

右一日二回。一回二食匙。

依前法。粉碎1於乳鉢中。秤取2。（主藥之半量、卽一、〇）加乳化水於其中。乳化之後。徐徐加3。

（七十五）

1 安母尼亞屈謨　一〇、〇

2 大黃舍利別　二〇、〇

3 水 一五〇、〇

右每二時一食匙。

倣(七十四)法。再參照(七十三)法。

(七十六)

1 烏華烏爾矢葉煎 二〇〇、〇

2 密兒拉 三、〇

3 阿片丁幾 二、〇

右作乳劑。

倣(七十三)法。先製1。次研碎2。每加少量之1而研和之。乳化之後。加3於其中。

(七十七)

1 的列並油 五、〇

2 亞拉毘亞護謨 適宜

3 水 一〇〇、〇

右作乳劑

從揮發油乳劑之通則調製之。

主藥之量少。而賦形水之量多時。則有主藥析出之處。如斯之時。宜用多量之護謨。

莫此爲甚經所謂陰陽不和者此之謂也（陰指貧血陽指充血陰陽不和謂各部血管之血量甚不平均有此部充血而他部又見貧血者）然人身調節血運之機能全資於腦神經無恙則自然之抵抗力漸次恢復血運亦達於平均故當此等之津液亡失不必急施以藥聽其自愈可也

太下之後復發汗小便不利者亡津液故也勿治之得小便利必自愈

此承上文言汗下逆施重亡津液故小便因之而不利然此非內腎分泌之機關有失其功用也不可以利尿之藥妄投之姑俟其津回則自愈耳

下之後復發汗必振寒脈微細所以然者以內外俱虛故也

此亦承上而言汗下逆施不特有亡津液卽於內外血運且能生莫大之障害也蓋發汗卽所以放溫皮下充血用之固宜苟於誤下之後而復汗之則放溫過多鮮有不因貧血而振寒者微細之脈誤下使然要皆由於津液亡失之甚以致氣血俱虛耳

下之後復發汗晝日煩躁不得眠夜而安靜不嘔不渴無表證脈沈微身無大熱者乾薑附子湯主之

人身之蒸發晝勝於夜故汗下逆施津液缺乏之人晝日難堪其苦每覺煩躁而不得眠然至夜則安靜無恙非如陽盛煩躁之無分晝夜也脈現沈微陽虛至極際此可決其爲少陰證無疑方取附子以固閉體溫使津不外泄用乾薑以生津煖胃使血不滯留仲景辨證諸如此類讀者當細玩之

右四章一節論亡津液證也

發汗後身疼痛脈沈遲者桂枝加芍藥生薑人參湯主之（玉函經脈經千金翼並無量數及新加二字從之）

此身疼痛與麻黃之身疼腰痛不同蓋汗後血量驟減運行因之而遲病原留滯疼痛生焉沈遲之脈是其明證人參爲興奮強壯藥對於胃腸病神經痛證尤有殊效加入桂枝湯中使之振興脈力疼痛自除且倍用芍藥以清邪歛液不致復有亡陽之變此仲景立方之大旨

發汗後汗出而喘無大熱者可與麻黃杏仁甘草石膏湯（不可更行桂枝湯句及主之二字創之說在精義）

此方爲麻黃湯之變局白虎湯之先著也云無大熱則必有熱可知汗出而喘則

邪乘於肺小循環系已成充血又可知仲景開此凉解一法於麻黃湯去其桂枝之辛溫於白虎湯除其知母之苦寒留此四味使由肺腎皮膚三排泄器逐邪外出則內熱既除外證亦因之而解矣先儒於此每以此方爲風溫專方不知仲景此書專就循環障害而發言讀者勿存膠柱之見也

發汗過多。其人叉手自冒心。心下悸欲得按者。桂枝甘草湯主之。

此言誤汗過多使毛細管分泌多量之液分而不能爲多量之吸收因停瀦於肋膜腔內而生胸水症也此症無非心臟衰弱之所致故用桂枝甘草以助氣止炎則全證可愈與太陽病下之後脈促胸滿者桂枝去芍藥湯主之相暗照宜參看

發汗後。其人臍下悸者。茯苓桂枝甘草大棗湯主之。(欲作奔豚句非古也刪之)

臍下指膀胱局部而言乃膀胱水氣不行症也於桂枝甘草湯中加入茯苓以利水大棗以和血則氣旺水平外證亦自消失矣

發汗後。腹脹滿者。厚朴生薑甘草半夏人參湯主之。

此與前二章同意所謂腹脹滿者指胃腸二部而言蓋腹水症也厚朴利水而瀉滿生薑行氣以袪痰加半夏以防其逆咳或逆吐合甘草以潤其內皮而止炎人

參爲胃腸病之特效藥。五者合用。則脹滿自除。腹水永不爲患矣。

右五章一節。論水血急逆證也。

傷寒。若吐若下後。心下逆滿。氣上衝胸。起則頭眩。脈沈緊。發汗則動經。身爲振振搖者。茯苓桂枝朮甘草湯主之。(脈沈緊刪本作浮緊今改之)

前言汗下逆施。必致重亡津液。此言吐下誤施。既生胸水之患。乃復從而汗之。則因放溫太過而傷其經脈。鮮有不振寒者也。唐容川曰。振振搖與玄武湯之振振欲擗地亦同。但玄武證重。故用附子以溫水。此證輕。故用桂枝以化水。此論近似。愚以爲振振搖三字。且與前節下之後復發汗必振寒章遙遙相照。要皆內外俱虛之象也。白朮爲開胃燥胃行氣利尿之品。合茯苓以加於桂枝甘草湯中。則氣旺水行。津液四達。振振之狀自無。

發汗。病不解。反惡寒者。虛故也。芍藥甘草附子湯主之。

惡寒乃傷寒所應有。發汗非傷寒不宜施。既非傷寒而誤汗之。則無怪其病仍不解。而反惡寒也。仲景揭出虛故也三字。以見放溫過多。蒸發太重。使皮下血管發現貧血之症。故用附子以閉之。庶溫不外散。而眞陽可復。然病既未解。不可謂無

醫事瑣談

鄭建侯

米食與麥食之比較　米百兩中含淡氣物（蛋白質）六兩。含炭氣物（澱粉糖油）七十二兩。爲一與十二之比例。麥百兩中含淡氣物十二兩。含炭氣物七十二兩。爲一與六之比例。米麥共食。爲九與七十七之比例。日本於明治十五年前。海軍不用麥食。其時航海者多罹病。後廢米食而改用麥食。遂無罹病者。此可爲麥愈於米之明證。又米麥之蛋白質多在外皮。若去皮而過於白淨。則滋養料反少。故今之食麥者。亦不乏其人。

奇醫病器　近來比利時國。於市街要處。設立一自動醫病的器械。名曰各人之醫生。若行人於途中偶罹急病。只須將金貨一錢。投入機械小穴。立得受診。若頭痛、腹痛、齒痛、腰痛、風邪等症。均能得適當之處方云。

再生新法　德國某博士云。凡人之死。皆身體先壞。然後腦失營養失指揮而人以斃。若十日內死者。能設法以機械輸入營養汁於其腦中。以代血。更以電氣運其四肢。則其人能生活如常。但不能離機械耳。

按摩術　英國有一種皮資體的按摩術。其術異常效驗。凡損傷跌擦等症。一經療治。

無不奏效。現又於街巷之間。凡有遭遇意外之損傷者。立卽代爲按摩。又恐獨立難行。已遞請願書於警察署。要求準其佩帶警笛。以便隨時呼喚警吏。現已認爲慈善事業許之。

治瘋　美國瘋癲病學博士莊治達拖路氏。近日宣言曰。瘋癲狂病在獨身者居多。如欲療治。當使患者不使其獨身自處。則可治之。

殺鼠奇品　近日倫敦發明一種殺鼠劑。名曰昆門參野克斯達奈佗。其效果之特殊。用法之簡易。皆非普通殺鼠劑所能及。加奈佗農務大臣稱之爲農界之天使。並詳記其實驗之成績。以通牒介紹於各國政府。據言該劑於豫防敗斯脫及養蠶上。均爲必要之品云。

攝影治眼　人有眼病。往往在於瞳子。一千八百五十年。有醫士創一驗眼鏡。此不過借燈光以射入眼內。並未欲攝影於紙上也。近日德國柏林某醫士。本爲眼科專家。發明一種攝影驗眼鏡。能顯眼中微疵於照片。先取貓睛試驗之。旋更改良加精。遂以之攝人眼之影。因燈光不足。改用電光。僅一閃鑠間。其影卽留於玻璃。此鏡旣出。眼病之源。不難攷得。亦眼科之大進步也。

婦人之奇疾　瑞典醫生巴多連醫一症。甚爲奇異。據言有一婦人。年三十歲。一日因渴極。曾往一塘飲水果腹。經過數月以後。胃脘大異平常。儼若有物落於其間者。因驚慌而前來求治。於是給以安胃之劑。覺稍安。未幾胃之激刺漸甚。卽吐蟾蜍三、蜴二。吐後似爲安靜。至翌年春。胃之激刺又起。遂與以香辛之品。又吐三蛤蟈。翌日。連吐小蛤蟈無數。越二月。又復吐五蛤蟈。前後凡七年。共計吐蛤八十。據醫生言於其胃中能聞蛤聲。

賭脈　人不問有病無病。苟不至死。動脈之管。未有不動。蘇格蘭有兩人。皆能以氣鎭脈。令久久不動。兩人者本係相識。一日有好事者勸令兩人試賭。各令一人按其脈以候之。相持至三點鐘之久而不決。兩人面赤如中酒。已而轉紫。一人者名伯斯巴。力不能支。自願認敗。其名慕維廉息塞克者。更强支半時許乃已。伯斯巴歸後。卽患嘔血。慕維廉息塞克。則於數日後患心臟病。竟致不能救治。以此觀之。可見戲賭之無益而有害也。

酒精與肺病之關係　法國某警吏曾論酒精與肺病之關係。大約謂療治肺病之良藥。爲葡萄酒。彼調查北部二十八洲。其飲料多爲涼水麥酒及酒精飲料。（白蘭地及威士忌酒等類）其住民十萬人中。患肺病者二百三十人。此外飲葡萄酒之地。雖同一比例。然患病者僅百四十八人。少九十八人。且男子以時飲酒精之故。病肺者多於女子。據種種調查。斷言肺病之大敵。乃葡萄酒。故罹病者勿飲涼水等酒。可以葡萄酒爲日用所需之飲料云。

治疾兩則　蘇城之東鄉。有一富者。酷嗜田螺。一日螺眼適掩於食氣嗓管。口噤食難。延醫無驗。不食者七日。奄奄一息。舉室惶惶。迨彌留之際。適有祝由科過其門。家人邀問。告其得病之由。醫云。此極易治。向取鴨數隻。倒挂飯頃。受取鴨唾半杯。煖送病者。飲盡口開。其病若失。

某歲之夏。上海有船戶某婦。產後兩乳下垂。長過小腹。形細如牛筋。疼痛異常。即就近延新到之王醫士名其年者診視。則以川芎、當歸兩味。燒煙熏之。久而痛止。乳亦縮上如舊。

驗瘋疾之有無　粵地卑溼。故瘋疾最多。官設痲瘋院以養之。不准入城。而瘋人男女同居。生生不已。不能絕其種類。瘋婦每喬裝出而魅人。被其惑者。即染瘋疾。久之鼻塌面腫。耳大如梳。手足拘攣。非藥石所能治。人家買婢妾及雇乳婦。均須驗明有無痲瘋。

其法。使其人處暗房中。用硝傾入火爐中燃之。如面色發青。則爲無疾。面色如常。則爲有疾。斷之極易也。

咽嚼各物之癖　或有齧爪之癖。或有嚼布嚼木之癖。初非異事。近據法人培蘭所調查。則有此等癖者。竟多至不可勝數。是眞出人意料之外。巴黎某小學校生徒共計二百六十五人。有齧爪之癖者。六十三人。即五人中有一人也。又田舍之學校中。女童較衆。二十一人中。有此癖者十一人。頗於衛生上有害。法國當局者現正研究改良之方法。

人類將來之進化　法國生理學家曼希尼夸。近著一書。名曰論人類將來進化之序。其書之大要。言人類係由猴類進化而來。故今日之人類。猶不能盡脫獸類之性質。肉體之中。他日應有大進化之機關亦甚衆。如腸之過大。發爲各病之源。而最有害於人類之發達者。獸類之情慾也。在他人觀之。胥知其爲可危之事。而爲之者。率不知不覺。深陷之而不悟。譬若夏日之蟲。自墮於冰塊之中。或撲於火燄之上。終必至於死而後已。此等缺點。是爲肉體上精神上之缺點。俟科學之進步與自然之進化。則自就消滅。其次即疾病老衰及死亡是也。疾病一端。黴菌學、病理學進步之後。患者必日就稀少。

老衰亦爲疾病之一種。綜合各種原因。由變更網膜之硬質而成者也。然亦當有避之之法。若是則人類皆可得百年或百五十年之長命矣。

食葉之癖　南美洲巴西國之土人。最嗜食其地所產樹葉之名葛克者。如兒童之嗜糖果。然凡飽啖此樹葉者。能二三日間不渴睡。且能耐最勞之工役。惟該樹葉中含有如科克影之毒質不少。頗害衞生。物理學家云。其毒比鴉片爲尤烈。不解該土人何以喜食之。

製黴菌標本　欲製黴菌標本之方法。不可不施以染色劑。茲將染色劑略述之。赤色之佛古心一分、石炭酸二分、酒精五分、蒸汽水十分。或青色之美哲立靑一分、石炭酸二分、酒精五分、蒸汽水十分。染之原標本上。後再以玻璃瓶盛之。嚴封其口。勿令空氣侵入。則可歷久不敗。

蔬菜之研究　都會人不如鄉野人之康健。何也。曰、此其故卽發生於尋常之蔬菜。蓋肉類者。多含易於腐餒之脂。爲喚起血症病之根源。因是有化學敎師某。終身不食動物類之肉與油等。竟無纖毫之小病。且常曰蔬菜含有炭與水之成分。故甚有益於人也。

更進而述其內容。使普通人士。知該病院確可爲模範的病院也。四千六百坪之建築地。建築物有二種。一爲青山病院。專收容精神病患者。一爲帝國腦病院。專收容腦病、神經系病、脊髓病等之患者。後部之建築物。屬青山病院。前部之建築物屬帝國腦病院。兩病院之院長。均爲齋藤博士。監督兩院之事務。故病室及其他之附屬室。兩院雖有區別。而醫員、事務員等。均在中央部之左右。以管理兩院之事務焉。吾人入該院大門後。仰視屋上。有厖然之一大時鐘。懸於空中。能報時刻。稱之曰時計塔。此爲院內壯觀之一。其爲中央之支柱。一係伊大利蠟石之角柱。一係人造蠟石之丸柱。上部雕刻花紋。以壯觀瞻。

入大門之後。有一大迴廊。闊二間。長二十二間。天井中央有四個大燭光之花電燈。設電話二個。迴廊之左右。各設四室。右側之第一室及第二室係診察室。第三室係電氣治療室。第四室係病理研究室。均有必要之器械及各種之準備。左側第一室係事務室。第二室係監督室。第三室係醫局。第四室係應接室。事務員及醫員均奔走於斯。但此左右室之間。有一嵌鐵格子之玻璃窗。以便醫員、監督等通行之際。監視左右病室之外部。其次之左右。卽爲通青山病院之路。左側曰第一號室。右側曰第二號室。此通路之間。亦有監視病室外部與前同狀之玻璃窗。迴廊終結之所。爲青山病院第三號室。浴室廚室等。設於北方之一隅。與第三號室相接。據院內人之報告。院內設電話四所。電燈數約二百餘。便所十八。洗面所十五。消火器九具。各區之要部。均配置水具。首門大迴廊之中央部有通路。此卽收容精神病患者之青山病院之病室通路。通路之中央。左右均設看護者之監視室。裝置玻璃窗以便監視。通路之長。約三十六間。第一號室總計有三十五室。收容男患者。第二號室總計二十九室。收容婦人患者。第三號室在大迴廊之終結處。統有三十四室。爲男女共同之收容所。內部仍區別之。三十八間之通路。或中央設看護人之監視室。對於患者。須十分注意。其病室有八疊、十疊、十五疊等。最大者爲二十四疊。構造均係日本式。天井之高約一丈餘。光線射入頗易。窗高三尺餘。悉採衞生善良之方法。此第三號室之西北隅。有煉瓦製之樓房。係浴室。天花板用人造石爲之。雕刻花紋於其上。瀧高一丈二尺。爲龍頭式。以便冷水浴。浴室三間。備浴槽或電浴、普通浴、藥水浴之三種。幷設二間半之汽罐室。其旁有板室（鋪設地板者）三間。爲浴者之脫衣處。浴室之旁。連接廚房。築煉瓦之高壁。以防失火。廚房男女各異。均設八疊與六疊之二室。悉屬西洋式。有石造之大釜四個。小釜四個。旁有貯炭所。亦用煉瓦製成。另設貯米所。約可貯米三十石。其設備可謂詳且至矣。浴室之後部設蒸氣消毒所。裝置寒暑表。上部裝派普(パイプ)均屬改良之最新式。第三號室之右側。有安靜室。其構造仿德國之精神病院內所有者。由是以觀。則病院之完備整飭。實日本全國內所未有也。今又於安靜室三室之外。復築闊二間、長六間之安靜所。第一號室與浴室、廚房之間。設庭園。第二號室與第三號室之間。有運動場闊二十間、長二十五間。植芝草。裝置運動器械。幷設飲水處以救渴。青山病院對於精神病患者之設備。尙可謂其不完全乎哉。

帝國腦病院之病室排列。分爲第一號室、第二號室、第三號室、第四號室、第五號室五種。此外復設娛樂室、球戲室、病理解剖室、講習所。該病院病室之建築及構造。自建築學上言之。爲羅馬式。仿法國巴黎最美麗最衛生之病院模狀。構造之完備。固無待言。美術的內外之裝飾。實足炫人耳目也。就建築材而論。兼用白煉瓦、赤煉瓦、蠟石、花崗石、青石、人造石及鐵材、木材、石材、白堊等。建造物之堅牢。決非他種之建築物所可比。其第一號室最接近於門牆。外觀係洋式。內部係和洋折衷式。室數統二十六。洋式者約三四間。其餘悉係和式。每室有牀一張。牀柱用黑檀。牀椽用紫檀木、鐵木等。頗有韻致。第一號室之側。有西洋式樓房。樓上之大廣間。爲娛樂場。樓下備球臺。以供球戲之用。球戲場前之迴廊。有鐵瓦柱。徑四寸。長一丈一尺。出此迴廊。即第二號室。其迂曲之所。設洗面所及便所。構造均屬最新式。極合衞生。如洗面所等處。均用人造蠟臺。便於排水至於地中室。僅第三號室地板下之一部。高三尺五寸。設通氣窗數個。第三號室以下。悉係院長最苦心之建築。建築法均同。且第二號室之屋上。有四個大塔。第三、第四號室之屋上。有五個大塔。謂之眺望塔。飾窗三十三個。配置屋上之各部。空氣之流通極易。并有避雷針五個。以防雷火。第二號室之柱。用人造伊大利蠟石之丸柱。長二間。徑一尺五寸。頂上用青石。雕刻花紋於其上。樓上之欄干。兼用人造伊大利蠟石及人造石。階梯用御影石相疊而成。裏面亦施雕刻。室內裝置電燈。燦爛可觀。病室統有二十室。每室有四間。其設備能一人而兼用二間或三間者。每間有三大窗。天花板上。有空氣孔二個。屋內鋪設絨氈。寢臺之裝置。亦極完備。由是以觀。關於腦病院之設備。亦可謂詳且至矣。

此病院內之最有名者。係第三號室內之珊瑚室與明鏡室。第三號室與第四號室。建築於中央部首門之左側。接近於首門者。爲第三號室。其中稱爲特別病室者。即珊瑚室與明鏡室。柱用檜材。塗以赤色。各設窗二個。其玻璃窗用赤綠紫白之顏色玻璃。中央用無色玻璃。能安靜患者之精神。二室之前有闊二間長七間半之游戲場。鋪陳有彩紋之陶器。柱上嵌長九尺闊一尺二寸之鏡。外壁、內壁。悉用人造石砌成。精施雕刻。該室之壁。用大阪、東京之珊瑚樹製成。故名曰珊瑚室。室內備橫九尺、豎七尺、厚一寸之大鏡。并附數多之小鏡。故名曰明鏡室。其壁用珊瑚製。側室內陳設之各物。其精緻皆稱是。

其他之第三及第四號室。上下共有二十二病室。構造之完美。與第二號室無異。第四號室室長有三十二間。室內悉係日本式。每室裝置電燈。以供燈火之用。廊下通第三、第四號室。長三十三間半。鋪設有花紋之地氈。第四號室之終結處。設便所、洗面所。便所有和洋兩式。構造與第二號室之便所及洗面所無異。其地板下之構造。有高三尺之砌石二層。設空氣穴。以便空氣之流通。外部之窗。均裝飾人造石。上有雕刻之花紋。軒下亦用人造石砌成。精施雕刻。實足眩人心目也。其第五號室。在第四號室之後部。爲西洋式之樓房。長八間半。闊六間。有八疊、六疊等之病室。椽側卽迴廊。長八間半。闊一間。又於三層樓上。設一大運動場。以供眺望之用。雖五百人之遊戲。絕無障礙。其建築法與第四號室同。病理解剖室。在大門內之右側。安靜室之後部。亦係樓房。廣約三四間。樓上供講習所之用。要而言之。帝國腦病院。確爲醫學上之模範的建築。非他種之病院所可比。其中事務員七人。醫員十一人。（內醫學士三人）調劑員六人。監督二人。看護長一人。組長十二人。看護婦百數十人。看護者三十八人。夜間之巡視二人。小使四人。車夫及馬丁御者四人。廚房之勞役二十五人。推齋藤院長之心理。尙以爲未達最終之目的也。

赴麴町區內幸町一町目胃腸病院。謁見院長長與稱吉君。凡入院之患者。先稱身體重量。分配飲食料五種。如牛乳、稀粥、飯食、雞卵、牛肉之類。每食若干。必詳記之。以便比較。因出示一表。上列各種病名。可於診斷時塡寫病名者。其中所記尿素、糞便、胃液等。皆極詳細。俟病人愈後。裝訂成册。存於院內。凡十餘年前之人。到此治病者。亦可查考也。遂導觀電氣機械室。有機械大如案桌。置室之中央。長與君云。食物不消化者。用此電機在胸前運動。可以助消化之力。遂將電機撥動。如式演之。又囑一醫士檢出探胃機及用電光觀胃各件。一一詳言其用法。又有誤呑各物。曾在胃內取出者。如鉤、金牙、石塊之屬。長與君指此而謂余曰。若非藉機械之力以取出之。恐此輩皆屬枉死矣。凡圓形之物。亦有隨糞便而出者。若鉤物或金類。則必用機械而取出之。復將試驗紙以試驗酸性及亞爾加里性反應。爲試驗胃液之用。又見玻璃瓶內。各種胃癌標本有大如拳者。醫士云。此皆用手術割去。今其人尙生存焉。後至廚室。見室中有一大盤內盛病人食物。自朝至暮。或多或少。分別表記。類皆加餐者爲多云。

十三日。至上野公園帝國圖書館。購券登樓。樓共有三層。上層爲尋常觀書處。人最多。宛如我國之考試場。皆伏案不少離。或抄或閱。非常專心。余購特別札。入二層樓中。翻閱書目。檢得櫟窗類抄一書。書係抄本。內載醫事甚詳。前列醫政一門。上自周禮醫官以迄近代。並載大淸律例。醫居何等職位。庸醫殺人及配藥不當。治以何等之罪。逐段附以論說。皆精確詳明。惜此書不傳於世耳。復取一書。名曰和漢醫請願之理由。內載漢醫學校課程表。自一年至四五年級。如內科、外科、婦人科、小兒科等。各隨年級分授。其教科書。皆爲漢醫所應用者。

十四日。至白金臺町一丁目三十九番地傳染病研究所。所長北里柴三郎。游德國未回。由事務員迎入應接室。考此所創始於明治二十五年。本在芝區愛宕町。後於明治三十八年遷居於此。內計所長一人。掌理所務。監督部下。技師七人。承所長之指揮。分掌各事務。技手二十三人。從事於各事務。書記七人。從事於各庶務。凡所中傳染病及其他之病。原有檢索、豫防法及治療法與豫防消毒、治療材料之檢查、血清與細菌學品之製造、痘苗之製造等是也。至標本室。見玻璃瓶酒漬黃蛇、綠蛇數種。事務員云。此爲飯匙蛇。性甚毒。人被咬者。無藥可救。後經北里柴三郎取蛇身中一種毒質。射入人身。可保無恙。又見各種血清。如破傷風血清、赤痢血清、虎列拉血清、飯匙蛇血清、連鎖狀球菌血清之類。又見丹毒治療液、腸窒扶斯豫防液、赤痢豫防液、虎列拉豫防液等。又至培養基製造室。其西部爲第一飼畜舍。有大小鐵籠。內養猩猩、猿、兎、貓以及飛鳥之類。在畜舍之西南爲羊舍。收容棉羊、山羊、犬等。至採血室。其西一帶爲第一至第九厩舍。馬房內收容馬匹甚多。以備製造血清之用。至機關室。有瓦斯機關、電氣機關及德國製血清乾燥器、蒸餾器、壓榨器等。至採苗室。其北一帶爲第一至第四牛舍。犢房內收容犢牛。以備製造痘苗。至講習室。其階上爲實習室。講生之坐位。盤旋而上。旁有階級。堂中列講座。座之右側。有北里所長半身銅像。幷顯微鏡、自來水管、諸器械等。至冷藏室。中列玻璃管無數。蓋用以置培養基者。寒威凜冽。令人不耐。少留。事務員謂此中溫度。常在華氏寒暑計一二度之間。至消毒室。內分爲未消毒室及已消毒室。其中間爲浴室。有蒸汽罐、吸水唧筒、消毒罐。用以消毒患者之衣服寢具等物。又至食堂、醫務室、病室等處。觀畢卽歸寓。

連日買醫書及藥品。約一千餘圓。　華君裳吉、錢君樂眞設餞於醉仙樓。　十九日。偕劍峯、伯銘至新橋驛。乘夜行汽車赴神戶。終夜未睡。倦甚。　翌日早八時抵大阪。十一時至神戶。住中央旅館。

二十一日。乘汽車赴岡山。登車後。倚窗遠眺。左山右海。海濱小舟如鳧集。風帆出沒於巨浪中。一面則萬山環繞如屏。蒼翠欲滴。山麓屋舍鱗比。良田如茵。誠天然圖畫也。調查岡山孤兒院。其創辦費極少。其常年費每年約四萬圓。每月每人約費五圓。現在收容人數五百八十人。孤兒入院。不貼月費。管理人月薪。自五圓至十五圓不等。又至菩薩會孤兒院。又至備作惠濟會。調查均極詳細。作書與盛宮保。日前肅上一書。述東京養育院大略。想已入覽矣。昨早自東京乘汽車。凡一日夜而達岡山。約行一千三百餘里。岡山有孤兒院三處。曰岡山孤兒院。曰菩薩會孤兒院。曰備作惠濟會。（會內有感化院、有育兒院、有保護院）其規模雖不及東京養育院。而其建築之樸素。頗可取法。其條理之細密。辦事之認眞。教誨者對於被教者。循循然和藹可親。如父兄之對於子弟皆不亞於東京也。以上三處之詳細章程。俟回國後呈上。以備採擇。又日本圖書館。其成立約分三種。一爲官立。如上野帝國圖書館是。一爲市立。如日比谷圖書館是。一爲個人私立。如博文館主所立之圖書館是。其規則頗詳密。故於調査醫學、養育院之外。亦嘗留意及之。其館章擬緩日譯呈。今在自岡山回神戶之汽車中。震動異常。不克莊書。略述所見。不能詳也。

二十二日早九時。從神戶上弘濟丸。向門司行。是日海風甚凉。波平如砥。登船樓憑眺。四周皆山。青葱可愛。因口吟云。萬山環抱疑無路。一水中分別有天。蓋紀實也。臥籐椅中。覺心體甚適。回憶癸卯歲。始渡海北行。甲辰往返二次。乙巳往返三次。合計前月來東時。渡海凡八次。從未有樂於此時者也。蓋以抵日後。終日奔馳。無暇晷者已三旬矣。積瘁之餘。偶逢閒適。倍覺愉快萬狀。飢者易爲食。渴者易爲飲。人情大抵然歟。雜閱各書。不覺昏昏睡去。華胥一夢。醒來已正午矣。引領西望。海天遼闊。遙念家人。此時必資麪祀竈。爲余求福田利益。蓋今日適爲余之生日也。

二十三日上午十時。抵門司。下午三時開行。船上食品頗多。余素不能多食。姑將一日之食品略記之。早七時。咖啡牛乳一杯。麪包一片。八時早膳。先饅頭。次穀類點心一種。

內加牛乳、白糖。次炸魚一盆。次雞蛋一盆。次紅燒牛肉一盆。次炸豬排一盆。次芥利飯一盆。次紅茶一杯。十二時午餐。先麪包二片。次湯一盆。次雞肉餃一隻。次肉捲筒一盆。次肉二種。次芥利飯一盆。次點心一盆。次紅茶一杯。下午三時茶點。蛋糕一塊。奶茶一杯。六時晚餐。先麪包。次湯一盆。次肉餅一盆。次魚一盆。次肥鴨一大塊。次紅燒豬肉一大塊。次芥利飯一盆。次紅茶一杯。每日三餐後。皆有水果一種。食品之多如是。余食之不能過半。恐傷胃腸也。

在船中無事。作書與華君棠吉、錢君樂眞曰。日前蒙設祖相餞。醉酒飽德。銘感靡旣。瀕行又勞遠送。不佞曷克當此。臨別若有無數願言之懷。而欲言則竟無有。惘惘惜別。黯然神傷。古今人大抵然歟。棠吉論當世事。不事詆訶排擊。其溫粹之色。謙和之貌。藹然令人心醉。樂眞靜默修潔。剛斷英毅。而處之以謙約退讓。令人一見而服其敦重。不佞回國後。想望二公風采。昔昔猶夢見之。遂引筆以誌欽慕。相見尚遠。伏維珍重。

二十四日早五時。抵長崎。下午四時開船。向上海行。余追憶近十年內。因不善應酬開罪於人之處。不能以更僕數。余此次之來日本也。可以取法者甚多。敬誌之於左。

余甫抵橫濱。見楊君高百、薛君劍峯、陶君念鈞。皆在岸上待余甚久。而念鈞則來已一日夜矣。高百帶來運行李者一人。卽以行李檢與之。三君陪余乘汽車至新橋。再乘電車至東京本鄉館。凡友人之宜遠迎者。余當以三君爲法。

陳君頌平、張君杏生、沙君頌宣、過君耀根、侯君雪農、孫君幹甫、鄒君符生、韓君慕荊。知余之來東也。皆來訪候。而余則懶於訪友。嗣後宜以諸君爲法。以蓋前愆。

胡馨吾公使招飲於使館。楊高百招飲於時新樓。陳頌平招飲於松本樓。孫幹甫、華裳吉、錢樂眞皆招飲於市肆。而余則懶於宴客。往往開罪於人。嗣後宜以諸君爲法。

余之調查醫院、養育院、孤兒院、圖書館。或奔馳數十里至千葉。或奔馳數百里而赴閒山。或朝入上野。暮出日比谷。溽暑逼人。流汗浹衣。而同行爲余翻譯者。未有倦色也。此外如購買藥品書籍以及種種雜物。凡千餘金。暴烈日中者約二週。而同行者又盡力爲之。非楊君高百、陶君念鈞、薛君劍峯、華君裳吉、錢君樂眞之力不至此。而余則懶於爲友人奔走。後當取此以爲法。　胡公使之介紹書十餘函。與上海道免稅咨文一通。覆江督咨文、覆盛宮保咨文各一通。皆陳君頌平、張君杏生、林君鐵錚、孫君幹甫之力也。後日余苟可爲友人盡力之處。宜取此以爲法。　余行期已定。陶君念鈞、韓君慕荊、侯君雪農、過君耀根。皆來寓話別。而華君裳吉、錢君樂眞。則遠送至新橋。鵠立車站。俟車行後始歸。嗣後遇友人之有遠行者。余亦宜送之。　上所云云。皆吾同志同鄉之相招待也。其可敬可師者已如此。試再證諸日人。　參觀帝國醫科大學時。有導余入解剖標本室者。指示此爲某某臟。某某骨。某月之胎。某月之嬰孩。歷一二時而不厭。余疑導觀者爲幹事員。後出名片視之。則醫學博士二村領次郎君也。　後有導余入病理標本室者。指示孰爲卒中之腦。孰爲結核之肺。孰爲腫大或縮小之肝脾。孰爲窒扶斯之腸。孰爲肥大或有瓣膜病之心臟。亦歷二小時而不厭。又入外科室、病理解剖室、內外科病室等。導觀者之勤懇。皆與二村博士無少異。如是者凡二日。猶未能畢事也。參觀傳染病研究所。各種細菌之標本。傳染病之豫防液及血淸。無不備具。凡消毒室、冷藏室、鏡檢室、接種試驗動物室等。不下數十處。導觀者皆一一爲余指示說明。歷四小時而不倦。參觀長與博士胃腸病院。凡胃腸病由外科手術取出之標本、及種種之新式器具。病人每日之食單。無不一一羅列而詳說之。參觀青山腦病院、順天堂醫院等。導觀者之親切。皆與二村博士相伯仲。會客處則以此二處爲最。其華麗幾與吾國公使館相埒。參觀東京養育院及巢鴨分院。導觀者之熱心。又過於醫院。問答四小時之久。尙無絲毫之倦容也。余木强不解酬應之事。故詳記之。以誌余愧。

七月。盛氏譯書局停辦。　四川有楊同明者。來上海求學。貧不能自給。欲借宿於余寓內。余允之。至秋末。患赤痢。翌日。卽送入同仁醫院。病二十九日。死於醫院內。至是核計楊君借余之款及醫院費棺木費等。約八十餘圓。　是年醫書之出版者。有新傷寒論、醫學補習科講義、看護學、家庭新醫學講本、公民衛生必讀、公民醫學必讀、家庭新本草、普通藥物學教科書、初等診斷學教科書、實扶垤里亞血清療法、花柳病療法、無藥療病法、德國醫學叢書、霍亂新論、喉痧新論、診斷學實地練習法、化學實驗新本草、新萬國藥方、產科學初步、南洋醫科考試問題答案、普通醫學新智識、生理衛生學教科書、腦髓與生殖之大研究、子之有無法、歷代名醫列傳。凡二十五種。

宣統二年庚戌。年三十有七。仍住上海昌壽里。行醫。刊印醫書。　創立中西醫學研究會。在民政部、督院、撫院批准立案。入會者數百人。發行中西醫學報。　是年南京開南洋勸業會。八月。余赴南京。見勸業會審查長楊杏城先生。談醫甚久。余之醫學叢書及精製補血丸、半夏消痰丸。皆得南洋勸業會最優等獎憑。　屢與伍秩庸先生商推衛生事宜。提倡素食主義。勸人不吸紙煙。　奉天鼠疫盛行。余作鼠疫一夕談等。廣登各日報。　刻漢魏六朝名家集四十家。沈友卿先生爲余序之。其下半首有云。夫學者旣以古文爲起八代之衰。則又不能不取八代之文紬繹之。知衰者何在。起其衰者又何在。蓋漢魏之文。其至者體則奇而不詭於法。詞則正而不掩其葩。下逮六朝。跌宕靡麗、葩而已矣。俳優天子。與文士爭雕繪之長。而豔詞相煽。與婦之書。而可以代作。又何爲者。君子觀於文章之無實。而知政敎之衰。不可以一日立國。楊廣肆逆。倐殄厥祚。而文運亦以告終。李唐代興。四傑之文。猶不盡脫駢儷之窠臼。昌黎取之也博。擇之也精。而奇偶復軌於一途。謂爲起衰可也。謂爲古文不可也。同芳蓄此意久。頗思有所搜輯。以證吾說。適吾友丁君仲祜。繼張溥漢魏六朝一百三家集之後。輯爲一百十家。糾正張氏謬誤甚多。而搜輯之勤。雖零篇斷句。亦復不遺。自有輯漢魏六朝文以來。未有若斯之精者也。仲祜曩游江陰南菁書院。致力於經史詞章及疇人之學者甚深。近復研求醫理。將冶中西於一爐。猶拳拳斯編。出以餉世。嗟乎。文字尚不能歧陰陽奇偶而爲二。而況於人身本具有陰陽奇偶之用者歟。以仲祜之志。行仲祜之學。發而廣大之。區區文字云乎哉。

是年醫書之出版者。有內難經通論、傷寒論通論、古方通今、醫學指南、續編、新纂兒科學、胃腸養生法、赤痢新論、删定傷寒論、中外醫通、病理學講義、中西醫方會通、肺癆病學一夕談、病理學一夕談、赤痢實驗談、診斷學一夕談、身之肥瘦法、脚氣病之原因及治法、新脈學、一夕談、家庭侍疾法、神經衰弱之大研究、食物新本草、姙娠生理篇、分娩產褥生理篇、美容法、外科學一夕談、歷代醫學書目、西洋按摩術講義、人體寄生蟲病編、診斷學大成。

宣統三年辛亥。年三十有八。行醫刊印醫書如故。　聘沈君伯偉爲教讀。以教授兒女。二月。余患鼻加答兒。久不愈。發熱、惡寒、鼻塞、流涕。語言中凡鼻音之字。均不能說。患鼻感冒。已覺其苦萬狀。病人之就診者。其痛苦當過我十倍。宜哀矜之。　三月六日。余將移家上海。故回無錫。料理一切事件。檢舊書。得少時日記。閱之。覺十年前事。歷歷如在目前。閱先曾祖俊之公手抄舊譜。懸想百年前事。吾家正盛。神往者久之。　至書院街舊宅。入其室。斷磚殘瓦。零落四隅。蛛網浮塵。積於屋角。蓋賃屋者甫移居他所。而尚未收拾也。余生於斯、長於斯、誦讀於斯者。幾三十四年。自遷居連元街新宅後。已久不來此。鄰里之年老者。大抵皆已謝世。撫今追昔。不禁感慨係之。　至竢實學堂。堂內有學生二百七十八。余十年前曾在此處教算學三年。今雖匆匆游覽一周。已不勝今昔之感矣。　三月二十五日。奉母挈妻子。移居上海昌壽里。　四月。楊範甫先生道過上海。各同鄉觴之於市樓。余亦在座。範甫與余一別五年。鬢髮俱白。頹然老矣。意興亦大不如前。余不禁爲之憮然者久之。　漢魏六朝名家集刻成。　八月。武昌起事。海內響應。淸朝亡。余亦將髮辮剃去。　薦金子英爲軍醫。　是年醫書之出版者。有急性傳染病講義、普通醫學問答醫話叢存西藥實驗談、生殖談、醫說及續醫說、四庫提要醫家類肺癆病救護法、免疫學一夕談、豫防傳染病之大研究、傳染病之警告、瘰癧之原因及治法、新醫學六種、近世法醫學、妊婦診察法不姙症及治法、近世催眠術、創傷療法、醫界之鐵椎學校健康之保護藥物學一夕談、內科學一夕談、山都小史。又刋印尺牘十餘種。

民國元年年三十有九。行醫、刋醫書如故。　四月。舅氏薛耀庭先生卒年七十有四。余奔喪回里。　中西醫學研究會因滿淸已亡。前案應註銷。復在內務部批准立案。　余刋醫學叢書。自序已删改數次。其下半首云。近世東西各國醫學之發達。如萬馬之騰驤。如百川之匯萃。磅礴浩瀚。駸駸乎隨大西洋之潮流。渡黃海岸。注入亞東大陸。俾不才肆其雄心。窮其目力。運其廣長之舌。大陳設而吸飲焉。豈非愉快事哉。然吾人雖如千手觀音。向醫學中各科目。悉伸張其神臂。無一剎那頃之已時。而各學科光怪陸離之新理新法。一若對萬花鏡之回轉循環。使人應接不暇。雖日寫五千言。積以數年之久。猶不足盡譯其所長。以供醫林之參考。甚矣夫醫籍之浩博也。不得不延人繙譯。以代草創之勞矣。余則黽勉朝夕筆之削之。一再以書。往往至模糊不可辨。不自知手腕之幾脫也。於以知呂覽、淮南子各成於賓客之手之所以不足恃。唐章懷太子註後漢書。魏王泰著括地志之成於衆手。尤不足恃也。假手於人。豈不難哉。經營拮据。歷有年歲。因成醫書若干種。名曰丁氏醫學叢書。雖不如呂覽、淮南子之耳剽肊決。其對於李書簏以一手註文選。未免有愧色矣。　追溯昔年之知遇。每自痛惜。授我以算學者。華若汀先生、華若溪先生也。授我以醫學者。趙靜涵先生也，十年前讀余衞生學問答。而薦我入都者。李部郎亦園也。屈節禮賢。屢蒙其優渥者。張文達公也。縱論學術。在師友之間。而屢却其聘者。張學使小圃、黃學使仲弢兩先生也。或在天之涯。或在地之角。別未十稔。而徐陳應劉。一時俱逝。其聚散存沒之感。何能無慨於中耶。皐蘭搖落。難招正則之魂。柯竹沈霾。永絕中郎之賞。既乏師資。亦鮮勝侶。間有造作。莫析疑義。余雖於學日從事焉。茫乎不自知其可憂而可喜也。故益念逝者不能忘。　噫知己之難久矣。世路羊腸。跼天蹐地。不敢踰咫尺。吾其悉此情哉。向者余以意氣甚盛。每爲鄉里小兒所詬侮。而大江南北。往往有咨嗟嚮慕者。豈近者難以爲工。而遠者多不知其不肖耶。抑昌黎所謂小人之好議論。不樂成人之美耶。昔揚子雲著太玄。而劉歆欲以覆醬瓿。左太冲賦三都。而陸機欲以蓋酒甕。搜瑕索瘢。自古而然。吾爲天下著書人寒心矣。撫今追昔。平生磈礧、瞀然陳念。紾胥岨峿。輒命筆不能自已。故曼衍爾爾。若謂擬司馬子長、劉孝標之自序。則吾不敢作是言。其卽庾蘭成所謂窮者欲達其言。勞者須歌其事歟。人生憂患。卒卒年歲。一去不可復得。九數之末。未闚其奧。十年之讀。悔負初心。往時長歌慷慨。精悍跌宕之概。已無復存於眉宇間。蠖屈不伸。乃託迹於馬醫賤伎之流。人曰夫夫也。其爲馬醫賤伎之流也歟。此吾之所以自臧者也。醫學云乎哉。　是年醫書之出版者。有近世婦人科全書、癆蟲戰爭記、皮膚病學、新撰虛癆講義、實用經驗良方、藥物學大成、新撰解剖學講義。又印偉人脩養錄、西洋古格言。

民國二年。年四十。行醫、刊醫書如故。　在派克路買地一方。道契六千四百十二號。計地六分四釐四毫。共費九千一百圓。建築費共一萬二千七百圓。有樓上下十餘間。爲住房、譯書、診病、製藥之所。樓巔仿屋頂花園之式。築平臺。四周圍以鐵欄。屋頂建玻璃屋二間。爲課讀、吸氣、暴日之用。其後方有小屋四間。亦有樓。廚爨、住房、藏雜物之區在焉。工既竣。顏曰丁氏醫院。九月。遂遷居於此。余以此屋在龍飛馬車行之後。空氣不潔。

有害衞生。遂登報出售。數月間。來看屋者約三十餘人。均無成議。余方知售屋之難有如此者。　余所刋丁氏醫學叢書在德國都郎萬國衞生賽會及羅馬萬國衞生賽會。皆得最優等獎賞。得文憑、獎牌等物。又得內務部獎證二紙。　吾家自乾嘉以來。頗多藏書。自先祖殉粵匪之難。則列代之藏書盡失。余性嗜書。而爲衣食所困。無餘力多購書籍。少時所買應用各書。大抵皆石印本及尋常木刻本。均藏於無錫連元街宅內。余自移家上海後。目光日益昏蒙。石印小字本。已不能檢閱。而尋常本又不足以饜余嗜書之癖。故四十歲以前所買之書。約有三十大櫝。尙在連元街宅內也。余自今歲起。將所得各書。依日月之先後。次第記之。以備他日之遺忘焉。

余年來頗嗜古書。稍稍從估客購取。第書値之昂貴。較余十餘歲時且十倍過之矣。蓋以古書日少。而收藏者日多。凡搢紳、仕宦、富商、鉅賈。無不搜羅古籍以爲美觀。此書値之所以日益昂貴也。余以寒素之儒。節縮衣食游讌嗜好之費。欲買書數萬卷。其艱難困苦。較富人之搜羅古籍以爲美觀者。不可以道里計也。然富人得古書。往往秘之篋笥。終年不獲一觀。或好自矜嗇。傲他氏以所不及。或羅列几案。招致貴客。欣賞其楮刻之精雅。與尊彝、環璧、法書名畫之屬。同視爲一種之玩物而已。問以作者之宗旨及書

TRADE MRAK ‘VAPOROLE’ 商標

發帕兒 商標

蝶鞍棚膏

（腺骨鞍棚之液）

PITUITARY (INFUNDIBULAR) EXTRACT

發帕兒蝶鞍棚膏之於腦力猝衰或脫失

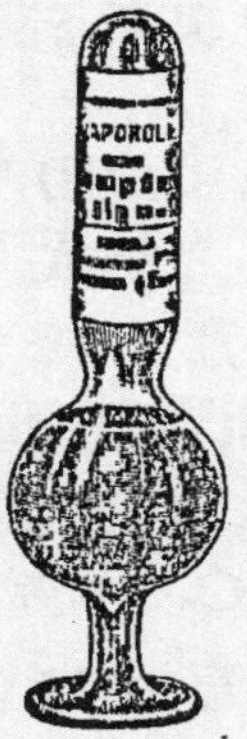

此蝶鞍棚膏用於外科施手術時或既施後。及產後等所有腦力猝衰。此膏爲最妙反激品。其成效業已久著。能使血壓加增。心臟緩而有勁。其所發生效力。迅速而且堅持。此膏之所以得此美名。實在發帕兒蝶鞍棚膏之有信賴價値。

用法

外科腦力猝衰或腦力脫失。一西西用空針注射肌內。隨後用盃射鹽水術。

心力軟弱。半西西至一西西空針射入肌內。後若需時再射。

稽流血與稽弛。一西西空針射入肌內。後若需時再射。

腸輕癱。一西西射入肌內。後若需時再射。

每支渾合玻葫蘆內有〇・五西西與一西西無稀流質。每盒內裝六支。各著名西藥房均有出售。

英京 寶威大藥行監製 上海

菲汀米厄

痢巴米阿與

Æmetine in Amœbic Dysentery

力効與粹純之好良有量服確正之藥此

TRADE MARK 'TABLOID' 標商

標來寶大商

鹽綠菲汀米厄

EMETINE HYDROCHLORIDE

Gr. ½ (0.03 Gm.)

(瓦三〇.〇) 釐半

也丸扁之服內

施專用作其使衣膠以裹
內腸於

丸扁五十二貯瓶每

TRADE MARK 'VAPOROLE' 標商

標兒帕發商

鹽綠菲汀米厄

EMETINE HYDROCHLORIDE

0.02 Gm. (Gr. ⅓)
0.03 Gm. (Gr. ½) } in 1 c.c.

瓦二〇.〇
瓦三〇.〇 } 西西一每

無之內盧葫玻合渾此
皮射注針空作水消藥種
用之膚

盧葫玻十裝盒每

TRADE MARK 'TABLOID' BRAND

HYPODERMIC EMETINE HYDROCHLORIDE

輪藥針空鹽綠菲汀米厄標來寶大商

(Gr. ½) 釐半與 (Gr. ⅓) 一之分三釐

除解行盡質實存堅之用作藥此亂擾或礙妨有凡

穢滅以沸煮可亦水藥化旣速迅化溶

輪藥二十貯支每

者廣最之用痢巴米阿治乃品數上以

行藥大威寶

敦倫

買孟 城京廷根阿 海上·蘭米 敦普開 尼悉 爾利特蒙 約紐

中華民國四年一月出版

中西醫學報

第五年第六期

本期之目錄

本報全年十二冊本埠八角四分外埠九角六分上海英大馬路泥城橋西首龍飛馬車行西間壁三十九號丁福保醫寓發行

半夏消痰丸

每瓶大洋一元

功效　一治溫痰、寒痰、燥痰、濕痰、以及老年痰多等症。　二治各種痰之不易吐出者。能將氣管內之分泌液化薄。故爲袪痰藥。　三治晨咳、夜咳、燥咳、寒咳、勞咳、以及傷風咳嗽等症。故爲鎭咳藥。　四治呼吸器病之喘息及心臟病之喘息。故又爲呼吸困難之緩解藥。有此四端。所以咽頭炎、氣管支炎、肺勞病、百日咳、流行性感冒、氣管支喘息、肺炎、肋膜炎、等。皆可治之。

用法　每食後服四粒至五六粒爲止、一日三次、用開水過下、

衛生　房內空氣宜流通。嚴禁煙酒。宜習練深呼吸法。深呼吸者。在日光下。潔淨之。空氣中。挺身直立。緊閉其口。將肺內之。濁氣。從鼻孔。盡力。呼出。呼至。不能。再呼。於是。將。外面之清空氣。從鼻孔。用力。吸入。吸至。不能。再吸。第一。次。行。完後。休息片時。再行。第二次。每日。朝暮可作二回。每回。可作。十。餘。次。其效果。能使。肺。臟。擴。張。肺內之容積。變大。肺葉之。尖。因深呼吸之。鼓動。力。亦能。盡。其。功用。以。營其。呼。吸。預防。肺病。之。法。莫。妙。於。此。

無錫丁氏監製

上海英大馬路泥城橋西首龍飛馬車行西間壁第三十九號醫學書局

爾知婦女之疾否

閱報諸君曾知婦女尋常身體欠安較之男子難當十倍因各種隱痛初起惟彼等自覺之因循不治漸成痼疾矣倘今日令堂或夫人或令嫂或姊妹有面色萎黃難以支撐或胃失消化精神不濟或爲人大乏興趣爾見其形狀有疾雖彼有隱痛難以告人但爾宜調護之爲要以盡男子之職故天下馳名補血補腦之聖藥韋廉士大醫生紅色補丸正是治此等婦女之隱疾也請觀江西南昌實業女學校國文教員潘徐氏之證書其來函云今年陽歷元月余因家務煩勞以致頭痛如劈筋系刺痛寢不安甯面色黃瘦眼起黑眶身體輭弱又患婦女最苦之症即月信不調股背腿骨疼痛一日得小書一卷內載韋廉士大醫生紅色補丸有治疾之奇功購服三瓶之後各病漸減未幾頭不疼痛夜能安睡面容轉爲康健爲人覺有興趣接連再服是丸月信有序一切痛苦全消今則成爲康強無病之身體矣特此數語以鳴謝悃并告我女同胞之患恙者觀焉因此丸有生新血去濁血之奇功故可稱爲天下馳名獨一無二婦科之聖藥且亦爲男子之聖藥與婦女同功曾經治愈無數之患瘋濕骨痛臂尻酸楚胸肺萎弱胃經失調房事無能氣血衰弱等症凡經售西藥者均有出售或直向上海四川路八十四號韋廉士醫生藥局函購每一瓶英洋一元五角每六瓶英洋八元郵力在內

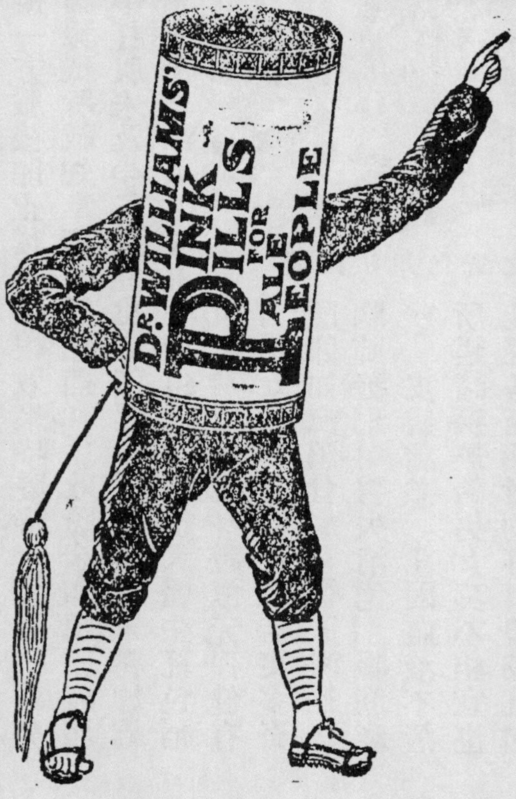

日商 **仁壽堂大藥房廣告**●醫療用各種藥品●醫療用各種器械●工業用各種藥品●棉花繃帶材料●閨閣用各種化裝品●代售各種靈藥

敬啓者本大藥房專向日本著名各大廠販運上等原封藥品並寄售仁丹 日月水 中將湯 胃活 靈效丸等著名靈藥茲値交易伊始**特廉價發售以廣招徠** 賜顧者請認明牌號庶不致誤此佈

上海虹口吳淞路O字第一五〇號 **仁壽堂大藥房謹啟**

電話第四〇五七番

上海咪吔洋行經售各種良藥

謹啓者本行經理德國柏林哥努爾立德大藥廠各種原質以及藥丸藥片藥水等均備如蒙惠顧請移玉本行或通函接洽均可

○哥那生白濁丸○專治男女五淋白濁此藥屢經萬國醫士深加研究服之不但有能止濁且可益精健體

○信石化路多時○信石一物華人未敢用者因其含有毒質在西醫精於化學而立實行之研究不獨無害於人藉能治人身血氣受虧皮膚不潔筋絡不活等症

○固本壯陽片○此藥片乃德國名醫發明專治陽事不舉精神困倦服之立見奇效亦可開胃潤脾

○檀香白濁丸○此藥丸專治五淋白濁並能開胃益神固精健體屢經考驗其效如神本行實爲欲除此惡症起見非敢云牟利也

○金鷄納霜藥片○本行向在德國柏林製造正牌金鷄納霜藥片已有百餘年精益求精各國諸醫士均共認爲第一之上品其品質之佳妙功效之神速除瘧之靈驗誠衞生之要藥也

上海南四川路咪吔洋行謹識

論毒物輸入之道路

萬青選 偉卿

毒物輸入之道路於毒物之毒作用之遲速强弱有極緊要之關係其毒物如直接輸入於血管中則其毒物所發現之毒作用極爲迅速且極爲强大毒物中如砒石及斯篤里幾尼涅等此等毒物如攝取於胃內以後則能迅速起中毒症狀然其毒物輸入之道路或非自一定之道路輸入則其毒物之毒作用亦有不發現者以此觀之輸入一定之毒物而幷自一定之道路輸入則其固有之中毒作用均隨之而起可斷言也但如蛇毒等輸入於胃內時則絕不起中毒症狀推其所以不起中毒症狀之原理殆基因於其吸收遲緩而其排泄迅速之故而如輸入於血管中之際則鮮有不起毒作用且其所起之毒作用較爲劇烈能使人喪失其生命法醫學上於中毒之道路所宜注意者在於皮膚及黏膜如創傷傳染及狂犬咬傷等初不在此例就中如毒物輸入於皮膚內組織者其毒物之毒作用最爲强大至吸入毒物於身體內之道路最多者爲消化器鮮有自直腸膣結膜外聽道表皮剝脫之皮膚損傷及血管等而輸入如瓦斯性毒物則多自其氣道而吸入故中毒以嚥下毒物爲最多其次則爲吸入毒物其自行灌腸法而吸入直腸以喪失其生命者則不多見就嚥下毒物而論則關係於其

論毒物輸入之道路　二

胃內之空虛與充滿而有輕重不同之點如其胃內於空虛之際則其所嚥下毒物往往密相接觸於胃黏膜受其毒物之毒作用則較爲迅速反是而如其胃內於充滿之際則其所嚥下毒物能不致密相接觸於胃黏膜而阻隔其毒物其吸收作用遂因之而遲緩而其時毒物之溶液幷得藉胃內含有物之液體以稀釋之或使之中和故受其毒物之毒作用遲緩而且微弱但其毒物之輸入於身體中者恆有起局處性之作用於其接觸通路質言之即其毒物之接觸停滯處所均發生中毒作用也不特此也亦有既被吸收而入於血液中以後而其與接觸通路之遠隔臟器有因之而誘起疾患者其他更有其毒物於一回之輸入以後基因於其嘔吐及下痢幷自肺臟肝臟腎臟胃臟腸臟膽汁唾液腺乳腺皮膚等以排泄於體外或則其毒物於肝臟內停滯而減失其毒物之毒作用其毒物之毒作用而既減失則有害之物質遂往往變成爲無害之物質也

論醫術進步之利弊

盧謙

十九世紀之中葉以來吾醫學之進步甚爲駿速遂於治療的方面起一大革新自北里別令孤發見血清療法古來難治之傳染病容易治療之自艾利氏之化學的療法出於世而睡眠病梅毒病由一二回之六〇六注射而得全治即古來不治之癌腫病將來亦必有根治之希望如此醫術之進步遂使人間界得驅逐疾病而享天壽之幸福曩昔德國之厭世學者曲噴氏以此世界爲世界中之最惡者虎列拉黃熱及百斯篤等不絕流行蔓延而奪去人命遂謂人生爲可厭可悲者又哈爾託孟氏亦對於疾病及醫學抱悲觀的思想而歎人間雖進步不能免於疾病及減其數遂謂治病之方法雖發見甚多而人生最苦之慢性病常隨醫術之進步而速增加若今日起此兩厭世論者於地下而觀現今醫術進步之狀況則必取消往日之悲觀論而易爲樂觀論矣

然退一步而考之醫術進步之結果能使從來虛弱之人間犯難治之疾病而登鬼籍之患者可得生存而舉子故促人種進化之自然淘汰中絕而人種之體質漸次傾於退化變性在動物則身體薄弱不堪於生存競爭者亡反之者存適於生存之性質遺

論醫術進步之利弊　二

傳於累代子孫決無體質之退化在人間則醫術之發達而身體之虛弱精神之愚鈍者亦得生存而舉子其體格强壯智力優秀者因病貧乏不得醫療而夭死蓋今日之人間自然淘汰殆中絕而生存競爭以身體之健全與精神之優秀爲勝敗之標準不能行於其間也

自進化論之方面觀察之人類由自然淘汰而進化者故設立盲啞院癲狂院肺病保養院等而保護不適於生存競爭之不具者病者則妨害人種健全之發達蓋個人於種屬之生殖機能不過爲介立於親子間之一節其價値在傳健康狀態於子孫故欲强健人種則選健全者成家而舉子若保護虛弱者愚鈍者而使之生殖則甚不相宜故醫術之進步雖有益於個人之生存而對於社會人種則有不良之影響生物學者海開兒氏以醫學之發達爲有害於人種之進化解爾馬衣愛兒氏謂醫術爲供病人之用於種屬則無效即保護惡質及病弱之個人延長其生命產多數之子孫者則促病弱之遺傳反於自然淘汰之意義者也

古者謂醫者仁術也然依今日進步之醫術使病弱之人間生存而繁殖則對於國民全體不得謂之仁英國之碩學斯賓塞爾氏之言曰老人病弱者之死亡於後繼者及

社會有甚大之恩惠者也若於虛弱者惡質者而加保護則反於自然之法則之所爲也身體之薄弱精神之愚鈍者放任自然雖爲人情所不忍然由人類及社會全體之利害觀之則於是等之不具者而加保護實爲有害而毫無所益者也

人類之生活隨文明之進步而益遠於自然漸次對於外界之抵抗力減少又私有財產制度之確立而貧富之懸隔益甚更由醫術之進步而國民之體力退化墜落此實不可掩之現象也今歐洲各國有欲防此可憂之傾向者蒔法國革命之種子民約論之著者盧梭曾罵倒物質的文明以文明毫無益於人類不如原始時代爲優其言雖過激亦含一面之眞理也

以上係由進化論之方面而立論者然有如次之駁論曰團體生活之人間同情心愛他心爲必要者若以生物界自然淘汰之理法直應用於人間社會而排斥病弱者之保護詛呪醫術之進步則漠視道德使人間近於禽獸者也然由社會及人種之利害考之則現今之醫術只於個體保存之方向而進步却礙種屬之利益與發達招人種之變性與退化殆不能否定之一原因也元來個體之保存與種屬之利益有相反者欲保持種屬全體之健康而完備其素質者則個人衞生不可不隸屬於種屬衞生吾

人於個人衛生之方面則歡迎醫學之進步自種屬衛生之方面觀之則惡質者病弱者依進步之醫學之效力得伸長其生命而養子孫與惡影響於社會招人種之退化此吾人所慨歎也

吾人於社會的生活固不能無同情心及己所不欲勿施於人之利他心然徒學宋襄之仁則吾人所不許也生物學者海開兒氏謂同情心爲人類至美之德性而等於宋襄之仁之同情心則絕對的排斥之渠以爲所愛之犬馬罹重病而不免於死者不如早殺之可免無限之苦痛又人間罹不治惡性之疾病者不如投莫比使速死此同情之所爲不因於宗教的迷信實爲科學者之言也斯賓塞爾氏亦云對於病弱者精神上之不具者動於目前之感情而保護救助之却貽累於後代此決非眞慈愛實僞善也吾人非詛呪進步的醫術者私衷實歡迎之唯由其力而保護惡疾者不具者促進人種之退化爲可憂耳國民衛生之目的在健全之後繼者之多而且速繁殖排斥同胞之惡分子不加破格之保護苟知此眞理者則爲國民全體之利益雖使惡疾者不具者之生命及其生殖力無不供於犧牲亦未爲不可也

以上係由理論的方面而言更由實際的方面言之則因進步的醫術豫防人種之變

性退化達種屬衞生之目的者北美合衆國之二三州已實行之卽由法律規定禁止精神上之不具者惡疾者之結婚若不可能者則是等之病者孕子時特許墮胎

又世人不可不注意者醫術進步之結果却使個人身體之抵抗力減少更陸續現出其他之新疾病也現今由細菌學之進步而製造種種之免疫血清是等之血清能使人體得被動的免疫質故因血清之注射而豫防及治療之方法汎行於世則身體對於病毒之自然抵抗力漸次減少而其結果對於吾人全然無害之細菌亦能侵襲之今日醫書不揭載之新疾病將來必陸續發生此決非機上之空想由學理上可推知也故今後之醫術雖如何進步而全世界之疾病決不能驅除淨盡也

論運動之功效

黃海平

凡生來具有可動性之物若禁其運動則其物之作用必失故地球不運動則日月無光草木不榮動物不運動則血液滯塞器官不靈手足脆軟雖然亦須視其運動如何適度之運動則催身體各部之新陳代謝排泄其運動中之產生物而增加其營養分之攝取以强盛構成各器官的細胞之作用其結果使身體健全體力大增精神活潑反是運動不足則各器官之新陳代謝遂衰憊不振復因營養不良漸次成退行變性

減少其容積及機能（如手足之機能爲運動若機能減少則手不能爲充分之運動）以至身體孱弱

雖然若行過度之運動於身體亦有害蓋運動過度時血液之大部俱集於運動器匪特使他之器官貧血已也且由其動作所生之倦勞日積月累亦足以招組織細胞之疲倦而障害全身之機能遂至全身衰弱故揠苗助長者非法一暴十寒者亦非法循序漸進緩劇得宜依次行之使常習慣於强烈之運動則無論如何之劇甚運動亦能耐忍之於身體有益而無害茲將運動中所得之效力列後以供研究體育者一覽焉

一筋肉　人之能營運動皆由筋之伸縮力故運動中筋之變化亦爲最多茲詳運動時筋之化學的變化如下

（一）筋中所含之成分於運動時增加其溶解强直時則減少

（二）筋之反應於休息時爲中性或亞爾加里性於運動時爲酸性其所以然者乃因酸化發生乳酸（肉乳酸）已生乳酸既成廢料不能再存母體筋中必由皮膚排泄之（出汗）

（三）休息時筋中有〇六至一%處利孝源動作時一變爲砂糖再變爲乳酸，

(四)酸既生則筋之緊張度亦共增加以故能有力懸甚大之重其終則短縮於此時其力爲最大而熱之發生亦皆由是酸化機

(五)運動時由筋中所流出之血液暗赤是因運動中所消費之酸素甚多而血液中之酸素貧乏故也

(六)筋於休息時有一定之緊張度故其所出之靜脈血與所入之動脈血比較其酸素少(約九%)而炭素多(約七%)在運動筋中其血管常開張於一定時間其所流通之血液較休息時多三乃至五倍

(七)動作時消費之酸素產出炭酸甚多較休息時達五倍其炭酸從皮膚肺臟腎臟排洩之而攝取酸素之量增加以是其新陳代謝亦增加

(八)筋中蛋白質於運動時消費甚多其脂肪及含水炭素之消耗亦增加

(九)運動時筋之電流較休息爲强

有以上諸種之變化則筋之營養加增暫次肥大而增其力量

二骨格　因運動而骨體中之細胞奮其機能骨之營養管吸取血液循環於其中者亦多以故其營養增加而骨格漸堅大其彈力性亦由之而增反是者其骨軟弱

三關節 骨與骨連合處名曰關節然關節不能自連必其周圍或其一邊有韌帶以結合之此韌帶在休息時攣縮久之關節爲其固着以是運動不靈（如膝胯肩胛肘諸關節爲韌帶所緊着則手足强直動作艱難是也）若時時運動之則其韌帶隨運動擴張至一定之度且增加其强韌使運動之區域加大動作敏活

四神經系 運動時神經細胞及神經纖維增加其興奮性使神經爽快傳導力增强知覺運動敏捷且養成能堪困苦之忍耐力漸而使神經强壯故常思想者（如學者）尤當視運動爲必要蓋當用腦力思想時祇用其知覺神經而運動神經幾不用凡偏用於一物其枯敗必速自然理也故須間以游戲等運動令忘其劇烈之思想以涵養其知覺神經然後其腦力可持久而不敗

五循環器 心臟爲血液循環之起源張縮相間其縮時由左房發出動脈血（鮮紅者）循環於全身各組織中供各組織之營養遂流入靜脈管（變爲暗紅色）歸回於心之右房復由右房收縮迫令至肺交換炭酸經肺復入左房故運動愈多則心臟之縮張亦愈多縮張愈多則心筋所用之力亦愈多心筋用力愈多則其筋質亦愈强固而加厚心與血管之彈力亦隨其縮張而增加血液之運行全身旺盛且增其速率故

常運動之人能堪勞苦若運動不足卽來心臟或血管之惰性血流緩徐故常覺疲倦卽僅小之動作亦不能堪之

六消化器　人之能消化食物皆由其腸胃之蠕動機及消化道之分泌液運動時增益腸胃之蠕動機催促其消化液之分泌以助其消化且促淋巴管吸收腸內之乳糜故消化佳良（如勞動家食量增加者是也）反是者（如後入寢或安坐食不動者覺飽悶）其腸胃之蠕動消化液之分泌皆減少故消化不良

七呼吸器　肺臟爲營呼吸之機關方靜坐休息時每分鐘之呼吸數不過十七八次而已且呼吸量微淺故其內之空氣新舊混雜交換炭酸機亦遲緩漸久其肺胞之張縮力減弱其肺量縮小若常營適宜之運動則呼吸量深大全將其內之蓄塡充等氣呼出之吸入其新鮮之空氣且增加呼吸數（至三四十次不定）促肺中之交換機旺盛將體內所產之殘廢物排出而肺臟强健同時收攝多量之酸素由血液運行於全身旺盛其營養

八腎臟及皮膚　靜息時無汗而尿亦少運動時則發多量汗液故體內之水分炭酸等無益於身體之物隨皮膚以排出故其尿量有時或減少其不發汗則由腎增加其

尿量使無益於身體等物從尿排田故其尿量增加腎皮或肺（蓋肺腎皮膚皆爲排泄器也）互相代替體內廢物可隨運動而淨焉

運動關於生理之效力既如上述故言教育而缺運動一科則爲不完全之教育誠以運動者能養成强固之體魄活潑之精神故凡學生課餘亦必須從事於適宜之運動（如游戲柔軟器械等體操）與學科當視爲一例消病於無形强身於不覺僂躬屈脊因病輟業者可潛免矣然運動亦有須注意者

（一）空氣不潔之處不可運動

（二）枵腹時不可運動

（三）飽餐時不可運動（須食後約經一時）

（四）身體孱弱者於早晨未飯時不可運動强者不然

（五）行運動時衣服須寬

病理學問答

丹徒陳邦賢也愚編纂

第七章　全身病及皮膚病

問何故營養減少。

答營養減少其原因有三一患熱性病惡性腫瘍者食慾缺乏二患胃潰瘍膽石病腸疾患者爲避局所之疼痛而減食三患神經病精神病食道胃腸狹窄者飲食少進斯三者皆能致全身營養減少

問何故餓死。

答若全身之脂肪質失其百分之九十三至九十七筋肉失其百分之五十則體重必減至平常之半分而致餓死

問營養過多之種類有幾。

答營養過多之種類有二曰關係的營養過多曰絕對的營養過多

問何謂關係的營養過多。

答凡因身體內部之原由至於化學成分加增體量增重者曰關係的營養過多

問何謂絕對的營養過多。

答凡因外界之營養增多脂肪過度增添者曰絕對的營養過多。

問何故成脂肪過多症。

答此症由於攝取含水炭素及脂肪之物過多或由於安逸少勞動或由醱酵素分泌減少或由濫用酒精然亦有全非由於此等原因者。

問醱酵素何故與此症有關係。

答醱酵素有促進組織之酸化力故有關係。

問酒精何故與此症有關係。

答酒精吸入血中自爲酸化分解防身體脂肪之燃燒故有關係。

問何故成體質性脂肪過多症。

答凡新陳代謝異常則細胞之酸化分解機減弱輸入體內之脂肪不能燃燒漸次蓄積於體內故成體質性脂肪過多症。

問何謂痛風。

答痛風者卽尿酸性關節炎也。

問何故成尿酸性關節炎。

答尿酸性關節炎由於多量尿酸鹽沈着於關節故也。

問何故多量尿酸鹽沈着於關節。

答多量尿酸鹽沈着於關節之原因現雖未能明悉其源委要不外關節組織先陷於壞疽而後沈着尿酸鹽也。

問何故痛風發生極多之尿酸鹽。

答此爲蛋白質分解亢進之結果。

問何謂糖尿病性脂肪過多症。

答身體中糖分形成脂肪貯藏於身體組織乘發全身脂肪過多症者曰糖尿病性脂肪過多症。

問何謂糖尿病。

答糖尿病爲一種特殊之症尿中含有葡萄糖故也。

問糖尿病何故常有飢餓之感。

答此因身體組織中之糖分消失過巨所致。

問糖尿病何故常有口渴之感。
答此因糖分須液體溶解組織中之水分耗費太甚故也。
問何謂糖尿病性昏睡。
答重症之糖尿病者多爲羸瘦而死其時屢失意識而陷於昏睡狀態者曰糖尿病性昏睡。
問何謂食餌性糖尿。
答若食物中之成分溶解性含糖過多則其一分混於尿液而排出體外曰食餌性糖尿。
問患糖尿病者。不論攝取澱粉與糖。其尿中均排出糖分何故。
答此爲身體組織中之糖分不分解燃燒且不化爲掰利哭琴及脂肪故也。
問糖尿病有幾種。
答糖尿病有輕重二種。
問輕症之糖尿病若何。
答輕症之糖尿病者。卽不能分解食物成分中之糖分而與尿液排泄外方也。

問重症之糖尿病若何。

答重症之糖尿病者卽細胞機能失其分解含水炭素(卽糖)之性不惟外界輸入之含水炭素不能分解卽細胞中遊離而出之含水炭素分子亦不能分解利用之也。

問何謂腺腫。

答腺腫者爲腺組織新生增殖而成之結節性腫瘍也。

問何謂結節。

答結節爲豌豆大乃至榛實大之實質性皮膚變狀也。

問腺腫多發見於身體何部。

答皮膚之腺黏膜之腺管與其他種種之腺臟器皆能發生腺腫。

問腺腫種類大概有幾。

答腺腫大概可分爲二種曰管狀腺腫曰葉狀腺腫。

問何謂乳嘴性腺腫。

答腺腫之間質結締織增殖向腺腔而隆起發爲多數乳嘴狀之結節者曰乳嘴性腺腫。

問腺腫因間質結締織之多寡可分幾種。
答腺。腫。因。間。質。結。締。織。之。多。寡。可分爲二種。曰軟。性。腺。腫。曰硬。性。腺。腫。
問硬性腺腫多生於何部。
答多生。於。乳。腺。
問軟性腺腫多生於何部。
答多生。於。腎。肝。卵。巢。睪。丸。等。處。
問硬性腺腫更可分爲幾類。
答硬。性。腺。腫可分爲三類曰纖。維。腺。腫。曰腺。管。周。圍。性。纖。維。腫。曰腺。管。內。性。纖。維。腫。
問何謂纖維腺腫。
答結。締。織。非。常。增。殖。者曰纖。維。腺。腫。
問何謂腺管周圍性纖維腫。
答結。締。織。循。腺。管。之。周。壁。而。非。常。增。殖。者曰腺。管。周。圍。性。纖。維。腫。
問何謂腺管內性纖維腫。
答結。締。織。爲。乳。嘴。狀。而。突。起。於。腺。腔。中。者曰腺。管。內。性。纖。維。腫。

問何故患皮膚病。

答其故約分二類一從外部刺戟皮膚而誘起疾病一卽病原藏於內而病症發現於皮膚也

問皮膚病自覺的症候有幾

答皮膚病自覺的症候有四一疼痛二灼熱三癢痒四知覺脫失

問何謂皮疹。

答凡他人所能認識之病理的皮膚變狀曰皮疹

問皮疹大別有幾。

答皮疹大別有二曰原發疹曰續發疹

問何謂發疹。

答疹之發出於皮膚表面者曰發疹

問何謂原發疹。

答疹之直接發生於疾病者曰原發疹

問原發疹可分幾種。

答原發疹可分八種一斑二丘疹三結節四大結節五蕁麻疹六小水泡七大水泡八膿泡

問何謂斑。

答斑者爲皮膚限局性變色之稱其形狀色素無一定也。

問何故斑現赤色。

答斑現赤色者概因單純充血或炎症或乳嘴層及眞皮溢血所生也。

問何謂充血性斑。

答充血性斑不隆起用玻璃或手指壓之則消退壓止則仍復舊態也。

問充血性斑有幾種。

答充血性斑以其形狀之大小約分爲二種其大在爪甲以下者曰薔薇疹爪甲以上者曰紅斑。

問何謂溢血性赤色斑。

答溢血性赤色斑雖用玻璃或手指壓之不能消失總名曰紫斑。

問赤色斑種類有幾。

答赤色斑約有三種其內現有細小血管蜿蜒可辨者爲毛細管擴張症其先天性者曰血管性母斑其充血斑圍繞於疹之四周者曰暈

問紫斑約有幾種

答紫斑約有三種其爲點狀者曰血點爲線狀者曰血條大者曰大溢血斑

問斑何故呈黃褐色乃至黑色

答此爲色素集積過多所致

問斑何故呈白色

答此爲色素缺乏所致

問何謂丘疹

答皮膚之充實性最小隆起者曰丘疹即小結節是也

問何謂大結節

答發疹大於榛實之腫瘤者曰大結節即疹之瘤塊是也

問何謂蕁麻疹

答淡紅色或白色而有紅暈之扁平隆起忽現忽滅者曰蕁麻疹

問何故發生蕁麻疹。

答蕁麻疹由於乳嘴內及黏液層內發限局性滲出故也

問何謂小水泡。

答表皮膨起如粟粒大乃至小豆大其中充滿水様或乳様液者曰小水泡

問小水泡何故間混有血液。

答小水泡間混有血液者因泡中之內容物爲乳嘴體血管漏出血漿故也

問小水泡何故變成膿泡。

答此爲內容物未能吸收減少所致

問何謂膿泡。

答含有膿汁之皮膚隆起者曰膿泡有小膿泡大膿泡之別

問何謂小膿泡。

答其形小且淺在者曰小膿泡

問何謂大膿泡。

答其形大且深在者曰大膿泡

問何故成膿泡。

答膿泡有自小水泡大水泡變化而成者如溼疹膿泡疹是也有從眞皮炎症發生者如水痘痘瘡黴毒疹是也有從毛囊周圍炎症發生者如痤瘡鬚瘡毛囊周圍炎是也。

問何謂大水泡。

答水泡之形狀大者曰大水泡例如天泡瘡火傷性大水泡之類是也。

問何謂續發疹。

答原發疹之變化所生者曰續發疹

問續發疹種類有幾。

答續發疹有五種一上皮剝脫及皮膚剝脫二潰瘍三皸裂四鱗屑五痂

問何謂上皮剝脫。

答皮膚之角質層剝離者曰上皮剝脫卽糜爛剝脫是也。

問何謂皮膚剝脫。

答深達於眞皮者曰皮膚剝脫卽搔痕是也。

問何故上皮剝脫及皮膚剝脫。

答其故有二一由於器械的刺戟一因於化學的作用。

問何謂潰瘍。

答皮下組織生缺損之續發疹者曰潰瘍

問潰瘍就治之先。何故結爲瘢痕。

答此爲生普通肉芽所致

問何謂皸裂。

答上皮及眞皮所生之皸裂者曰皸裂

問皸裂何故出血或糜爛。

答此爲傷及眞皮之緣峻處所致

問皸裂何故多發生於屢屢運動之所。

答是因皮膚失其彈力遂由高度之緊張而分裂也

問何謂鱗屑。

答已經剝離之角質層小板尚附着於表面上者曰鱗屑

問鱗屑約有幾種。

答鱗屑約有三種。小如糠粃或麪粉者。曰糠粃狀落屑。大如葉狀或膜樣者。曰膜樣落屑。更大如大囊狀者。曰莢狀落屑。

問何謂痂。

答漿液膿汁血液等。乾燥硬結而成者。曰痂。

問何謂蠣殼瘡。

答疹之中央部隆起而分泌盛者。曰蠣殼瘡。一名汚疹。

問何謂鬚瘡。

答鬚瘡者。爲鬚髯部所發之毛囊炎也。

問何謂胼胝。

答胼胝者。爲角質層單純之限局性肥厚所成也。

問胼胝發生於何部。

答胼胝概發生於職業上皮膚常受器械的刺戟之部。

問何謂雞眼。

答雞眼爲細小胼胝內面中央有角質性圓錐狀體嵌入眞皮層內之謂

問何謂犂皮病

答犂皮病爲慢性皮膚病皮膚失其彈力性以手握之不生皺襞并不能移動觸之則如板狀而犂固故名犂皮病

問何謂象皮病

答象皮病者皆由淋巴流鬱滯而生者也

問何謂足脚象皮病

答足脚象皮病皮膚緊張其下肢之形狀有如圓筒足部分肥厚足與下肢之連接處則往往現一深溝髣髴若象之脚此種之象皮病其呈平滑之觀者曰平滑象皮病其呈凹凸不正形者曰結節象皮病其呈疣贅狀或乳嘴狀者曰疣贅象皮病或乳嘴象皮病

小兒肺炎及其療法

邯鄲郭雲霄竹庵譯述

小兒肺炎。包括急性肺炎與慢性肺炎。茲述其急性者。其中乾酪性肺炎。則讓於結核症。專就格魯布性肺炎與氣管枝肺炎述之。

症候

（一）格魯布性肺炎之症候　格魯布性肺炎之臨牀的症候。雖略同於大人。然在幼兒缺鏽色痰。較易發膿胸。原因亦同於大人。病理解剖的所見。亦同於大人。分爲四期。卽（甲）灌漑期、（乙）肝變期、（丙）灰色肝變期、（丁）融解期是也。

本症突然以高熱起始。普汎狀態顯著。且發乾性疼痛性咳嗽。呼吸困難。鼻翼呼吸。是爲初期之徵候。但在年長兒。初惡寒戰慄。在幼兒常伴嘔吐、痙攣。脈搏與熱爲比例而頻數。皮膚屢有生一過性之紅斑者。舌被毛狀苔。中毒之結果發腦症者。比加答兒性肺炎顯著。

患兒輾轉不安。發譫語、痙攣。常使診者懷腦膜炎之疑。雖有胸痛。然在幼兒屢訴上腹部疼痛。咳嗽在初期多不著。

理學的症候。亦與大人無異。在發病第二或第三日。則認濁音與氣管枝呼吸音。氣管枝呼吸音。初發於肺上葉。屢在腋窩聽取之。喀痰在小兒甚困難。若得少許而檢查之。則赤血球、黏液及膿混和。與大人無異。惟缺鐵色痰耳。

口唇匐行疹。於發病第三日乃至第四日生之。因呼吸困難。顋門及橫隔膜附着部。呈吸氣性陷沒。經過普通五日乃至十日。發汗與熱。共爲分利性下降。體溫至尋常以下。臨牀的症候忽輕快。濁音消失。生微細之捻髮音。是浸潤始被融解之證也。有爲假性分利者。有爲分利期前昇熱者。前者體溫忽異常下降。次更上昇。後者於分利前熱忽上昇也。

滲出液吸收遲。是由多數之肺葉被侵犯而來。

不定型　格魯布性肺炎。有種種不定型。舉其主要者如左。

(1) 中心性肺炎　病竈位於肺之中心部。而不傳播於周圍。理學的症候不著。

(2) 遊走性肺炎　一肺葉之炎症經過尚未達分利期。而又發於他肺葉。全經過亙十四日以上。多於流行性感冒肺炎見之。

(3) 頓挫性肺炎　小兒比大人多罹之。發病之初雖爲定型的。然經過僅三四日。甚至一二日卽分利下降。名之爲一日性肺炎。

(4)腦性肺炎　小兒比大人多。有子癇樣型與腦膜炎樣型。經過中頻發痙攣。腦脊髓液無變化。

合併症　格魯布性肺炎。來種種之合併症。其中最多者。爲膿胸。據毛亞詩氏之統計。全格魯布性肺炎患兒之中。占七、六%。次爲中耳炎占七、八%。此外有起心外膜炎者。患兒之死因。全由於此。至肺炎菌性敗血症、肺炎菌性腦膜炎、肋膜炎等合併症。皆由本症之病原菌而喚起者也。

豫後　一般佳良。死亡率三乃至五%。關於合併症之有無、患兒性質、年齡、分利之遲速、浸潤部之廣狹等。死因多爲心囊炎。次爲腦膜炎、膿胸等。

(二)氣管枝肺炎之症候　氣管枝之炎症。傳播於小氣管枝。次移行於肺胞。則起氣管枝肺炎。小兒最易罹之疾患也。

其解剖的變化。氣管枝黏膜。發炎性腫脹。蓄黏液膿樣之分泌液。肺胞壁亦起炎性變化。肺胞內以圓形細胞及肺胞上皮充之。肺間質組織亦生浸潤。該部呈強充血。病竈初雖小。然漸傳於鄰接之末梢氣管枝。則形成大病竈。遂至侵及肺小葉全部。在臨牀上有格魯布性肺炎之觀。發病多緩慢。若急性者。是由急性傳染病原體(例如痲疹)

或他傳染病之合併症（例如連鎖狀球菌腸炎）而來者也。

患兒不健康食慾全消失皮色現蒼白且熱上昇四十度或其以上脈搏及呼吸亦增其數。脈搏在乳兒有百八十乃至二百至呼吸有至六十、八十乃至百或其以上者。然僅據此不能定豫後之良否。宜就療法以覘其身體之反應如何。疾病增惡時呼吸困難益甚。呼吸補助筋之動作愈盛而普汎症候更爲顯著。即皮膚失色顏貌因乏空氣。大見衰憊。如此則可知患兒之生命近於危險。有此狀態。理學的症候頗著。打診上證濁音。聽診上則呈氣管枝呼吸音、大小之囉音及捻髮音。

浸潤部位增進。則漸來酸素供給之缺乏患兒呈起阿諾隨。（即因呼吸困難而呈紫藍色之意）　脈搏細小。不安。悶躁。時有起痙攣者。

普汎狀態與理學的症候。較他之症候。頗爲緊要。濁音、氣管枝呼吸音及囉音。普通雖隨普汎狀態之輕重爲一致。然實際上則否。理學的症候雖小處亦決不可輕忽也。便概下痢。或爲黏液性。或爲膿性。

異型　本症亦有種種之異型。

(1)　播種性小兒氣管枝肺炎　病竈爲散在性。

(2) 假性大葉性小兒氣管枝肺炎　小病竈互相融合。一見如全葉被侵。

(3) 就下性小兒氣管枝肺炎　病竈在肺之後下部。

(4) 吸引性肺炎　於嚥下筋麻痺患者見之。例如實扶的里之氣管切開後。

(5) 沿脊柱性肺炎　來於脊柱之兩側。於營養不良之兒多見之。

合併症　氣管枝肺炎。合併症概稀。有來肺壞疽、肺膿瘍者亦甚罕。消化器障礙屢併之。

續發性氣管枝肺炎　本症爲由氣管枝炎而續發者。此外百日咳、痲疹亦屢續發之。豫後甚不良。

豫後　年齡愈幼。豫後愈不良。未滿一歲之小兒罹病數五十%取死之轉歸。一般死亡率。占罹病全數三分之一乃至四分之一。强壯之小兒。雖云非全不良。然萎弱殊於佝僂病患者頗不良。體溫突然降下、呈虛脫症候者。呼吸緩徐及中絕、經過中頻發痙攣者。精神昏矇。咳嗽消失等。皆豫後不良。續發於百日咳、痲疹者。其豫後之惡已述於前。然在百日咳多來於痙攣期之第二乃至第三週。屢取慢性之經過。百日咳之死亡者。十之八九爲本症也。據卜爾忒兒氏之統計。全麻疹症例中。一一、九%起肺炎。其由麻疹所起之肺炎。四三%取死之轉歸。其惡性可知也。

續發於流行性感冒者。豫後稍爲佳良。

診斷　氣管枝肺炎與格魯布性肺炎之區別。往往有困難者。殊於假性大葉性氣管枝肺炎爲然。格魯布性肺炎。發病急速。熱型稍爲固有。生濁音早。熱分利性降下。且概發於一側。口唇匐行疹。於格魯布性肺炎來之。氣管枝肺炎不發之。氣管枝肺炎。發病緩徐。病竈位於肺之兩側。以同時合併氣管枝加答兒爲區別。

與急性乾酪性肺炎之區別。無論何時同急性肺炎型比較。亦爲困難。

肋膜炎與肺炎之區別。以聲音震顫而比較之。在肋膜炎爲弱或消失。在肺炎則亢進。在幼兒於咳嗽時或號泣時檢查之爲便。

格魯布性肺炎與腸窒扶斯之區別。在格魯布性肺炎。血液內白血球增加。（一立方密米內有四萬）尿之鹽素量減少或消失。在腸窒扶斯反之。白血球減少。有濟阿佐反應。鹽素量不減少。且有魏答爾氏反應。

與腦膜炎之區別。經過永久。則容易診斷。然在初期困難。此時在格魯布性肺炎。脈搏頻數而整。腦膜炎反之。是須大爲注意者也。

流行性感冒與格魯布性肺炎之區別。須檢查眼結膜及上氣道有無變化。在流行性感冒。該二者必發加答兒。在格魯布性肺炎無之。

出血性之楔狀栓塞。亦呈小限局性之格魯布性肺炎症候。然不發熱。且多併有心臟瓣膜病。以是得區別之。

與粟粒結核之區別。以經過甚急、呼吸困難及起阿諾隨不著、熱型非分利性等。與格魯布性肺炎容易區別。若爲一歲未滿之小兒。則畢爾愷氏皮膚反應。頗有價値。

毛細氣管枝炎與氣管枝肺炎之鑑別。甚爲困難。

療法

(一)豫防法　格魯布性肺炎之豫防法。最緊要者。爲避罹感冒之素因。氣管枝肺炎之豫防法。防氣管枝加答兒外。對罹痲疹或百日咳之小兒。尤須注意。務使不續發肺炎爲要。幼兒氣管枝最易發加答兒之處。經驗上爲中部或尙下方之氣管枝。往往有以新鮮之空氣。適於病兒。雖在强風暴雨之時。亦使患兒居於外方。是大誤也。柔弱之小兒。殊爲禁忌。以之喚起肺炎病者不少。在三歲未滿之小兒。罹感冒大須注意。若發熱雖爲輕度。亦必令其就褥。但須時爲起立。或變換體位。

(二)格魯布性肺炎之療法　從疾病之輕重、患兒之體質、合併症之有無。或施對症的療法。減輕患兒之苦惱。或豫防併發症。而施種種之處置。蓋格魯布性肺炎。其經過整然不紊。豫後佳良之疾患也。如無合併症。不須特別之處置。注意周到之看護。是即本症療法之主眼也。

發病之第一日。呼吸器系統之症候。尙未發現。可按熱性病診斷之下。而處置之。此時只貼冰囊於頭部。施冷溼布於胸部可也。

就褥極爲緊要。可令繼續臥於牀上。迄於理學的症候消失。然須時變臥位。或抱起亦可。

食餌乳兒以母乳爲最優。無庸贅述。哺乳困難時。於哺乳前掃除鼻孔。可使試吸啜。長兒則與牛乳、粥等。然食慾障礙。不能攝取多量。

飲料可與多量。如茶、肉羹汁、比夫奇里母那埵等。以此有時可達興奮之目的。

氷罨法多用於頭部。殊在恍惚狀態、譫語、激劇頭痛等用之。

瀉血有腦膜炎樣之症候時用之。但非必要。經二三日肺炎症候著明。則腦症候自然面。不久卽就消失。

發病後第四日。則熱勢大殺。更發痘疹。其疹之數甚多。又出膿漿。其時熱度更昇。而成爲重症者。謂之眞痘。疹數甚少。熱度微昇。或全不昇。謄之輕症。謂之假痘。

甲　眞痘　發病之第四日。皮膚出圓小之紅點。其大如鍼頭。或如粟粒。以指壓之。則色消褪。疹先發於額面。次蔓延於軀幹上肢。終乃發於下肢。

至第五日。疹大如豌豆。其疹之上。出尖銳之蕾疹。

至第六日。則蕾疹成爲水疱。漸漸增大。其中央窪陷。名之爲痘臍。

至第九日。則痘疱十分增大。而其中有膿。膿疱之大。恰如豌豆。其周圍有赤暈繞之。膿疱所在之部分。緊張而疼痛。而顏面、手足等。其痛尤甚。痘疱化膿時。則熱度再昇。而一般之症狀加劇。化膿之期。凡三日間。

至第十二日。則體溫低降。種種之症狀。悉就輕減。膿疱或破或否。漸次乾固而成痂皮。於此時間。必感奇癢。

自第十六日始。痂皮漸漸剝落。其剝落之後。則遺留赤色之斑點。如眞皮被其侵害。卽成褐赤色之瘢痕。其瘢痕後乃變爲白色。(俗名麻子)

皮膚發疹之時。口、咽頭、舌、鼻、喉頭、氣管、食道、直腸、眼等之黏膜。亦一律發疹。此疹直破而爲潰瘍。遂起噴嚏、鼻涕、流涎、口臭、舌炎、咳嗽、聲音嘶嗄、嚥下疼痛、失明及重聽等。

乙　假痘　輕症之痘瘡。發疹之數甚少。且往往其疹惟爲水疱。而不成膿疱。其熱度於疹發之時。卽降爲常溫。不再昇騰。痘疱亦早就乾固。不復有瘢痕之遺留。

痘瘡之中。凡屬假痘。其豫後必良。痘疱叢生而密集之症及痘瘡中出血之症。其豫後不良。腰痛甚劇者。卽爲重病之徵。姙婦、產婦、衰弱者、嗜眠者、老人及幼兒之痘瘡。俱極危險。凡已種牛痘者。縱罹本症。亦惟發假痘而已。

種牛痘

種牛痘（痘瘡之豫防法以種牛痘爲必要）者。乃以牛身痘瘡之疱液。植於他犢。而由其所發之痘疱。採取痘漿。以一定之方法儲之。而爲植於人身之用。其植之場所。多爲上膊。其種法乃以小刀刺表皮。作十字形。約深一二分。而以痘漿塗入此處之表皮。當先行消毒。所用之刀。亦務須消毒。此種牛痘之效力。大抵在五年以內。故每三年中。宜種痘一次。

種牛痘之後。第三日之終。或第四日之初。其部分卽有疹發現。漸次增大。周圍紅暈。至第七日。其大達於極點。於第八日。則化膿而發熱。起煩渴食思缺乏睡眠不安及痙攣等。腋下腺脹。至第十二日。始乾而成痂皮。第二十日。則痂皮脫落。而於其部分遺留瘢痕。

流行性耳下腺炎（博醫會作腮腺癴腺炎症又名腮腺熱症舊譯作腮核炎腫又有時行腮腫耳下核炎等名古名痄腮）

流行性耳下腺炎者。先發輕度之惡寒發熱。一二日後。於一側之顎下起腫脹。（尋卽及於他側）該部皮膚失其皺襞。有光澤。按之其質硬固。咀嚼困難。上下齒列至不能離開。顏面因腫脹過度而變形。爲魯鈍狀。頭重、眩暈。經過中有發睪丸炎者。

恐水病（博醫會作痳瘋又名瘋症一作狂水病舊作狂犬瘋又名瘋犬噬毒西名怕水瘋俗名犬癲症）

恐水病者。由於狂犬之咬傷而來。經二週至六月。卽起憂鬱、亢奮、不穩、不眠等精神上之障礙。食慾缺損。咬傷部起腫脹、灼熱、疼痛等。有恐怖狀態。見液體時則尤甚。嚥下痙攣。多現於嚥物之際。脈始強實。繼則弱且頻數。體溫不甚昇騰。終因全身衰弱過甚而死。

水痘（舊譯作水痘熱症一名類痘醫通曰水痘色淡漿稀故名水痘又有水疱風痘石痘之別名博醫會譯作水痘症）

水痘者。其病原與痘瘡全異。而症狀則酷似假痘。此爲專侵害小兒之傳染病。感染之後。則於第二星期。發輕微之熱。初爲顏面蒼白。食思減損。而疹發於面後。乃漸延於軀幹及四肢。始爲赤圓之蕾疹。繼乃成爲大如豌豆之水疱。其內容液無色而透明。疹發之翌日。熱度低降。三日乃至五日。水疱乾固而成痂皮。自此而後。於一星期內。痂皮剝落而不留瘢痕。此疹非如假痘一時全發。乃陸續而出。故皮膚有新疹與舊疹相混雜。黏膜亦有疹發生。凡曾罹本症一次者。卽可得免疫性。

丹毒

千金方曰丹毒一名天火肉中忽有赤如丹塗之色大者如手掌甚者徧身有癢有腫

丹毒者。先惡寒發熱。全身倦怠。四肢疼痛。二三日後。患部皮膚腫脹。色赤而有光澤。觸之則灼熱疼痛。發現丹毒。形成水疱。近接之淋巴腺腫大。且疼痛。其蔓延於全身甚速。發頭痛、不眠、煩渴、譫語等之症狀。三四日後。皮膚剝脫。漸次治愈。

間歇熱

博醫會譯作瘧熱症又名瘧症舊譯作瘧熱又作瘧氣又名脾寒俗名發瘧子南名打擺子古名痁又名痎說文痎二日一發瘧也又名瘧疾又名寒熱病又名間歇熱又名泥沼熱古書又有風瘧溫瘧寒瘧溼瘧瘧母瘧痢種種之名

間歇熱者。限一定時發作一次。其發作可區別爲三期。一、惡寒期。惡寒戰慄。四肢呈青藍色。全身振顫。鬭牙。顏面蒼白。脈搏頻數。二、發熱期。灼熱、頭痛、眩暈、大渴、顏面潮紅。體溫自三十九度至四十度或四十度以上。三、發汗期。發汗淋漓。諸症消散。本症從發作時之異。而有每日熱、隔日熱、三日熱或四日熱等之別。其豫後概良。

脚氣

舊譯作風毒脚氣印度名痺拉痺內經名曰厥漢時名緩風宋齊後始名脚氣千金方曰脚氣者黃帝之緩風溼痺是也又曰頑弱名緩風疼痛名溼痺醫學綱目曰脚氣頑痲腫痛爲痺厥足痿軟不收爲痿厥脚氣衝心爲厥逆

脚氣者。有乾性、溼性及急性三種。乾性症一名萎縮性症。初期足及下腿知覺異常。腓腸筋緊張或疼痛。次上腿、下腹、手指、口脣等。知覺鈍痲。甚至消失。膝蓋腱反射消失。步行困難。心悸亢進。脈搏頻數。尿量減少。溼性症一名水腫性症。於乾性症之諸症外。兼起浮腫。浮腫初起於足背、下腿之前面。遂侵及於全身。急性症一名衝心性症。心悸亢進等之諸症增劇。皮膚呈蒼白色。呼吸困難。苦悶、惡心嘔吐。遂陷於心臟痲痺此衝心症豫後不良。其他概良。

淋病

博醫會譯作白濁症又名癉瘺症淋又謂之癃又名尿道炎尿道加答兒傳染性尿管黏膜炎又名白濁又名白淫又名色淋

淋病者。通常於不潔交媾之翌日即起。放尿時尿線分爲二道。尿道起灼熱之感。黏膜發赤而腫脹。放尿發劇痛。尿全溷濁。陰莖稍腫起。時時有疼痛性勃起。經數日。遂洩濃厚帶黃白色之膿汁。其排膿至夜間。滲入膀胱。與尿相混。尿卽全成膿狀。是時身體發熱。屢發劇痛。本病往往成慢性症。至起尿道狹窄。

梅毒

博醫會譯作霉症又名楊梅症舊譯作楊梅毒俗名髒病舊名黴瘡宋元以後始有此病素問所載陰瘡陰蝕瘡之名其症候與此異

梅毒者。感染病毒後。經數週而感染部（通常為陰部間或為口脣舌肛門等處）生無疼痛性硬結。變為潰瘍。或初發潰瘍。而其邊緣硬結。鼠蹊腺腫脹。然不發赤、疼痛。數日後。潰瘍結成瘢痕。而腺之腫起自若。此為第一期。又經數週。而惡寒、發熱、頭痛、喉頭及筋肉痛、皮膚發薔薇疹、蕾疹、乾癬、扁平贅肉、大小膿疱疹等。咽頭黏膜發赤。分泌物增多。發生黏膜潰瘍。又有發虹彩炎、睾丸炎者。頭蓋骨及脛骨。往往於夜間作痛。此為第二期。至第三期。則為護膜腫期。於內臟成護膜腫形。其後即破潰。即為肝臟梅毒、脾臟梅毒、肺臟梅毒、睾丸梅毒、腦及脊髓梅毒、軟口蓋梅毒、鼻梅毒、骨膜及骨質梅毒等。其豫後第一期、第二期概良。第三期多不良。

遺傳梅毒

遺傳梅毒者。自父母之梅毒遺傳而來。生兒發育不全。手掌及足蹠。發水疱疹。肛門周圍、大腿內側、臍及口角。呈扁平贅肉。附有黏稠灰白色之沈着物。診斷上之緊要者。為上顎門齒之變形或缺損。實質性角膜炎。而角膜有灰白溷濁。有一側或兩側之耳聾。

癩病（博醫會譯作麻瘋又名瘋症又古名大麻瘋又名癘風又名大風癘疾又名惡癘又有天刑病列布羅及惡疾惡血等稱）

癩病者。由於症候之各異。可區別爲三種。然此三種。互相移行。不能明定其屬於何種。茲分列於左。

(一)斑紋癩　皮膚發赤色及赤褐色之斑紋。其斑紋之形。不正而爲地圖形者居多。斑紋發生之部分。較他處稍稍隆起。而漸次蔓延於周圍。其部之皮膚。知覺鈍麻。此斑紋發於顏面、背部、臀部及四肢之伸側者爲多。

(二)結節癩　此種癩病。先發身體倦怠、精神不快、冷感、蟻走、鈍麻等之知覺異常。及四肢痛、頭痛、眩暈、嗜眠、發汗、衄血、鼻炎、發熱等之前驅症。次乃顏面及四肢發紅色之斑點。此斑點部。其始知覺過敏。往往發癢。此斑點再就消失。惟遺留色素者有之。變爲結節者亦有之。而相近之兩結節。恆合而爲一。而於其部現浸潤之狀。結節生於皮下。其部分之皮膚陷沒者有之。隆起於皮膚之表面者亦有之。其大小爲小豆以至榛實之比。通常爲暗赤色。後乃爲黃褐色。兼帶灰白。此結節有一種之光澤。

此結節變爲柔軟。遺留有色之斑點而被吸收者有之。生小膿疱而至後成爲小潰瘍者亦有之。如此之舊結節退行變化。同時而又增生多數之新結節。故其結節及浸潤部。逐漸增殖而不已。

結節最多發於顏面及四肢之伸側。而顏面以此結節之發生。成爲一種特別之狀態。額及眉之部分。肥厚而隆起。頰、唇、頤部、耳殼等。亦發腫而硬。鼻扁平。眉睫、毛鬚髯等。皆脫落淨盡。其面不能表示其胸中之感情。如帶假面者然。容貌宛與獅子相似。鼻、口、口蓋、咽頭、食道等處。亦發結節。滲潤而起鼻孔狹窄、聲音嘶嗄、呼吸困難、咀嚼及嚥下之困難等。結節崩壞而爲潰瘍。漸漸侵及深部。或致鼻部窪陷。或於鼻骨穿孔眼亦生結節而滲潤。

淋巴腺腫大。睪丸萎縮。在婦人則月經之來潮恒遲。而期又不正。

結節癩之經過甚爲慢性。通常於八年乃至十年之後而死。

(三)痲痺癩　又云神經癩。其始起發熱、身體各部疼痛、知覺過敏等諸症狀。繼乃皮膚發生斑紋。其斑紋或爲灰白色及暗褐色。或爲鮮白色。其皮膚又發生水疱疹。斑紋之大小不等。而大者爲多。其中有大如鷄卵以至手掌大者。最易生斑紋之處。爲膝、肘、手背、足背等。水疱破裂。則遺留白色或暗色之痕。又或成潰瘍。

邪。取附子加入芍藥甘草湯中。即前所謂作甘草乾薑湯與之。更作芍藥甘草湯與之之遺意也。陳修園以爲誤發虛人之汗。特立此補救一法。其說非是。

發汗。若下之。病仍不解。煩躁者。茯苓四逆湯主之。

此言煩躁。乃爲虛煩。與大青龍湯之煩躁。白虎湯之煩渴。迥乎有別。蓋彼爲經脈充血之太陽證。而此則已成爲經脈貧血之少陰證也。前言下之後。復發汗。晝日煩躁。不得眠。夜而安靜。不嘔不渴。無表證。脈沉微。身無大熱者。乾薑附子湯主之。此章亦然。惟下後復汗。雖已致煩躁。而表證盡無。故宜用薑附。卽漸可恢復。汗後復下。雖亦致煩躁。而病仍不解。故非徒四逆湯可以奏功。人參爲胃腸病之强壯品。乃下後之對症藥也。合茯苓。以加於四逆湯中。則氣旺水行。而諸證自解。前論有云。若重發汗。復加燒鍼者。四逆湯主之。宜參看。

發汗後。惡寒者。虛故也。不惡寒。但熱者。實也。當和胃氣。與調胃承氣湯。

陳修園有云。太陽病。從微盛而轉屬。陽微而轉屬少陰。爲虛證。以太陽與少陰相表裏也。陽盛則轉屬陽明。爲實證。以太陽與陽明遞相傳也。此論甚爲精當。蓋太陽既爲經脈充血之症候。則於經脈充血時。發汗太過。自必變爲經脈貧血之少陰了然而無疑義矣既曰貧血故覺惡寒所謂陽微而轉屬少陰爲虛證也然發汗有不及則又漸劇而成爲孫脈充血之陽明充血既甚故覺惡熱所謂陽盛則轉屬陽明爲實證也胃氣云者係指胃腸之蠕動機關而言蓋以孫脈充血每致腸之蠕動機能衰弱使容物停滯於其間神經因血壓而益困此不和之象也調胃承氣湯中芒硝有利尿減熱之功性能減去血中之非布里尼(卽血絲)及血輪合大黃之輕瀉甘草之潤和則腸壁之興奮性得以漸次恢復而血壓亦皆平矣故此胃字當活看

右四章一節論虛實證也

太陽病發汗汗出不解其人仍發熱心下悸頭眩身瞤動振振欲擗地者玄武湯主之

(唐朝有避諱改玄武稱眞武也今從古名)

太陽病指中風言非傷寒也中風理宜解肌而誤汗之則陽隨汗散邪仍客中而發熱故現頭眩振寒之狀身瞤動振振欲擗地者振寒之極至也仲景於芍藥甘草附子湯證已揭出言之曰發汗病不解反惡寒者虛故也則是此章所加之證只心下悸一事而已於前方中再加苓朮以行水煖胃則悸症自除而眞元可復

其易甘草以生薑亦所以使其行氣而祛邪也湯名玄武有自來耳唐容川曰凡人冬月經大冷凍往往戰慄卽瞤動振振之微者也必得火烘乃解故此證必用薑附以溫之也其說甚爲精當與諸家註釋有別蓋讀古人書以意逆志斯得矣

傷寒。醫下之。續得下利清穀不止。身疼痛者。急當救裏。後身疼痛。清便自調者。急當救表。救裏宜四逆湯。救表宜桂枝湯。（清便疑清穀之誤）（喻嘉言尙論篇清便作大便宜從之）

此示表裏救治先後之次第也救裏與攻裏大別攻裏必須先表後裏恐陽隨陰陷而病仍不解救裏必須先裏後表恐陽微陰盛凶危且立至矣仲景於此揭出二方爲臨牀之指南學者宜細玩之。

病發熱頭痛。脈反沈。若不差。身體疼痛。當救其裏。宜四逆湯。

此承前章之意而申言之且見陽證而兼陰脈猶當以救裏爲先

右三章一節論壞病見陰狀者。

以上四節一段。論汗吐下後爲壞病者。而辨順逆虛實陰狀也。

太陽上篇結論　嗚旭按刪定傷寒論。於前五段之首端。題之曰。太陽上篇。蓋太陽雖爲經脈充血之症候而就正病壞病轉屬合併等種種而言直不啻千變萬化易一症卽易一方也故乃析之爲三篇使人得以於同中而求異於異中以覔其同耳雖然太陽之變證亦概非無緒可尋者比也仲景於循環障害之中大別之爲太陽（經脈充血）陽明（孫脈充血）少陽（絡脈充血）少陰（經脈貧血）太陰（孫脈貧血）厥陰（絡脈貧血）之六類經脈（卽動脈管）與孫（毛細管）絡（靜脈管）本係一統而如太陽與五者自必有轉屬合併之機明此機轉而鑑別之則鮮有不迎刃而解者矣惟是充血之症候有因液狀體汎溢於血管中而起者有因病原菌作用於血管壁而起者此又南涯水血分治之所由兆也唐容川曰知太陽傷寒能動水能遏熱則以下變證皆從此兩途而生其理皆可推求愚以爲動水卽指液狀體汎溢於血管中而言遏熱卽指病原菌作用於血管壁而言前者固宜袪水之品後者尤貴殺菌之劑故處方不可不察也太陽上篇首段略言正病之梗概次段微示壞病之權輿第三段則詳辨太陽水血之分治第四段則歷舉桂麻二湯之異功至五段又補次段之不足而詳列汗吐下後壞病之鑑別第其中雖分有急逆虛實陰狀等類其理究屬一貫而無甚嚴之界說也細繹此篇則太陽初步之診斷要無待於他求進而論之有中篇在

舐劑（練劑）Electuarier

舐劑者。以糖質類（例如蜂蜜或舍利別）煉合植物粉末藥、越幾斯及其他鹽類等。使為糊狀。或如軟稠越幾斯之濃度而後可也。

（七十八）

1　重酒石酸加僧謨　各一五、〇
2　精製硫黃
3　茴香末　一〇、〇
4　蜂蜜　適宜

右混和為舐劑。朝夕一茶匙。

研和1 2 3於乳鉢中。每加少量之4而研磨之。使全質成均等軟稠之度而後已。

（七十九）

1　大楓子（去外殼）　一〇〇、〇
2　健質亞那末　三〇、〇
3　精製蜂蜜　適宜

右作舐劑。一日四回。一回一茶匙。

採1除去外殼。搗碎於乳鉢中。必至摩於指間。不感碎粒之泥狀而後已。次注加2 3。

（八十）1　複方甘草散　一五、〇

2　蓖麻子油　一五、〇

秤取12研和之。朝夕半茶匙。

複方甘草散之製法如左。

甘草細末	十五分
旃那葉細末	十五分
茴香中末	十分
精製硫黃	十分
白糖中末	五十分

採此等藥物。混和而製之。

散劑（粉藥）Pruveres

散劑者。混和乾燥之藥物（卽鹽類、植物性粉末或他種粉狀藥物等）之謂也。成自單一之藥物者有之。二種以上者亦有之。凡作散劑之藥物。須極細之粉末。若藥物難於研細。或不能研細者。例如麥角、泊芙蘭等。不能充分研細時。必須乾燥之。然恐主成分之消失。故是等之藥物。必以微溫而乾燥之。作爲粗末。以供應用。其他含有揮發性成分之藥物。皆依此例而調製之。凡製散劑時。採藥物於散劑乳鉢中。以乳棒研磨之。約二三十次。附着乳鉢周壁及乳棒之藥物。以匙撮之。更研磨數十次。使充分混和。然緻密之藥物與粗鬆之粉末相混和時。研磨於乳鉢中。篩過之。再採其殘留物研磨之。使充分混和而後已。藥物製散劑之順序。與合劑條下之所示相同。通常少量之藥物。其效力强。先秤取混和之。是爲正法。然在散劑。其有效成分之量少。研和之際。恐有附着乳鉢周壁之處。故散劑調製之順序。豫以少量之藥物。秤量而放置之。先採賦形藥之半量研磨之。次投少量之主藥。輕研和之。後加殘餘之賦形藥。更研磨之。

散劑之賦形藥

通常用乳糖、白糖、甘草末等。有惡臭味之藥物。宜用油糖。又賦形藥記適宜二字時。混合主藥與賦形藥。一包之量約〇、五。

丁幾製散劑

凡含有丁幾之有效成分。視其有揮發性與否。無揮發性者。例如阿片丁幾。先注熱湯於乳鉢中。暫時之後。溼潤而拭去水分。或溫乳鉢於重湯煎上。先入賦形藥。次滴加丁幾於其上而研磨之。依乳鉢之溫度。而丁幾之酒精分揮散。成爲乾燥粉末。若含有揮發性之成分時。取賦形藥。直接滴加主藥。使爲溼潤散藥。包於巴刺賓紙中。

越幾斯散劑

越幾斯之種類有四。卽乾燥、稠厚、稀薄、流動是也。流動越幾斯。殆不作散劑。稀薄越幾斯。如綿馬越幾斯等。用爲散劑者甚少。他二種越幾斯。屢作散劑。就中乾燥越幾斯。例如蘆薈越幾斯、阿片越幾斯、大黃越幾斯、番木鼈越幾斯、規那越幾斯等。直加賦形藥。而作散劑。其賦形藥。以甘草末爲最適宜。糖類有引溼性。故不適用。稠厚越幾斯。例如莨菪越幾斯、非沃斯越幾斯、麥角越幾斯、商陸越幾斯等。豫加等分之甘草末。作乾燥越幾斯而貯蓄之。若無是等之乾燥越幾斯時。直加賦形藥。包於巴刺賓紙中。稠厚越幾斯。使用之際。必用越幾斯箆及巴刺賓紙。

鹽類性散劑

例如配伍重曹、次硝酸蒼鉛、撒里矢爾酸那篤僧謨等之化學的製品。謂之鹽類性散劑。故屢起化學的變化。其起化學的變化。而屬於禁忌者。例如配伍沃度與甘汞。而化生猛毒之昇汞。又配伍單甯酸與醋酸鉛。則化生單甯酸鉛。而變藥效。然調製之法得宜。雖禁忌之物。亦可應用。故先以賦形藥。混和各藥。然後合併之鹽類性散劑之內。而必須起化學的變化者。沸騰散是也。

通常沸騰散。取重炭酸曹達二、〇酒石酸一、五而配伍之。將重曹包於着色紙中。酒石酸包於白紙中爲正法。然服用之際。取適宜之容器。一半盛糖水。自着色紙包。投入重曹於其中。攪拌而溶解之。後自白紙包投入酒石酸。乘其沸騰而飲用之。瀉下沸騰散。混和重炭酸曹達於酒石酸加里。包於着色紙中。酒石酸包於白紙中而與之。

揮發油散劑（油糖）

揮發油散劑。通常以白糖而製之。依日本藥局方之規定。白糖五十分中。混和揮發油一瓦。凡油糖劑。大概臨時製之。製少量之油糖。則白糖二、〇瓦。加揮發油一滴而混和之。

痲偲涅曳謨鹽類散劑

如上所述。炭酸鎂及煆性鎂。其質粗鬆而容積大。與他藥相混和。頗覺困難。故通常取各藥物。分別研磨爲細粉。置於滑澤紙上。以匙混和之後。移於乳鉢中。再研和混合之。

（八十二）　2　安知歇貌林　〇、六

1 扡汾兒散 〇、四

右分三包。一日量。

加乳糖〇、五。研和而分包之。

(八十二) 1 鹽酸歇魯茵 〇、〇八

3 重炭酸曹達 六、〇

2 龍膽末 〇、六

右研和。分爲六包。

研和2 1於乳鉢中。後加3。再研和而分包。

(八十三) 1 鹽酸莫兒比涅 〇、〇二

2 次硝酸蒼鉛 三、〇

右一日三回二日分服。

秤取1。別秤取2。入於乳鉢中。投加前秤取之1。輕研和混合之分爲六包。

欲調劑上便利。且無危險之虞。則用乳糖。豫製十倍量鹽酸莫兒比涅散而貯藏之。

(八十四) 3 重炭酸曹達 五、〇

1 鹽酸古加乙涅　〇、一
2 龍膽末　〇、五
4 薄荷油糖　二、〇
右分六包一日三回。
最初製4。秤取白糖二、〇。滴加薄荷油一二滴。研和之依油糖之法而製之。次加1 2研和之後加3再研和之而分包。

(八十五)

3 炭酸厤倔涅曳謨　二、〇
2 大黃末　〇、五
1 薄荷油糖　一、〇
右一日三回分服。一日分。
做(八十四)法。先製1。加2 3混和之。移於乳鉢中再研和之。

(八十六)

2 阿斯必林　二、〇
1 薄荷油糖　三、〇
右混和。作三包。一日三回與以二日分。

倣前法。製1。加2。混和而分包。

(八十七)
1 精製樟腦　一、〇
2 乳糖　三、〇
右研和分六包。一日三包。

秤取1。入於乳鉢中。滴加酒精。輕研磨之作成粉末。加2研和而分包。

(八十八)
1 醋酸鉛
3 阿片末　各〇、三
2 白糖　二、〇
右作十包。用法口授。

研和1與2之半量。置於紙上。次研和2之殘餘及3。加先之混合物。以匙混和之。

(八十九)
1 硝酸銀　〇、〇三
3 次沒食子酸蒼鉛　二、〇
2 白糖　一、〇
右研和分三包。一日三回。與以三日分。

中之所有。則瞠目結舌而不能對。嗚呼。於收藏家求眞能讀書者。十百中不能得一二人也。若寒儒買書則異是。凡購買一書。必幾費經營。始克措貲議價。若書値在百圓外者。往往質產鬻田。奔走數十日而始克購成。其得之旣甚艱。故讀之益勤奮。每有朝得一書。喜極欲狂。讀至深夜尙不忍釋手者。此情此景。余時時遇之。其樂趣豈富家兒以書籍爲美觀者所能喩哉。

或曰。讀書固樂事。然曷貴乎必取乎舊本也。答之曰、舊本書之可貴。約有三端。餘姚盧太史曰。凡書所以貴舊本者。非謂舊本無一誤也。近時之本。曾經校勘者。非不賢於舊本。而專輒妄改者不少矣。舊本之誤。猶可循其字之形與聲而得其眞。若近時本則率意而竟改之矣。此舊本之所以可貴者一也。書籍最易遭刼。紙質易壞。非若鐘鼎之堅固也。體積較鉅。非若泉貝之易藏也。或燬於兵火。或囓於蟲鼠。或傷殘於婦孺婢僕以及不知愛惜古書之子孫之手。而欲歷數百年未遭刼者。頗非易事。此舊本之所以可貴者二也。陳氏子準曰。夫古人往矣。而古人所讀之書。與今人不甚相遠也。而今人又得其所讀之書。如接其謦欬而見其手澤。展卷以思。古人之所學如彼。而今人之何以不能及也。且思此書之傳。閱幾百年。幾百年中之學者。幾經沈潛反復。而獲此書之益。

至其聚散往來。零落殘缺。又知身外之物。不能自必。而古人之所以長存者。則別有在矣。是故余所以喜舊本者。以爲好古之士。其情當然。而不必爲校勘者貴之也。陳氏之言如此。此舊本之所以可貴者三也。

余於舊本之外。遇尋常本則擇其原版者。於原版則擇其初印者。於初印則擇其紙之長廣堅緻者。非如此則余心不快也。然古來書籍之多。茫無涯涘。積百年之心思財力。亦難盡購。況余不及中人之產。若侈其心以游於汗漫無涯之域。是亦玩物喪志之一端也。余敢以自多乎哉。

有以王刻史記來售者。余以一百銀圓購得之。此書爲明嘉靖震澤王延喆仿宋刊本。目後有震澤王氏刻梓篆文木記。集解序後有震澤王氏刻於恩褒四世之堂隸文木記。索隱序後有跋云。延喆不敏。嘗聞先文恪公曰。國語左傳。經之翼也。遷史班書。史之良也。今吳中刻左傳。鄂中刻國語。閩中刻漢書。而史記尙未版行。延喆因取舊藏宋刊史記。重加校讐。翻刻於家塾。與三書並行於世。工始嘉靖乙酉蜡月。迄丁亥之三月。林屋山人王延喆識於七十二峯深處。按甘泉鄉人稿云。王跋七行。脫爛數字。而此本跋字。獨不脫爛。蓋初印本也。目後序後之木記及王跋七行。往往爲書賈割去。僞爲宋槧天祿琳瑯所藏亦然。而此本尙完全無缺。可寶也。　池北偶談云。明尙寶少卿王延喆。文恪少子也。其母張氏壽寧侯鶴齡之妹。與昭聖皇后同產。延喆少以椒房入宮中。性豪侈。一日有持宋槧史記求鬻者。索價三百金。延喆謂其人曰。姑留此一月後。可來取値。乃鳩集善工。就宋版本模刻。甫一月而畢工。其人如期至。索値。故紿之曰。以原書還汝。其人不辨其贗。持去。既而復來曰。此亦宋槧。而紙差不如吾書。豈誤耶。延喆大笑。告以故。因取新雕本數十部。散之堂上。示之曰。君意在獲三百金耳。今如數予君。且爲君書幻爲千萬億化身矣。其人大喜過望。今所傳有震澤王氏摹刻印。卽此本也。

明汪文盛等所刋之兩漢書。極可寶貴。適有以此書來售者。索價極昂。後以一百五十銀圓得之。前漢書四十册。序例及第一卷。題明按察使周采、提學副使周琉、巡海副使柯喬校刋。此卽明汪文盛、高瀫、傅汝舟校刋本也。周采等得汪刋版片。挖去汪名。而以已名補入。有汪名雖已挖去。而並未補入周名。仍爲空行者。有汪高傅三人之名尙未挖去者。如諸侯王表第二、五行志卷第七中之上及下之上、荆燕吳傳第五、高五王傳第八、司馬相如傳第二十七下、匡張孔馬傳第五十一、王商史丹傳喜傳第五十二、揚雄傳下第五十七下、循吏傳第五十九。共十處。汪高傅三人名字。均未剷削。其款式與汪刋後漢書相同。天祿琳琅書目卷九。有元版麻沙小字本前漢書。其按語云。舊祇稱漢書。此本兩漢合刻。故標題版心。皆加前字以別之。此書每葉二十四行。行二十二字。版心亦加前字。當出自元麻沙小字本。而麻沙本又從宋景祐本出云。

後漢書四十册。明汪文盛、高瀫、傅汝舟校刊。文盛字希周。崇陽人。正德辛未進士。除饒州推官。入爲兵部武選主事。諫南巡廷杖。嘉靖初出知福州。歷官按察使。以僉都御史巡撫雲南。進大理卿。事蹟附見明史毛伯溫傳。伯溫之官安南也。文盛功居多。顧不得優敍。論者惜之。其知福州也有惠政。郡人爲立節愛祠。有白泉家稿。瀫字宗呂。號髯翁。侯官人。著有石門詩集。汝舟字虛木。瀫同縣人。有傅山人集。三人校刊前後漢書之外。又刻史記、五代史、共四史、皆極精。今均不易得也。徐子晉前塵夢影錄曰。明汪文盛等復刊兩漢書。祖本爲湖廣鹺務官校刻。余於刼後、游虞山。見於楊濠叟案頭。卷首有元人字及葉石林墨迹。紙薄而韌。極可愛玩。聞之老輩云。汪文盛尚有史記及三國志。惜罕見矣。福保案三國志恐係五代史之誤、

買阮刻學海堂經解一部。計洋三十八圓。阮刻十三經注疏一部。計洋二十圓。此二書余家僅有石印本。今目力已衰弱。字小不能閱。故不嫌其重複而復買之。十三經注

疏。阮刻本最於學者有益。凡有關校勘處。字旁附刻一圈。依圈檢之。最爲便利。四川有翻刻阮本。譌謬太多。不可讀。且削去其字旁之圈。尤謬。明北監本及毛氏汲古閣本。皆不善。

余十餘歲時。見家中有石刻九經字樣。楷法甚嚴正。余兄常以爲字帖而臨寫之。後知此册爲唐石經之一種。擬買唐石經全部。爲經學考訂之資。因價鉅而力不逮。遂不果買。今歲七月中。見有唐石經全部。在一舊書店內。裝訂一百四十一册。內計易六册、書八册、詩十册、周禮十二册、儀禮十二册、禮記二十册、春秋左傳三十六册、春秋公羊傳十册、春秋穀梁傳八册、孝經一册、論語四册、孟子八册、爾雅二册、五經文三册、九經字樣一册。索價一百五十圓。余以七十圓買成。其裝訂費。每册值洋三角。故此書亦不爲貴也。　唐石經成於開成二年。石刻在西安府學。僅十二經。內無孟子。孟子明人所補刻也。

經籍籑詁。余舊有石印本二部。今以字小不能閱。再買揚州原刻本一部。共六十四册。計洋九圓。

四庫全書提要。爲余朝夕檢查必用之書。石印本最壞目力。後買大字木刻本一部。共一百二十册。計洋三十圓。

有以鮑刻仿宋太平御覽來售者。索價百圓。余以六十圓得之。是書共一千卷。訂一百二十册。宋李昉等奉敕撰。以太平興國二年受詔。至八年書成。初名太平類編。書成之後。太宗日覽三卷。一歲而讀周。故賜名太平御覽。凡分五十五門。引用書一千六百九十種。雖多轉引類書。未必一一出自原本。而蒐羅浩博。至今爲考據之淵藪。他類書不能及也。此書刻本有二種。一爲明黃正色刻本。一爲明活字板本。皆顚倒脫落。憑肊擅改。不足以資搜討。嘉慶間歙鮑崇城假阮文達宋本付梓。精校再三。不滋舛脫。是爲善本。此書爲鮑氏初印本。非廣東刻本也。故價昂若此。

書估有以明刻本册府元龜來售者。議價十餘日。卒以百二十圓買成。是書共訂三百册。宋景德二年王欽若等奉敕撰。凡三十二部。部有總序。一千一百四門。門有小序。採摭浩繁。而惟取六經子史。不錄小說。去取特爲謹嚴。　容齋隨筆曰。眞宗命儒臣編修君臣事迹。欲垂爲典法。及書成。賜名册府元龜。凡一千卷。說文曰。府、文書藏也。册府者。謂高文典册之府也。晉書葛洪傳論。紬奇册府。總百代之遺編。唐書藝文志。張太素册府五百八十二卷。書、昆命于元龜。詩、元龜象齒。吳志、魏文帝策命孫權曰。前代之懿事。

後王之元龜。劉琨勸進表曰。前事之不忘。後事之元龜也。馬融曰。元龜、大龜也。孔安國曰。卜知吉凶者也。凡此皆册府元龜命名之所由來也。淺言之。卽謂高文典册之府。足爲後人之龜鑑也。

六家文選六十册。余以四十圓得之。此書係明嘉靖袁褧仿宋刋本。昭明序首有文選樓朱文長方印。揚州阮氏瑯環仙館藏書朱文方印。凡揚州書估出售之書。皆有此二印。未必爲阮文達公舊藏也。第四十一卷後。有藏亭二字。此爲袁氏刋本之確據。說見善本書室藏書志。第三十卷後、第四十卷後、第五十二卷後、第五十六卷後、第六十卷後。各有短跋。內有嘉靖等字樣。自一行以至五六行不等。而此本皆已割去。大約書估欲僞充宋本而售善價也。　案袁褧字尙之。吳縣人。博學工詩。善書法。見蘇州府志。又翻刻宋版世說新語。亦爲善本。

買文選數日後。有以袁刻世說新語來售者。以六圓得之。其後又有以批點初印本來售者。余愛之甚。索價奇昂。以十六圓始買成。余家舊有世說新語三部。皆普通本。一爲湖南刻本。二爲湖北刻本。至是有五部矣。擬去其重複者。

陶靖節先生集二册。明焦氏刋本。有批點。余以十圓得之。善本書室藏書志云。此焦太史竑授新安吳汝紀肅卿刻本。焦序已失。每葉十八行。行十五字。詩四卷。惟歸園田居。無江淹擬作一首。餘與諸本同。五卷賦辭。六卷記畫贊傳述。七卷五孝傳。八卷疏祭文。附顏延之誄。昭文傳序。無四八目。其中桃花源記。欣然規往。不作親往。五柳傳酣觴賦，詩。不作銜觴。敻然遠於時本云云。余家共有陶集五種。當以此本爲最。

明刻文苑英華二百三十六册。計一千卷。書估索價二百圓。余以百十圓得之。宋太平興國七年。李昉等奉敕編。梁昭明文選。迄於梁初。此書則上續文選。起於梁末。下迄於唐。所錄南北朝之文。十之一而弱。唐代之文。十之九而强。往往全部收入。在全唐文未出以前。唐文之賴以傳者。惟恃此編之存而已。在北宋時。舊集之存者尚多。故此書不甚見重於世。亦無刻本。至南宋則舊集日少。乃始藉以考見。惟卷帙浩繁。而傳寫已多譌脫。周必大爲之校正。彭叔夏時預其事。因作文苑英華辨證十卷。以糾其舛漏重複。考訂異同。極爲精核。

余買殿版全唐文一部。計一千卷。訂三百二十册。價百四十圓。清嘉慶中。詔儒臣輯全唐文。凡唐人文集。收入四庫全書者。悉行甄錄。此外唐文之散見於古文苑、文苑英華、唐文粹、崇古文訣、文章辨體彙選、永樂大典等書。以及散見於史子雜家記載志乘金石碑版者。概行蒐輯。載文一萬八千四百八十八篇。編爲一千卷。遵康熙帝御定全唐詩之例。故名曰全唐文。是書網羅宏富。去留綦嚴。誠藝林之矩矱。學海之津梁也。案是書印本有殿版有廣東版。殿版之最初印者。每卷訂一本。共訂一千本。目錄四本。其後每二卷訂一本。共訂五百餘本。其後又訂爲三百二十本。若廣東版則其價甚廉。約五六十圓云。

書估有以古今圖書集成來求售者。計一萬卷。共訂一千六百二十册。別有目錄二十册。索價三百圓。余許以銀蚨一百七十枚易之而未果。越旬日。書估乃持書來。易銀去。是書創始於康熙。告成於雍正。尙書蔣廷錫等董司其事。集經史諸子百家之大成。分門別類。統爲一書。成册府之鉅觀。極圖書之大備。圖繪精審。攷訂詳悉。誠空前絕後之大類書也。覽其大凡。列爲六編。一曰歷象彙編。二曰方輿彙編。三曰明倫彙編。四曰博物彙編。五曰理學彙編。六曰經濟彙編。

歷象彙編。內分四典。一曰乾象典。凡天地、陰陽、五行、日月、星辰、風雲、雷電、雨露、霜雪、火煙等皆屬之。二曰歲功典。凡元旦、人日、花朝、上巳、淸明、端午、七夕、中元、重陽、臘日、除夕以及春夏秋冬、晨昏晝夜等皆屬之。三曰歷法典。凡歷法、儀象、漏刻、測量、算法、數目皆屬之。四曰庶徵典。凡天地、日月、星辰、風雲、雷霆、雨露各種變異以及旱災、水災、火災、豐歉、疫、癘、人禽草木各變異等皆屬之。

方輿彙編。內分四典。一曰坤輿典。凡泥土、石砂、汞礬、水冰、泉井、輿圖、建都、關隘、市肆、陵寢、冢墓等皆屬之。二曰職方典。凡各省各府之建置、沿革、疆域、星野、山川、城池、關梁、封建、公署、學校、戶口、田賦、漕運、風俗、祠廟、驛遞、兵制、物產、古蹟、藝文、紀事等皆屬之。三曰山川典。凡全國著名之山水及江海等皆詳焉。四曰邊裔典。凡朝鮮、新羅、百濟、日本、安息、天竺、吐蕃、安南、暹羅、眞臘、匈奴、回紇、契丹、突厥、蒙古等數千部皆詳焉。

明倫彙編。內分八典。一曰皇極典。凡君臣、帝紀、帝統、帝運、國號、帝號、登極、正朔、紀元、聖壽、君德、聖學、御製、君道、治道、敬天、法祖、蒞政、勤民、用人、聽言、法令、賞罰、寬嚴、僭號等皆屬之。二曰宮闈典。凡太皇太后、太上皇、皇太后、皇后、妃嬪、宮女、乳保、東宮、皇子、皇孫、公主、駙馬、外戚、宦寺等皆屬之。三曰官常典。凡宗藩、三恪、聖裔、賢裔、勳爵、公輔、中書、翰林院、宮僚、宗人府、吏部、戶部、禮部、兵部、刑部、工部、都察院、通政司、大理寺、太常寺、光祿寺、太僕寺、四驛館、京兆、留守、國子監、給諫、行人司、欽天監、太醫院、侍衞、儀衞、內府、將帥、節使、河使、漕使、藩司、臬司、監司、鹽使、督學、郡守、郡佐、郡判、州牧、幕屬、縣令、縣佐、縣尉、廣文、司獄、司倉、司庫、巡檢、驛丞、王寮、諫諍、忠烈、風節、政事等皆屬之。四曰家範典。凡祖孫、父母、子女、教子、乳母、嫡庶、出繼、養子、姑媳、子孫、兄弟、姊妹、嫂叔、妯娌、叔姪、姑姪、夫婦、媵妾、宗族、外祖孫、甥舅、母黨、翁婿、姻婭、妻族、中表、戚屬、奴婢等均屬之。五曰交誼典。凡師友、師弟、主司、門生、朋友、父執、前輩、同學、同年、世誼、結義、賓主、故舊、鄉里、僚屬、居停、拜謁、贈答、餽遺、宴集、乞貸、請託、盟誓、餞別、好惡、毀譽、規諫、品題、薦揚、嫌疑、傲慢、趨附、嘲謔、欺紿、嫌隙、讒謗、忿爭、搆陷、恩讐等均屬之。六曰氏族典。先考各家得姓之由為彙考。次列某姓人物。約其本末及爵諡名號大節為列傳。諸史傳外。合尚友錄、萬姓統譜二書及各省通志。擇其尤而錄之。七曰人事典。凡身體各部、年齒、老幼、名字、稱號、憂樂、悲歡、命運、富貴、貧賤、禍福、生死、魂魄、投胎、睡游、旅行、沐浴、養生等均屬之。八曰閨媛典。內分閨淑、閨孝、閨義、閨烈、閨節、閨識、閨藻、閨慧、閨奇、閨巧、閨福、閨豔、閨恨、閨悟、閨職、閨飾等部。博物彙編、內分四典。一曰藝術典。凡農圃、漁樵、牧御、弋獵、醫卜、星命、相術、堪輿、選擇、術數、射覆、卦影、拆字、畫、投壺、奕棋、彈棋、蹴踘、弄丸、藏鉤、鞦韆、風箏、技戲、幻術、博戲、商賈、巫覡、拳搏、刺客、傭工、刀鑷、庖宰、牙儈、乞丐、優伶、傀儡、娼妓等部均屬之。二曰神異典。先列皇天、后土、大明、夜明、北斗、五星、五行、太一、文昌、列星、風雲、雷雨、五嶽、四瀆、山川、社稷、寒署、太歲、城隍、五祀、八蜡、先農、先蠶、旗纛、瘟疫、冥司、關聖、岳王等神。次列釋教、佛菩薩、佛像、佛經、僧寺、塔、僧尼、居士、放生、道教、神仙、道書、道觀、方士、女冠、靜功、服食、方術、降筆、楮幣、異人、異境、妖怪等。三曰禽蟲典。凡飛禽、走獸、水族、蟲豸、皆詳焉。四曰草木典。凡草木、花葉、食品、藥物、蔬果、以及香、薪、炭等、皆詳焉。

理學彙編。內分四典。一曰經籍典。凡河圖、易書、詩、春秋、三禮、論孟、孝經、爾雅、小學、經學、讖緯、國語、國策、史記、兩漢書、三國志、晉書、宋書、南齊書、梁書、陳書、北魏書、北齊書、北周書、南北史、隋書、唐書、五代史、遼史、宋史、金史、元史、明史、通鑑綱目、史學、地志、山經、老子、莊子、列子、墨子、管子、商子、孫子、韓子、荀子、淮南子、揚子、文中子、諸子、集部、及文選、類書、雜著等、皆區其種類。述其源流。衆集諸家評隲之語。誠經史百家之門徑也。二曰學行典。先列經傳中道德性命之總論。次列仁義禮智、言語、威儀、學問、讀書、講學、教學、求師、博聞、彊記、虛心、改過、愼獨、克己、修身、保身、心學、務本、愼微、中和、忠恕、主敬、處世、應事等各細目。又列聖賢各列傳以及任道部、志道部、孝弟部、篤行部、隱逸部、曠達部、恬退部、淸介部、韜晦部、勤敏部等各列傳。此外游俠、勇力之徒。止載其事。不另立傳。卑之同於藝術云爾。三曰文學典。先列文學總論、文學名家列傳。後列詔命、冊書、制誥、敕書、批答、敎令、表章、箋啟、奏議、頌贊、箴銘、檄移、露布、策判、書札、序引、題跋、傳記、碑碣、論說、解辨、戒問對、難釋、七連珠、祝文哀誄、行狀墓誌、四六、經義、騷賦、詩樂府、詞曲、對偶、格言、隱語、大小言、文券、雜文等。將各種之文體類別而區分之。四曰字學典。字體源流。既按代編年於前。而點畫、音義。皆合各家之議論於後。字學無遺蘊矣。至楷書、行書、草書、篆書、隸書、飛白、押字、書畫、法帖、書法。亦各列專部。書法擅長者。則列之名家。與文學同。凡稗官所紀。有涉書法者。皆附本傳之後。較正史爲詳備焉。聲韻、方言、筆、墨、紙、硯、筆格、水注、鎮紙、書尺、文房雜器等。皆屬於此類。

經濟彙編。內分八典。一曰選舉典。分學校、敎化、養士、士習、鄉舉、里選、徵聘、薦舉、對策、上書、辟署、科舉、鄉試、會試、登第、下第、殿試、及第、特賜、太學生、神童、召試、廕襲、特用、武舉、雜流、吏員、隸役、歸誠等部。大抵皆取士之科也。二曰銓衡典。分官制、祿制、考課、舉劾、遷擢、降黜、休致、給假、起復、封贈、封建等部。皆官人之法也。三曰食貨典。分戶口、農桑、田制、蠶桑、荒政、賦役、漕運、貢獻、鹽法、雜稅、平準、國用、錢鈔等。皆有國家者理財之事。操國計者所宜詳也。而飲食、米飯、酒、茶、油、醬、糖、肉、幣帛、絲、布、綾緞、皮革、珠玉、金、銀、銅、鐵之瑣屑皆附焉。四曰禮儀典。分冠禮、婚禮、喪葬、謚法、邮典、弔哭、忌日等目。又有天地、明堂、日月、星辰、風雲、雷雨、寒暑、社稷、山川、先聖、文廟、帝王陵廟、宗廟、配享功臣、陵寢、先農、先蠶、太歲、城隍、先醫、先牧、名宦、鄉賢、家廟等祀典。又有朝賀、聘問、執贄、宴享、巡狩、耤田、幸學、經筵、養老、鄉飲酒、軍禮、賞賜等部。而以冠服、袍衫、帶佩、裙袴、襪履等終焉。五曰樂律典。樂律按代編年。附以樂章。則一代樂之升降。大概可知。律呂前人多有成書。而體例不一。卷帙煩而多相襲。故難全載。是編擇其可傳者。而去其重複。頗便學者。至歌舞、鐘鉦、琴瑟、琵琶、簫笛、鼓角之屬均附焉。六曰戎政典。分兵制、校閱、田獵、兵法、陣法、火攻、水戰、車戰、兵略、兵餉、屯田、馬政、驛遞、器械、甲冑、干盾、旗鼓、弓矢、彈射、刀劍、斧鉞、攻守諸器等部。而於歷代兵制。纖悉必詳。合而觀之。則一代強弱勝負之大較。與兵家攻守算勝之道。思過半矣。七曰祥刑典。分律令、盜賊、牢獄、囚繫、俘纍、訟訐、聽斷、刑具、桎梏、鐐枷、鞭刑、笞杖、肉刑、黥刑、刖刑、宮刑、徒罪、流徙、讁戍、重辟、籍沒、理冤、贖刑、赦宥等部。律令皆按代編年。而輕重寬嚴之得失。一覽可知。可爲法律家考證之一助焉。八曰考工典。先列木工、土工、金工、石工、陶工、染工、漆工、織工各部。次列規矩、準繩、度量、權衡各部。次列城池、橋梁、宮室、宮殿、苑囿、公署、倉廩、庫藏、館驛、坊表、第宅、堂齋、樓閣、亭臺、園林、池沼、山居、村莊、廚竈、廄廁、門戶、梁柱、窗牖、牆壁等各部。此外如璽印、儀仗、符節、傘蓋、舟車、尊彝、鼎釜、几案、椅牀、杖笏、枕席。鏡奩、燈燭、耒耜等。凡屬於農器、飲器、食器、臥器以及一切什器者。皆繪圖詳其制。因民用所資。不容或略也。若樂器則附於樂律。文房則詳於字學。軍器則詳於戎政。各從其類也。

唐駱先生文集六卷明萬曆金繼震校刊。訂三册。以六銀圓得之。唐駱賓王撰。註者之姓氏未詳。付刊時成於衆手。亦未可知。此刻古拙可愛。一望而知非近代之物。余舊有駱侍御文集四册。明顏文原註。陳坡節刪。道光己酉駱氏刻本。附考異一卷。兩書互相比較。道光本不如明刻多矣。

元詩自攜十六卷。訂八册。余以銀圓十枚得之。清康熙朝華亭姚培謙選。採摭元詩諸選本及各專集。刪其繁蕪。撮其精華。編爲一集。名曰自攜。志所好也。此書傳布甚少。又爲初印本。故其價極貴。

范某以殿版廿四史售於余。內計史記廿六册、前漢書三十二册、後漢書廿八册、三國志十四册、晉書三十册、宋書廿四册、南齊書八册、梁書八册、陳書六册、魏書廿八册、北齊書八册、周書六册、隋書廿四册、南史廿册、北史廿四册、舊唐書六十册、新唐書五十册、舊五代史十二册、新五代史十册、宋史一百十二册、遼史十四册、金史廿四册、元史五十册、明史五十四册。共計一百五十圓。

書估以佩文韻府一百八十册、韻府拾遺二十册來售。索價五十圓。此書乃廣東潘氏海山仙館翻刻初印本。紙墨甚佳。幾與殿版相伯仲。余舊有石印本一部。因字小不能檢閱。頗以爲苦。遂議以石印本與潘刻本相易。別加洋蚨十八枚。書估欣然易之去。考海山仙館。乃粤東荔支灣有鹾商潘氏。別墅落成之日。以海上神山曲人舊館八字成聯。因額其園曰海山仙館。一草一木。備盡華夷所有。主人享清福者數十年。刊有海山仙館叢書等行世。後因虧帑沒籍。園亦入官。佩文韻府等版。亦不知流落何處矣。

感舊集八册。書估索價十圓。以六圓買成。此集係清初王士禎選輯。以所藏平生師友之作。彙爲一編。凡三百餘家。頗稱賅備。中間惟錢謙益、屈大均等詩句及所引有學集等各條。均已抽燬無遺。

明刻本通典四十册。以十八圓五角得之。邵亭知見傳本書目曰。通典二百卷。唐杜祐撰。明本有十行、行二十三字者。較李本少錯字。余今所買者。卽此本也。

是年醫書之出版者。有漢譯臨牀醫典、臨牀病理學、近世長壽法、肺癆病之天然療法、心身强健之秘訣、內科學症候讀本、內科分類審症法、中外藥名對照表。

商標 所羅挨內淨 商標

TRADE MARK 'SOLOID' 商標

TRADE MARK 'NIZIN' 商標

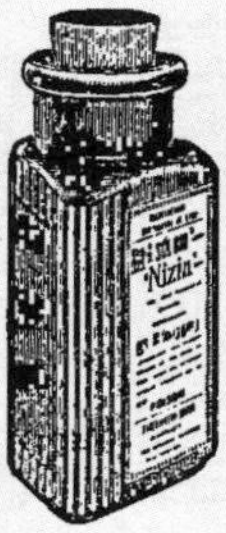

所羅挨內淨瓶樣

所羅挨內淨。西名錏化硫安尼林酸。醫藥界業已證明其滅稑效力較勝他種錏鹽類。有激發性水易溶化。如按分劑作藥消水。施於泗膜上。無刺戟發毒諸弊。據醫者之經驗。謂治急性白濁症有良效。射尿脂與陰道。用二釐至六釐。0.13 Gm至0.389 Gm化水一量兩。實有良效。不致痛癢。亦不發炎。用此所羅挨內淨。既極簡便。又可縮短療治期。又按此分劑之藥消水。洗頑瘍(久不收口之頑瘡)爲最妙之消毒激發藥。各種皮膚頑症。洗之亦效。治睟白濁炎、睟炎積血及他眼痛。皆有靈驗。其良方如左。所羅挨內淨二釐 所羅挨硼強酸六釐 水一量兩溶化。用眼盃洗之。每日四五次。爲最廉最美之眼藥水。

本藥行備有所羅挨內淨與他種良藥樣品。如蒙醫界函索。當卽郵奉。惟須詳示姓名地址。並提明因閱中西醫學報而知云云爲要。

英京 上海 寶威大藥行

中華民國四年二月出版

中西醫學報

第五年第七期

本期之目錄

本報全年十二冊本埠八角四分外埠九角六分上海
英大馬路泥城橋西首龍飛馬車行西間壁三十九號
丁福保醫寓發行

半夏消痰丸

每瓶大洋一元

功效 一治溫痰、寒痰、燥痰、濕痰、以及老年痰多等症。二治各種痰之不易吐出者。能將氣管內之分泌液化薄故爲袪痰藥。三治晨咳、夜咳、燥咳、寒咳、勞咳、以及傷風咳嗽等症。故爲鎭咳藥。四治呼吸器病之喘息及心臟病之喘息。故又爲呼吸困難之緩解藥。有此四端所以咽頭炎、氣管支炎、肺勞病、百日咳、流行性感冒、氣管支喘息、肺炎、肋膜炎、等。皆可治之。

用法 每食後服

衛生 房內空氣宜流通。嚴禁煙酒。宜習練深呼吸法。深呼吸者。在日光下。潔淨之空氣中。挺身直立。緊閉其口。將肺內之濁氣從鼻孔盡力呼出。呼至不能再吸。於是將外面之淸空氣從鼻孔用力吸入。吸至不能再吸。第一次行完後。休息片時。再行第二次。每日朝暮可作二回。每回可作十餘次。其效果能使肺臟擴張。肺內之容積變大。肺葉之尖。因深呼吸之鼓動力。亦能盡其功用。以營其呼吸。預防肺病之法。莫妙於此。

無錫丁氏監製

上海英大馬路泥城橋西首龍飛馬車行西間壁第三十九號醫學書局

北京呂筱山君夫人之證書

由是觀之可知韋廉士大醫生紅色補丸確能生長稠濃之新血其療治婦科之神速有如此也

北京前門外楊梅竹斜街月中桂香粉號主人呂筱山君來函云

內子因產後失調漸成經閉之症或二三月一通或四五月不至將成血枯經閉之疾

徧請中西名醫診治功效毫無甚至飲食不思精神困乏凡癆疾之象悉見病入膏肓矣

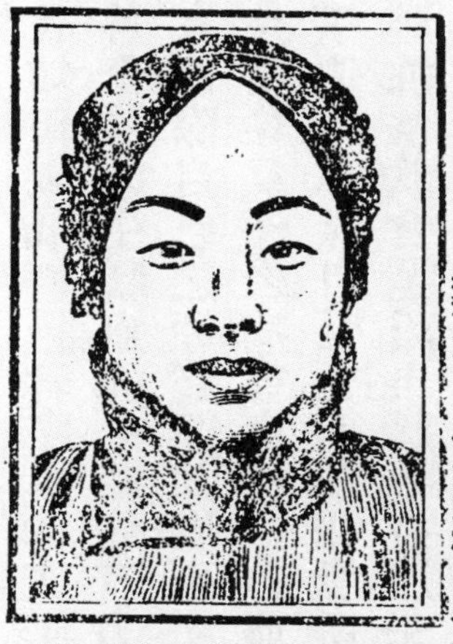

聞韋廉士大醫生紅色補丸之治疾無不藥到春回卽向老德記藥房購取六瓶使內子試服乃藥未及半而病已大減遂連服之諸症皆失脫然無累自此飲食加增精神煥發數倍於前行見昔日羸瘦之軀今忽變為肥胖之體見者無不驚喜

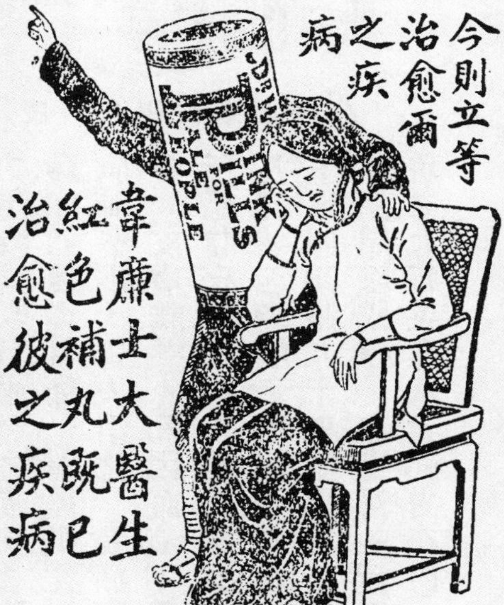
今則立等治愈爾之疾病
韋廉士大醫生紅色補丸既已治愈彼之疾病

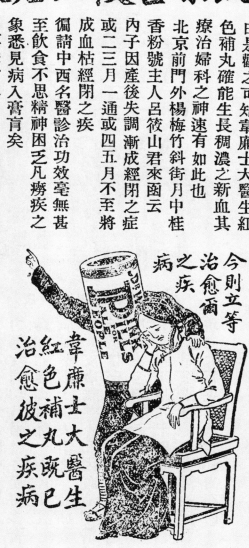

韋廉士大醫生紅色補丸造血之功男女相同凡經售西藥者均有出售或向上海四川路八十四號韋廉士醫生藥局函購其價每一瓶大洋一元五角每六瓶英洋八元無論遠近郵費一概在內

戒除烟癮

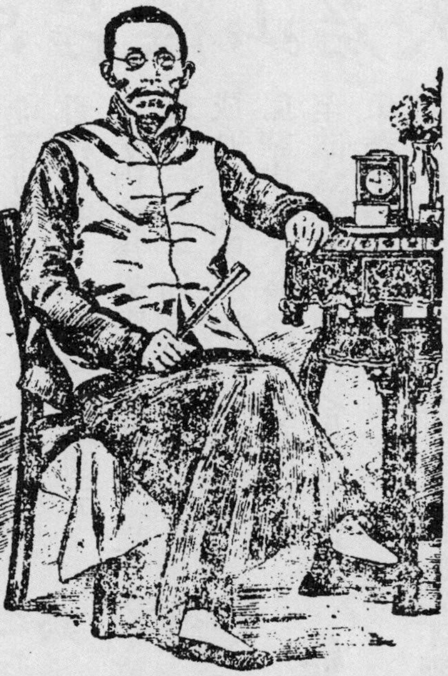

廣西梧州何習之醫生

醫生曾知何以戒煙諸君應用韋廉士大醫生紅色補丸驅除煙癮因其有補血清血之功俾全體速生新血能令腦筋有力扶助各部强健故也諸多名醫曾以韋廉士紅色補丸戒除自己之煙癮即如廣西梧州何習之醫生亦其一也觀其來書云○余嗜好鴉片常染氣痛之病曾自擬一方服後即止惟無斷根效果時發時止身體軟弱勞倦不堪煙癮愈深自醫乏術閱報紙所載知韋廉士紅色補丸之效驗余即購三瓶服後精神加倍飲食遞增再購半打服未及半氣痛立愈緣即起念戒煙服猶未罄煙癮已脫氣痛悉除誠見　貴大醫生濟世活人之功高宇宙也○韋廉士大醫生紅色補丸之功效能使身體復元强健有力男女同功且婦科各症更多奇驗即如瘋濕骨痛　臀尻酸楚　胸肺萎弱　胃失消化　腦筋衰殘　皮膚諸恙　凡因血液不清所起諸疾無論男女莫不相宜也凡經售西藥者均有出售或直向上海四川路八十四號韋廉士醫生藥局函購每一瓶英洋一元五角每六瓶英洋八元郵力在內

日商 仁壽堂大藥房廣告

●醫療用各種藥品●醫療用各種器械●工業用各種藥品●棉花繃帶材料●閨閣用各種化裝品●代售各種靈藥

敬啓者本大藥房專向日本著名各大廠販運上等原封藥品並寄售仁丹 日月水 中將湯 胃活 靈效丸等著名靈藥茲值交易伊始特廉價發售以廣招徠賜顧者請認明牌號庶不致誤此佈

上海虹口吳淞路O字第一五〇號 仁壽堂大藥房謹啟

電話第四〇五七番

南洋勸業會超等獎賞

精製補血丸

功效。一治貧血諸症。二治萎黃病。三治急性病後之衰弱。四治大出血後之衰弱。五治色慾過度。六治慢性下痢之衰弱。七治患瘰癧之衰弱者。八可爲患癆疾者之第一補品此丸與精製半夏消痰丸。皆屢試屢驗頗有特效。前經南洋勸業會用化學法分析。知此二藥之功用。確爲各藥房之冠。性又和平人人可以試服。　每瓶大洋一元

丁福保醫生製

梅毒神效丸

功用。梅毒病狀之最易覺者。陰莖上生小核。硬而不痛。在小腹之兩側生橫痃。俗名與陽核或頸部生硬核。有時惡寒、發熱。若頭痛、喉痛、四肢骨痛、發紅色斑點或紅疹。頭蓋骨及脛骨。於夜間尤痛。皆爲必發之症。服此丸有神效。　用量。一日三次。每次二粒至三粒。食後開水送下。服此藥後。少則一二日。多則十餘日。若牙齦覺稍有腫脹。卽宜停服。宜改服梅毒內服藥。連服數日。俟牙齦之腫脹盡退。則停服梅毒內服藥。仍續服此藥。　衛生。服此丸時。宜禁菸酒。每日宜漱口刷牙數次。　每一百二十粒售洋一元

梅毒內服藥

功用。專治第二期及第三期梅毒。　用法。每日食後服三粒。一日三次。　衛生。實行普通衛生法。詳公民衛生必讀。　每瓶定價洋一元

外用

梅毒除根藥

每匣可擦六日定價大洋七角功用用法衛生另詳仿單

屋佛沐丁爲最新最效之滋養品

按屋佛沐丁 OVOMALTINE 係瑞士國新出之一種滋養品。用麥精、牛乳、鷄蛋三種物所製成。有養身補腦之要素。服之能增加永久的精力。增益身體健爽之神彩。如積勞孱弱之人。服之尤易獲益。非他種滋養品可比。鄙人用此品已歷試多人。均能得美滿之效果。敢以一言介紹。凡海內諸君欲購買此屋佛沐丁之滋養品者。可直向上海英界靜安寺路派克路口三十九號敝醫寓內購買可也。　丁福保附識

原素　屋佛沐丁係用麥精、牛乳、鷄蛋等物之滋養素併合而成。具有呵咕香味。形色爲純潔易化之粒體。與一般麥精食物不同。因其絕無小粉縷絲與糠末等質也。據衛生學理考察食物。凡增益體力補養精神之飲食品。必須含有三質。（腥精脂油炭輕酸）凡食物之祇具其一或含其二者。要不能稱爲滿足養身之品。屋佛沐丁包含充分之養身原素。皆在宜於消化滋養之地位。且蛋黃內含有一養身燐質。（立雪芹）即爲養腦補神所不能缺。增加紅血球所不可無之原素也。惜此原素之滋養力。往往爲普通燒煮之法所毀滅。又麥精與牛乳之滋養力。亦爲沸滾熱力所減少。故製造屋佛沐丁者。用特別秘法。不使高度熱力消滅各料養身原素之滋養力也。

服用方法　加一或二茶匙屋佛沐丁於一盃熱牛乳或開水中而調和之。即能立時融化。不留精液。切勿先加屋佛沐丁於盃。而後加熱牛乳或開水。因如此豫備。恐融化不如前法之易。食時可隨意加糖少許。惟斷不可煨煮。蓋沸滾熱力。必減少其滋養力也。

滋味　屋佛沐丁具有一極甘美之呵咕與麥精的香味。與一般飲品不同。且其滋味能使恆久食之而不生厭惡心。若較上列分量。多加屋佛沐丁。則其味更近於麥精。若減輕則呵咕之味較强。故可按個人所好。而配求一適口的飲食品也。

補藥品 屋佛沐丁具有極大的補益效力。蓋其極易消化。而卽能化爲養身補腦之原素。世有以各種酒精支撑衰弱之體力者。不久卽退若久飲之則反受其害不如屋佛沐丁之能增加永久的精力增益身體健爽之神彩。而於積勞孱弱者服之尤易得美滿之效力。

養身品 準以測量食物養身力之表計算凡一盃屋佛沐丁。除去牛乳或糖料。幾及五倍呵咕的養身力。且較爲適口而易化。又二茶匙的屋佛沐丁與一茶盃牛乳之養身力。足及二大湯匙的麥精或魚肝油入酒盃的肉或麥精酒或三十盃的牛肉汁。

調養品 凡乳母或覺飲食無味者。皆當服用屋佛沐丁。因其容易消化。而復具極大之滋養力。

孩童飲品 凡孩童生長神速。而胃力不足。且不可飲茶或咖啡者。屋佛沐丁可爲一種完美的飲料。蓋其滋味甘美適口。孩童莫不喜飲之。

勞力者 凡於多用腦力與經營大商業者活潑之腦力。與辦事的耐苦力。皆爲不可缺之物。而此二物供本乎體健。而完美之飲食。又爲該二物之本源。屋佛沐丁爲養身強體、防禦疾病、增益體力、鞏固神經之聖品。若以之作每日早餐。或隨時進食之飲料。其功效之偉大。決非他種滋養品所可同日語也。

睡前晚餐 人多患夜不成寐之病。不知此病乃因腦部受胃中餘料消化汁之感觸。以致不能熟眠。如在未睡之前。飲屋佛沐丁少許。則此感觸可立止。而得安眠熟睡矣。

介紹內外科兼長之西醫

啟者近風氣大開。各處信用西醫。日見繁多。倘海內諸君有欲聘請內外科兼長之西醫者。鄙人用敢代爲介紹。請卽通信上海英界靜安寺路派克路口三十九號敝醫寓內可也。　丁福保謹啓

醫學改良說

張世鑣 織孫

吾國醫學自黃帝歷唐宋元明以逮今茲垂五千年矣箋註百家軸笥萬卷汗牛充棟從者如雲其古義古訓蓋已闡發無遺蘊矣後生末學未入新醫之堂奧毫無尺寸之憑藉岸然挾改良之說以自鳴於當世人未有不嗤其妄而笑其愚者雖然天下興亡匹夫有責方今歐風美雨咄咄逼人而燦爛新奇之學科亦隨太平洋之潮流奔騰澎湃而東來存亡絕續間不容髮吾其盡匹夫之責號召同志以謀醫學之改良

夫改良云者改其不良而進於良之謂也吾國醫學果足稱良否耶吾無暇摘其罅漏吾但觀於東西洋諸國之學說日新月異轟轟烈烈捭闔宇宙呼吸五洲大有執世界之牛耳而號令之之概而我中國數千年來歷聖相承之遺緒方且相消相歇相澌滅儼然為東方一病夫道旁觀者揶揄而嘲笑之苟有人心孰不思奮發有為自成一家以與世界相頡頏哉然回顧吾國醫界重重黑幕生氣毫無雖有心腎不交水火未濟等之學說足以自豪然鑿空附會久為外人所齒冷是何異乘伏羲刳木之舟而與跨海之巨艦競遲速耶吾思之吾重思之吾因闢門戶之見泯新舊之界持其改良之大綱以為吾同志告

一曰編輯中西會通醫籍以爲改良之先導也吾國醫書黃帝內經仲景傷寒二書尙已雖其中謬誤之點不可枚舉然豈無一二精義微言足以淬厲磨琢蔚爲國光者但其所以見詘外人而不爲世用者要皆五行生尅爲之梗耳夫五行生尅迷離撲朔難索解人甚不適於實用且其說類星相卜筮家言通人學士咸非笑之固無俟西人之詘我笑我而始議廢之也今欲謀學術之改良自宜捐除成見編輯中西會通之書以餉國醫以誘後進其讖緯學說則屛而不講編輯方法以西學爲經中學爲緯舉內經難經精確之學理概納入解剖生理診斷病理之範圍舉傷寒雜病本草經驗之方藥概納入內外各科藥物之範圍另編組織細菌等書以補舊說之不逮一面購備器械以爲臨牀之實驗其處方調劑暫仍其舊行之數年果能逐漸推廣雖不能別樹一幟震撼海宇而截長補短較之今日之中醫奏效必確可豫決也

一曰改造醫事機關以實行研究也謂吾國無醫事機關乎則各省之醫會方不可以僂指計也謂吾國有醫事機關乎則各省之醫生方泄沓相安不謀學術之改良而多仍舊貫也吾嘗謂各省之醫事機關無宗旨無事業幷無品評之價値此非吾之過言試一觀今日之醫會其果有宗旨乎果有事業乎其宗旨爲斂錢則必有斂錢之方法

為研究則必有研究之事業發明學術改造社會茲事體大不可望諸今日之醫會然若傳習所若醫院若編譯醫學之書籍如擇其一二而為之亦不可謂為非事業奈何寂然無所聞也今凡醫事機關宜速籌備傳習所以為實行研究之先聲其辦法可仿照專門醫學堂章程略事變更學期宜短學科宜簡俾曉然於新醫之大綱以為日後政府取締之豫備而無臨渴掘井之虞方今共和建設庶政更新取締之舉近在目前我同志宜急起直追毋令西醫獨擅其美也昔日本德川時代之蘭醫為和漢醫所攻擊復以幕府之命令禁用蘭方乃竟不能相抗至明治初石黒忠悳等卒排斥和漢之醫而大學東校以立即今之醫科大學是也夫以日本德川時代和漢醫之勢力尚不能與西醫抗矧今日民國共和之時代耶失今不圖噬臍何及我同志其有以處之哉

一曰嚴定醫生之規律免蹈濫售方術之弊也昔國醫界流品之雜何可勝數有土醫有巫醫有神醫有仙醫而此所謂土醫巫醫神醫仙醫者無論其不能治病也即果能治矣無學理無成見全憑單方一味氣煞名醫之謬說以惑世人以欺病家天下最痛心疾首之事孰有逾於此者夫取締醫生自今言之尚非其時然此等醫生必設法禁絕之而後可言學術之改良蓋以神智未開性靈未瀹之社會最喜神鬼之說各省庵

觀廟寺之仙方求之者趨若鶩其明證也我醫會負改造醫生之責任涓涓不塞將成江河我同志其速去此魔障哉

嗚呼竹頭木屑亦資取材馬勃牛溲有時致用我同志或不棄吾言而審擇之則摘英擷采慧業無窮他日者通中外之郵匯古今之全強種強國悉基乎此否則泥古不化歷刼不磨中醫之興恐無日矣海內同志以予言為何如

中西醫藥平議

林仙耕

今者中西醫學競爭最劇烈之時也。聚訟紛紜。各持一說。大勢所趨。醉心歐化。執優勝劣敗。天演淘汰之公例。創其說為醫界革命。驅全國之醫。悉變而為西醫。使舊醫無立足之地。而墨守舊法者。辯護之益力。仇視之益深。畛域之見益不可解。持保存國粹一言。為苟安之計。以不宜於中四字。為自護之符。孰是孰非。迄無定論。此今日吾國醫學社會之現象也。茲搜集近時醫學家各方面之論說。擇要摘錄。參以個人之意見。敬質諸醫界同人。然乎否乎。以待後之繼起平議者。

日本留學生張葦聲論我國醫藥有不得不變通之勢其大致謂中醫護其短西醫炫其長兩不相謀實非持平得中之道竊以為醫藥不論乎古今更無分乎中西但求其

確能療人之病耳我國之古醫藥未必全無功效西人之新醫藥亦非盡屬靈驗但時至今日我國醫藥其勢不得不變通

耕案此言變通非改革之謂也與今之動言改革中醫者有別誠持平之論

陽湖周雪樵先生論中醫急宜改良謂西國之人今勝於古中國之人古勝於今此中西學術之大凡也雖然世界進化後則今之人實有可以勝於古人之理苟畫而不進故步自封甘爲古人之奴隸放棄今人之能力則古之人實亦有勝於今人之理

耕案此乃探原立論中國醫學以尊古太重束縛於古人之範圍腦筋中往往先入爲主苟獨創一說鮮不斥爲新奇此中醫之所以黑暗也故步自封放棄能力二語實爲中醫界之定評

又曰中醫之所以能自立不致盡爲西醫所侵奪所澌滅者蓋卽表裏寒熱虛實也以此六者而論不惟能自立卽西醫與中醫並治知中醫且占優勢

耕案此眞洞中肯綮之言

王立才先生論醫曰中醫執古方以治今病動輒束手至無可如何時乃以不涼不熱不寒不溫之藥搪塞西醫則利用舊日得效之法尤勤於搜索新理故能追隨世變以

利民生。

耕案。中醫治病。多束手者。由於執守古法。為古法所窮。非謂古方盡可廢也。惟能開闢新知。以彼所長。補吾所短。豈不可以多活數命。

何炳元先生論中國急宜開醫智。其言曰。若銳志維新。盡棄其學。而學焉。意非不美。法非不良。恐與中國風土習慣礙難密合。

耕案。風土習慣中於人心。醫事因地制宜。因人施治。原屬活潑潑地。非成方板藥所能救人。但今日世界大同。不能以風土習慣而廢。最新之科學。他日西醫西藥。苟布滿國中。風土習慣有自然轉移之勢。何氏之論。尚是過渡時代之言。不能料後日之密合與否也。

陳瑞辰先生論中西醫學之異同觀。謂陰陽二氣。西醫謂為虛謬。不可於科學說明。然吾於科學中見有所謂磁電學者。得以知陰陽之體用焉。陽電曰正。陰電曰負。陰陽必相合而成化。此陰陽說之見於磁電學最為明顯者。西人掉臂於陰陽之中。不言陰陽而得食陰陽之利。吾人束縛於陰陽之下。日講陰陽。而反受陰陽之愚。

耕案。五行生尅。是中醫理障。而陰陽二字。天地萬物皆不能離。醫學中如論陰盛格陽。陽盛。隔陰。及亡。陰亡。陽之類。極有精理。西醫拘於物質。却不能道及此也。

丁仲祜先生言。吾國古書所述之病理。其思想之高。在同時往往突過西人。然自近世紀以來。西人日闢新理。中醫墨守舊說。醫界之腐敗。良由於此。

耕案。中醫性質善因不善創。喜沿不喜革。作一勞永逸之想。故坐視西醫之精益求精。進步之速。一日千里。而中醫反一落千丈也。

趙偉庵先生曰。西醫哈氏有言。謂吾歐百年前之醫術。遠不及中國。自名賢輩起。各盡腦筋之能力。遂新法日生。一躍而登世界之上。玩其詞意。勉我中醫則有之。詆我中醫則無也。

耕案。中國醫學。未嘗無名賢輩起。但以吾國未經解剖。實不知內臟眞相。故仍守五行生剋十二經寸關尺之理想。而以西醫實驗之說爲非。是中醫詆彼西醫則有之。互相排擊之風。西人無此性質也。

王仲蓀先生曰。西醫除眼科傷科婦科及諸割症外。亦有治不愈之症。而轉請中醫治愈者。甚多未可因吾輩拙工之短。而遂將中醫之長一概抹煞也。又曰。治內症當以中醫爲長。治外症當以西醫爲長。

耕案中醫程度不齊以家自爲敎人自爲學然淺者治病之輕深者治病之重各有所長亦各有所短練習一科卽收一科之效經歷一症卽獲一症之功所謂得寸則寸得尺則尺也此中醫與中醫之比較如此若中醫與西醫比較治內症西醫亦有長者不得謂中醫獨長治外症中醫亦有長者不得謂西醫獨長此之謂平議世謂西醫長於外科不長於內科此猶門外漢語無論中西必深入堂奧而一一經驗比較始足以論其短長也鄙人特於此矯正之

李維藩先生曰取西之長補中之短二語爲中醫所公認

耕案醫戰至今日而劇烈究竟尙無定論李氏之言果爲中醫公認則宗敎上之學說如司天在泉五運六氣干支分配之談可以廢理想上之學說如六經名稱五行生尅子母相傳之論可以删吾醫若再留此腐敗之點爲新醫所推翻當更速也是則是非則非吾醫當猛進若取長補短逐漸進行恐不數年中醫中藥消滅殆盡人如不信請驗余言

黎伯概先生曰五行方位司天在泉諸說證之歐西天文與地之學殊大不然蓋中醫創始於四千年前域於國土祇就黃河近處爲中心點純是局處理想決不能得世界

之公信吾國立國於北溫帶北冰洋在其北赤道在其南自然是北方生寒南方生熱若立國於南溫帶則反是

耕案此論最爲精確然吾國事事趨於大同之化卽使司天在泉亦有應驗而處於今日世界此種學說斷難成立

又曰中醫之優點甚多而括其綱領則陰陽表裏寒熱虛實八字實爲治病要訣

耕案此八字理想勝於實驗爲中醫之所特長

宗洞天先生論振興醫學當破除中西之見其言曰其合乎眞理而堪爲實用者取之不問其爲中西可也我取之卽爲我所有之物其不合乎眞理而不堪實用者不問其爲中西而棄之可也旣棄之便成廢物

耕案此從崇古維新兩派而調和之

周雪樵先生論改良醫學之方針曰一爲生理學中國舊說殆全不足恃此當從東西各國者次爲病理學中國舊說可採者十之三當與各國學說參校而定其名三爲診斷學中國舊法可用者十之五當用各國診斷法以補之四爲治療學中國舊說惟此由閱歷而來可從者十之七八五爲藥物學功用治法與西說無甚懸殊所少者化分

化合之法耳

耕案雪樵深於中醫而又實力研究西醫故於兩方面深知其細並非自貶中醫豔羨西醫也

張織孫先生之醫學革新論曰中西學術之會通固難如願而保國粹保利權之說尤同虛設舉中國之醫藥家盡學西法則十年以後西醫滿市西藥充塵

耕案中醫日言會通日言保存而會通何在保存何在現在中醫多於西醫自此以後西醫日多一日必至多於中醫大約中醫命運最久不過四五十年張氏云十年者主進化之速而言也

袁桂生先生曰製造藥水藥粉以治尋常病卒暴病方則古人之方藥則中國之藥其有疑難病與已經誤治之病非藥水藥粉所能盡合者則仍用煎法以救治之凡醫家所製之藥水藥粉經驗者藥業可以分售或藥業與醫家合力製售而各種丸散膏丹亦宜大加甄別其有用而實能治病者則多製之其無用者則淘汰之至藥料之可以榨油浸酒者則仿新法製造以廣醫學之用途

耕案此種思想甚佳從實業上注意可為今日改良醫藥之方針

周雪樵先生曰中醫於藥之製炒聽之藥肆藥之煎熬聽之僮僕頻一日一至之醫生一日一服之湯藥

耕案此數語道盡中醫之失余嘗云中醫之丸方藥味複雜數倍於煎方用藥之頭尾炒燥磨末每丸一錢以命分之法計之各味能得幾何而況乎藥味炒枯性質已變藥末粗糲腸胃難消病者服之滿腹藥渣而已西醫只是製藥精良以少許勝人多許余是以有改變湯液精製藥粉之議俾醫病兩家均占便利

盧預甫曰今日黃帝內經明日傷寒金匱古書所謂陰陽五行五運六氣三部九候七表八裏五臟六腑種種學說多半是穿鑿附會捕風捉影之談竭力研究決不能發出新理新法來不如一面研究西醫一面研究中藥診病用西法治病用中藥把中西醫學變成混和時代

耕案此論可謂爽快之極中醫若不去障礙之學說斷不能放出光明新理新法決不在古醫書中討生活

吳尙先理瀹駢文曰欲爲內治則苦於不見臟腑肺腑不語是非得失終難決斷醫之難在於不能見臟腑而人之敢爲醫者正恃此皆不見臟腑

耕案此數語眞老成明達之言中醫於臟腑情形正是以盲引盲近時丁仲祜先生所謂盲子夜行其熟遊之路亦能微知其險夷若其未經之路則不易往矣此喩正合此意設中醫不時解剖目見臟腑眞形恐向之敢爲醫者亦將束手不欲自欺欺人

盧預甫曰日本之和漢藥皆取其純潔而去其渣滓故用量少而奏效確我國之藥物則泥沙雜糅糟粕猶存一切製法尚未精密宜先爲散劑浸劑煎劑而增其藥量

耕案藥量多少視其藥質之精粗今以中藥力薄而增多分量用以多抵少之法然用量宜增藥味宜簡每方普通以四五味爲準否則一方十餘味各增分量一劑必至七八兩九十兩成何藥劑況吾國古方單方藥味本不多乎

畢寅谷先生曰吾國値此憂患交迫力求改革之時吾恐以不明細菌學之中醫而任檢疫醫不能也以不曉衞生學之中醫而任警察醫不可也以未講軍陣醫學之中醫而任軍醫不宜也以未修裁判醫學之中醫而任法醫不可也

耕案此論國家醫學誠不可不改西醫若社會醫學則一時尚難改變

賈瑞甫先生曰日本之醫學爲今日之全球冠中國卽今日而整頓之取人之長補我

之短以造成極完全極精微之醫學猶不爲晚非然者長此腐敗不二十年西醫必起而干涉之勢不至中醫無立足之地不止

耕案此可爲醫界之鐘聲

丁仲祜先生曰泰西研究醫藥之專家經分析考察五百餘種藥物始知百中之九十九皆有弊害內惟五六種實有裨益人體之性質而此最少數者仍須視配製之得法施治之合宜乃能見長蓋其性質固如鋒鋩之刃猛烈之火可爲人用亦即可以殺人也今日東西藥品流行於吾國者不知幾千百種吾國方矜尚新奇震眩於其稱名之靈驗而不察其最後之結果

耕案西醫用藥即古人毒藥治病之旨也分常藥劇藥毒藥三種性質單純其用量皆有法律規定非如中藥之可以隨意增減如非極重病症藥物萬不可用至極量一或誤用其禍立至吾國迷信服藥者多倘後日仿製西藥不規定用量其貽誤當勝於中藥矣

日本和田氏醫界鐵椎曰理論之完備莫若西醫方劑之周到莫若中醫故余視病常徵以西醫之理論而用中醫之藥方十九年中或涉獵中醫之書籍或參考西醫之學

說或爲中醫行世或借西醫治病兩相比較乃知西醫之未必皆足取而中醫之未必盡可棄也

耕案醫界鐵椎實爲今日中醫必讀之書是書在明治四十三年出版即清宣統二年亦最新之作中醫界之碩果也

丁仲祜先生曰吾國近時談新學者皆疑中醫中藥爲無用不知中醫中藥有無用者有有用者無用者宜淘汰之有用者宜表彰之不可貿貿然以無用二字概之也西醫之術尚未發達至完全之域中國之藥及藥方亦有突過西人之處如將中藥盡力研究必有最新之發明可以代西藥之用可以治西醫所不能治之病製造西藥之廠貲本甚鉅處今日民窮財盡之時在此數十年內不能開辦若一旦盡用西藥中藥煎劑一概不用則各省所產之藥材皆成廢物外人以賤値購去爲製藥原料製成後以貴値售之吾國每歲之損失雖巧曆不能算故病之可以中藥治者則以中藥治之中藥所不能治者則以西藥輔助之如必欲盡用西藥則謬矣吾國有二十二行省之版圖豈無特別之藥料歷四千餘載之經驗豈無特效之良方是在學者之勤求而已

耕案丁氏此論爲醫界鐵椎之敍言今之但習西醫者烏能語此末云是在學者之

勤。求。希。望。吾。國。醫。界。混。合。中。西。創。一。學。派。西。醫。爲。中。醫。之。考。證。書。西。藥。爲。中。藥。之。輔。助。品。他。日。吾。國。醫。界。自。新。其。說。自。製。其。藥。未。必。不。能。合。於。西。醫。醫。藥。平。議。以。此。論。終。余。中。醫。也。勤。求。二。十。餘。年。著。書。二。十。餘。種。徒。勞。心。血。未。敢。行。世。今。則。腦。力。衰。矣。何。能。進。取。年。將。五。十。惟。有。退。歸。林。下。不。以。醫。名。

論硫化水素中毒

萬青選 偉卿

空氣之流通不良、輸入不完全之處所。若有有機性物質腐敗。則有毒之揮發性瓦斯。卽於焉發生。如安母尼亞、炭化水素、硫化水素等。硫化水素。爲有一種無色透明腐敗卵臭之瓦斯體。於肥料坑中及通水管內。由有機性物質腐敗而發生。此等物多基因於其空氣之流通不良、輸入不完全之處所。最易蓄積於其中。往往有達於空氣百分中之八分。就硫化水素中毒而論。如吸入硫化水素以後。卽起硫化水素中毒。故起硫化水素中毒者。惟掃除人爲較易。其他起純硫化水素中毒者。例如化學工場中。往往有因出於偶然者之不注意而起中毒。硫化水素中毒所起之中毒症狀。於其吸入硫化水素以後。卽頸部分有壓重之感。起呼吸困難、嘔吐、下痢、脈搏幽微、頭痛、眩暈、譫語、昏睡、失神、痙攣等症狀。重症則起卒然昏倒。有如被電擊者然。顏面部分呈一種蒼白色。眼目疼痛而發赤。瞳孔散大。泡沫自其口腔內吐出。呼吸及心動減衰。并起昏懵、搐搦、肺水腫等症狀。玆試更卽硫化水素中毒所起之中毒症狀而詳言之。其在於急性中毒。則起卒然昏倒。并基因於其呼吸中樞之痲痺。以致陷於窒息死。其在於稍慢性中毒。則起嘔吐、下痢、頭痛、眩暈、譫語、昏睡、失神、痙攣等症狀。經過自數時間或達於一日至二日。始行死亡。於硫化水素中毒而死之屍體。行解剖的手術檢查而檢查之。其剖檢上之所得以發見者。除得以發見其有窒息性變化外。其他特異之變化。爲腦實質呈一種灰白綠色。內臟諸器呈一種暗綠色。其血液亦呈一種暗綠色。今試於尋常之血液中。而通過硫化水素。則其時酸化血色素。卽行變成爲硫化米篤血色素。或變成爲亞硫化米篤血色素。行光熖分析檢查法。則於一種紅色部分。帶有一狹窄之弱吸收線。但此等之現象。於確係硫化水素中毒者之血液則無之。

梅毒東漸攷

起於亞美利加　傳染於歐羅巴　蔓延於亞細亞

上海爲中國最開通之商埠。亦爲中國梅毒最流行之區。比年以來。以梅毒死於上海。與因染受梅毒而成廢疾者。實不可以數計。而詰以梅毒所自來。則罕有能言之者。玆檢外報得梅毒起原之研究一則。亟譯之以告在滬之同胞。賢者或因此而有戒心。卽不賢者苟能熟覽是篇。亦應自知其所以病且死之由來。當較勝於今日之汶汶以死也。譯者識。

西曆一四九四年。法蘭西王加爾第八。出征意大利。途中連戰連捷。勢如破竹。意人慴其勢。迎之以入法軍以意國文明程度。實駕已國之上。一入其境。相與喜悅不已。飲美酒。嬖美女。進駐那坡里。恣淫無度。荒唐之事。罄竹難書。無何發生一種之異症。流行於法軍中。更蔓延於那坡里民間。那坡里軍乘此機。揭竿提劍。羣起而驅逐法軍。加爾勢不支。竄回本國。其出征兵士。或德籍。或俄籍。或瑞士籍。非因戰而死。卽罹疾而歿。又有逃亡他處者。故加爾歸國。一無所有。所殘餘者。卽新染之梅毒也。部下逃亡兵士。各返本國。亦一無所有。所餘者。亦此梅毒也。夫加爾以戰勝之威而終以可怖之症傳播於全歐名譽因之掃地。未幾加爾亦因此殞命。時年二十九歲耳。

梅毒之流行於那坡里時。在一四九四年。前此之梅毒。究竟來自何方。細攷之。則於亞美利加發現也。一四九二年。哥崙布自西班牙出發。往探美洲。至翌年仍回原地。是役也。據其隨行醫士之記載。水手在歸途中。忽患一新病。爲醫士所未經見。視其狀態。全與今之所謂梅毒者一致。此足證梅毒一症。實萌芽於美洲矣。西班牙與那坡里交通素繁。那坡里之兵士。有西班牙人。一年前自美洲輸入之梅毒。蔓延於西班牙民間。已而那坡里斯之西班牙人。亦同罹是疾。當斯時也。那坡里軍隊。各擁女子以爲樂。因城中乏食。相率出城。適法軍侵入（當哥崙布回國後之翌年）見此輩女子。淫慾頓起。虜而歸諸軍中。此法軍傳染梅毒之主因也。

然則梅毒又何以東漸乎。蓋加爾返國之後四年。卽一四九八年。爲全歐梅毒流行最盛之期。亦皆受加爾之賜。葡萄牙人。適於其時赴印度。印度之不能不遭波及。事固甚明。及至一五一七年。葡萄牙艦隊至廣東。前此葡商亦常往來印度廣東之間。中國之不能不遭波及。又明矣。惟證之往昔記載。中國之有梅毒症。實始於明弘德正德時代。卽一五〇〇年間。廣東首先流行。至日本則始於永正九年。卽一五一六年。較中國遲十六年。要亦自葡萄牙人傳來。彼時所謂唐瘡者。即此症也。自永正至元龜天正年間。日本稱爲戰國時代。梅毒傳播最盛。如三河三秀康者。自患此疾後。鼻竟脫落。年僅三十四歲而遽與世長辭矣。可畏已哉。

萎黃病之研究

陳邦才 藝丞

民國三年秋。余任丹徒寶堰鎮高初兩等小學事。每於課餘之暇。作野外遊。輒見一般處女顏面蒼白。精神沈鬱。詢之友。則曰是疾也。鄉間處女常常有之。子固知醫理者。亦明是病之原因乎。余謂人自十三四歲至十八九歲時。乃由兒童期而入成年期之過渡時代。無論男女。固必經之階級。在生理學上稱之曰春機發動期。是時期身體各器官均漸次發育而完全。偶不注意衛生。病即隨之。鄉間處女之不講衛生。夫人而知之矣。抑知吸不良之空氣。則不能促血液之增進。精神及身體過勞等。則血液不足供給於身體各部。其他各器官無不受刺戟而呈特殊之現象。往往赤血球減少。現貧血之症候。顏面皮膚及黏膜呈蒼白土色。所謂萎黃病是也。夫萎黃病之主因。實由赤血球減少而起。而爲不健康之坐業。吸不良之空氣。精神及身體過勞等。皆其誘因也。萎黃病多發於十四歲至二十歲之處女。故一作處女病。舊譯作室女經閉。又名女子初經血薄症蓋因其月經之減少或閉止也古名脾癆又名食勞黃疸蓋因其消化不良也要之萎黃病爲貧血症之一現一般貧血之症候自不待言但其他各器官亦呈異常現象如頭痛眩暈神經紊亂精神沈鬱不喜動作此神經系之異常現象也食慾減退消化不暢食後覺胃部壓重時發胃痛此消化器之異常現象也呼吸促迫頸動脈呈獨樂音心臟基底之肺動脈瓣及心尖部呈貧血性雜音此呼吸器之異常現象也患者之血液其赤血球爲緡錢狀者少赤血球減其半數血球色素減少此循環器之異常現象也在春機發動期內每月產卵一次患此病者則月經減少或閉止此生殖器之異常現象也不寧惟是患萎黃病者身體瘦弱無力精神抑鬱不舒昔之美麗之姿愉快之感俄而憔悴枯槁鬱鬱不樂嗚呼昔何其強今何其衰萎黃病之爲患也亦云酷矣余之欲研究萎黃病者良非偶然夫萎黃病之治法最有效力者概有三種（一）宜吸善良之空氣也擇空曠之地或居室之外常行呼吸運動則不潔之空氣悉從口腔呼出而善良之空氣由鼻腔傳於肺胞中與從肺動脈來之靜脈血起化學作用交換瓦斯變靜脈血爲動脈血更輸送於各組織以滋養身體此即所謂空氣療法是也（二）宜擇易消化及富於蛋白質之食物也患萎黃病者消化機微弱當擇易消化之

物爲食料如牛肉等宜少食之且是病現貧血之症候如達於高度則體中酸素之輸入減少蛋白之分解亢進故患者之食料宜含有多量蛋白質如卵黃最佳此卽所謂營養療法是也(三)宜食鐵劑之藥物也鐵爲血球之主要成分患萎黃病者服之則赤血球增加月事調和其法用硫酸鐵炭酸加里各一〇、〇以護謨末爲百丸日服三次一次二丸至四丸於食後服之或用鹽規還元鐵丸亦可重症則配用砒石此卽所謂藥物療法是也至關於衞生事項者(一)身體及精神忌過勞(二)居室忌潮溼(三)宜行海水浴(四)宜爲輕微之運動(五)宜睡眠八小時其他種種事項姑不具述世之患萎黃病者幸留意焉

肝臟中西異同論

番禺鍾　瀚 貽孫

業醫療病當先明臟腑欲明臟腑當致力於解剖解剖學者研究全體諸器官之部位形狀構造者也吾國醫事劣敗各承家技競尙守舊不尙新知故醫學日形退化其論臟腑臆造謬妄不可勝紀良由解剖不講訛以傳訛如云肝七葉位居於左此一端也嘗讀內經有肝在天爲風在地爲木木應東方震卦以肝居左取震木東方之義又難經曰肝重二斤四兩左三葉右四葉凡七徐氏靈胎謂左三葉奇數從陽右四葉偶數

從陰後世學說故有肝居於左左脇屬肝之論倡始者內難附和者後人全國醫界無不謂肝在左凡七葉以難經具有明文而內經又以肝為木木居東方故應配左數千年來互相傳述俱信為眞不知肝臟並非在左而實在右攷肝經之體左右兩葉左小右大左一葉中些少分離右分三葉名為五葉實則四葉耳全體闡微已有圖載明晰而全體新論又云肝居膈肉右方其色赤約重四十八兩則難經所謂二斤四兩者其說非是醫林改錯親見臟腑繪列圖說亦謂肝四葉膽附於肝右邊第二葉二書所載無七葉之多鄙人前在紅十字會有患單性腦膜炎小兒斃後剖視見肝體承膈肉向上圓滿下銳披離外凸內窩居中而略挨於右推其原因小兒乳食未經穀食故略居正中至長食穀則肝受胃逼而偏於右以肝左枕胃經右靠腎經脾胃居左而肝則居右試剖視尸體可攷而知今肝五葉而云七是誤其形狀居右而云左則誤其位置似此失實喻家言謂一盲引衆盲相將入火坑也論肝如是其他各經可知中醫學說非附會無稽卽揣測妄誕雖有其書不如無書也墨守舊說寧不悲哉

食物談片

費穀祥譯述

國運之消長。奚視乎。曰視乎國民體力之强弱。國民體力之强弱。奚視乎。曰視乎食料配合之如何。是說也。一般學者所倡導。而近世之所深韙者也。夫然則食物之關於國運。不亦重且大耶。

關於食物之研究及著述。通人達士。洪篇鉅製。汗牛充棟。不爲不夥。吾人可無更述之必要。駢指之作。又胡爲乎。雖然。學無止境。理尙新知。以食物問題之重要。固大有研究之價値在也。爰作食物談片。

（一）營養分及其功效

動物食料之中。必需含蛋白質、脂肪、炭水化合物及無機成分之四大要素。此從來學士所公認者也。且不獨尋常動物爲然。卽人類亦莫不如是。據福特博士云。凡體重七十瓩之人（約吾國一百十七斤）每日所食食物之中。須含蛋白質一百二十瓦、（約三兩二錢餘）脂肪五十六瓦（約一兩半）及炭水化合物（澱粉爲主）四百五十瓦。（約十二兩餘）若人之體量有輕重。則應食各要素。卽可準是而增減。故稱此曰福特氏之標準食量。

是等營養分、既入體中。乃酸化分解。發生熱力。以維持體溫。俾長保生命。曾有羅部南博士測算其發熱之量。悉脂肪一瓦。在體中可生熱九·三加路里。（熱一瓦之水、使其溫度昇高攝氏表一度時、所需熱量、曰一加路里、脂肪一瓦、所發熱量、能使一瓦之水、昇溫九·三度、故其熱量爲九·三加路里、下仿此）蛋白質與炭水化合物各一瓦。各能生熱四·一加路里。故依標準食量。以取食物。則每日所可發生之熱量。爲二千八百加路里。但休止之際。與運動或勞動之際。消耗之熱量大異。大抵絕對休止時。每日生熱一千八百至二千加路里。已無不足。若勞動之時。則需熱在四千加路里以上云。但蛋白質之種類至夥。性質各殊。不特其營養價値。頗多不同。卽絕無效力者。亦或有之。故僅知食物中所含蛋白之分量。尙未足以決定其營養之價値也。炭水化合物亦然。例如海藻類中所含之炭水化合物。較之澱粉。則不僅消化率未及其半。卽已消化物。亦鮮有效。若豆類中炭水化合物。普通稱爲觧拉克打者。與穀類澱粉。性質亦異。至於脂肪。種類更多。大概消化器吸收不飽和之液狀脂肪。較易於吸收固形之飽和脂肪。故其營養效力。亦以未飽和脂肪爲大。

然則營養品固以何種爲最要。是亦不可以不究。曾有學者期此食物問題之能根本解決。用化學上純粹之蛋白質、脂肪、澱粉、無機成分等。配合適宜。製成人工飼料。以餵動物。觀其營養狀態。以資研究。而其結果。竟罕有偶見成效者。即如鼠等小動物。餵以此品。初亦停止發育。數旬之後。食慾漸減。遂至衰弱而斃。以是有奧斯撲能氏者。深企探得此失敗之原因。取牛乳用低溫蒸乾。更加適量澱粉。以飼白鼠。得使完全發育。頗著成效。乃更以種種化學品。配成類似牛乳之物質。(配合之法。以鹽酸一二、七五瓦、燐酸一〇、三二瓦、枸櫞酸一〇、一〇瓦、硫酸〇、九二瓦、溶於四五〇瓩(一瓩爲水一瓦之容積)之水中。又加炭酸鈣一三、四八瓦、炭酸鎂二、四二瓦、炭酸鉀一四、一三瓦、炭酸鈉一四、〇四瓦、枸櫞酸鐵〇、六三四瓦、使其混合液呈微鹽基性。而後加乳糖二四六瓦、用低溫徐徐蒸乾之。卽成此配合品、可稱之曰人工無蛋白乳。以人工無蛋白乳二八瓦、混乳精(卽乾酪素亦稱加舍陰)一八瓦、脂肪(可用豚脂)二八瓦、則得與乾燥牛乳相同之物質)以此質七四瓦。和澱粉或砂糖二六瓦。然後取飼白鼠。則初時尚能發育。經五六旬迄百日後。發育亦止。逐漸衰頹。以抵於死。此試驗。既歸無效。而奧氏猶恐因其中缺乏碘、錳、鋁等成分之故。補而試之。仍無效。然斯時設用新鮮牛酪。代純粹脂肪而飼之。則生活力卽漸見恢復。若餵以新鮮牛乳。則復原更速。奧氏復經種種試驗。咸得如是結果。以是斷定牛乳之中。必更含動物生活上所必需之一種未知成分。若欲造成完全之人工飼料。自非取此成分混入其中不可。

在奧氏行種種試驗之前。更有史旦泊氏者。用牛乳粉與米粉相和。以飼鼠類。亦能使其完全發育。然若先以此粉浸諸酒精及伊脫中。而後取出（此時粉之一部已被溶化）俟乾（俟伊脫氣發散至盡）餵鼠時。幾無營養之效力。卽加純粹脂肪及窒素化合物蛋白質等於其中。仍無何等之良效。是亦以牛乳之中。本含有效之未知成分。迨浸於酒精及伊脫中時。此成分卽被溶解浸出。而取出餵鼠之殘渣。則僅含蛋白質澱粉無機成分等質故耳。

由是觀之。則營養品中。如僅含蛋白質澱粉脂肪無機成分之四大要素。仍未能獲營養之全效。并不足充分發揮其生活力也。果彰然明矣。

（二）新營養素奧利柴銀

數年前日本鈴木博士。曾在米糠中發見一種成分。稱曰奧利柴銀。取此成分。添於前記之蛋白質炭水化合物及無機成分中。以飼動物時。則不僅各動物咸得完全生育。卽如前述之。衰頹瀕死者。食之亦能復原。據其實驗。混合卑白東（一種蛋白質）澱粉、脂肪無機成分等質。以飼鳩鴿。經半月後。鮮有不死者。若加餵奧利柴銀少許。卽能活潑成長。體量漸增。由是多年疑團。一旦冰釋。而人造飼料之不能飼養動物者。一加奧利柴銀。卽成完全飼料。而可飼育一切動物矣。

奧利柴銀。爲從前學者所未知之化合物。食其微量。於營養上已無不足。若鼠鴿等類。僅需日食五至十瓱。較之飼料全量。及其五千分之一至三千分之一而已。犬重十斤者。日食三十至四十瓱。亦得維持生活。至於大動物。較諸小動物。需此之量。其比更小。(設體重十斤者。需日食三十瓱。而體重百斤者。需此之量。無庸及三十瓱之十倍也。)夫食此少量。卽能維持生命。設有缺乏。縱令他營養品。至爲豐富。亦不能發揮其作用。則鈴木氏所謂四營養素中。應更加入此質。而稱之曰五營養素者。洵至言也。歐美學士之豫想食料中。必含未知成分者。自鈴木氏發表此研究以來。咸靡不三致意焉。

近年英倫克希密芬克氏。亦由糠及酵母中。發見同樣之物質。稱曰威脫民者。其於生理上之效力。無異於是云。

(三)奧利柴銀之製法及性質

欲製奧利柴銀。可先以糠浸伊脫中。溶去其中之脂肪。而後用溫酒精浸出之。更蒸發其浸出液。而以水溶之。又加硫酸。俾呈酸性。乃以燐滑夫蘭姆酸。使之沈澱。而精製之爲披克林酸鹽。由是所得者。爲褐色透明之舍利別(糖漿狀)乾時成粉末。惟其分子式尚未確定耳(芳克氏取此之法亦同)

奧利柴銀。性質易變。故製品歷時稍久。必失其特有效力。遇水素則還元而效力失。受酸化亦然。他如强熱、酸類、鹽基等作用。莫不能使其效力大減。

據鈴木氏所調査。凡營養品中。含奧利柴銀最多者。莫如米糠、酵母。此外大小麥麩、稗、野菜等。亦略含之。但各營養品中所含奧利柴銀。其性質種種不一。並非全相一致。故於化學上視之。當別爲許多種類。與蛋白脂肪之有數百千種者無異。然由其營養力考之。則功用略同。故以多數奧利柴銀。編爲一屬。自無不可。

(四)米中之奧利柴銀

當奧利柴銀未發見時。曾有安克猛氏等。報告其試驗成績。云用白米餵鳩。僅二三週後。卽發病而死。其病之徵候。與脚氣相髣髴。此報告旣表布於世。鈴木氏亦踵行研究。復經反復試驗。得悉此報告無誤。惟此時更有新事實發見。卽用糠餵鳩。可得防治此病也。又用除脂之糠。浸諸酒精。而取溶解於酒精之部。以飼鳩時。效與糠等。由是斷此糠中可溶於酒精之部。必係有效未知成分之一種。乃又繼續研究。冀明此有效成分。果屬何物。遂能發見奥利柴銀。然目的雖達。猶未敢自信。自去年始復專行實驗。用白米飯或馬牛肉加水煮沸。絞去其可溶分。而取殘滓（卽奥利柴銀狀之物質、均已除去、僅賸易消化之蛋白質）混脂肪鹽分適量。以飼貓犬。乃二三旬後。體量卽減四分之一。漸失食慾。以至於斃。然此時若加餵奥利柴銀。則康健頓復。體量漸增。蓋以白米之中。幾無奥利柴銀。故以飼畜類。自不可不更藉諸補給也。

（五）人類與奥利柴銀之關係

綜覽上述。奥利柴銀爲動物營養上所必需。已可無疑。其於人類營養上。固有若何之關係。是乃述此之本旨。自宜更加以深究。

按人與貓犬。其知識懸殊。誠不啻霄壤之別。而生理作用。營養法則。本非有顯著之不同。故試驗貓犬之結果。亦得應用於人身。蓋人身組織器官。與貓犬亦無大別也。又自動物學上考之。與人類爲最近者。莫如猿猴。嘗有日人志賀博士。以白米飼猿。所得結果與上述之貓犬無異。可知奥利柴銀亦爲猿猴所必需。其與人身之關係。固可不言而喻矣。

抑猶有足以證此之實驗焉。去歲伯林高等農學校貞志教授之實驗室內。有睦司考司博士者。願犧牲一身。以供研究脚氣病之試驗在實驗期二百餘日間。所食食物。以白米爲主。其他一切副食物皆選不含奧利柴銀者。初卽食慾漸減。消化機能變常態。嗣起水腫痲痺而顯脚氣之徵候。終則犯及心臟。病至劇烈。又當試驗期中時檢其呼吸及排尿。悉病劇之際。蛋白之分解。至速而多。頗類中毒現象。以是有克司派利博士。疑係白米中含有毒物。或因食白米後發生有毒物質。以致中毒。然至最後由糠中提出物質（卽奧利柴銀）時時射入其體內。卒得恢復康健云。睦氏之實驗結果既珍奇如是。乃報告其成績於伯林醫學會。歐美醫家。遂認脚氣（原名倍利倍利）之原因。在於多食白米。但日之醫學者。頗多反對此說。謂西人之所謂倍利倍利。（熱帶中人所發類似脚氣之病症）與東洋之脚氣。其症候互異。蓋倍利倍利起自多食白米。故得以米糠中成分治愈之。而東洋脚氣。非糠中成分所能却救也。又有林博士者。不特反對專食白米必發脚氣之說。且謂日人之發脚氣。不在多食白米。卽有影響。亦係遠因。大率由於病菌寄生所致云。斯等議論。孰是孰否。固非淺學者所敢妄斷。但多食糙米

倣(八十八)例而調製之。

(九十)

1 鐵粉 〇、〇五
2 炭酸麻偪涅曳謨 〇、二五
3 桂皮末 〇、一
4 白糖 一、〇

右散作十包。朝夕一包。

秤取各品十倍量。順次混和作爲十包。

(九十一)

1 樟腦 一、〇
2 安知必林 三、〇
3 乳糖 一、〇

右作散劑。與以十包。一日五回。一回一包。

倣(八十七)例。將1細碎爲粉末。加2 3混和之。

(九十二)

2 次硝酸蒼鉛 二、〇
1 古魯僕根末 一、〇

右混和。分三包。

順次秤取混和而分包。

（九十三）

2 撒里矢爾酸那篤僧謨　三、〇
1 安知必林　一、〇
3 乳糖　二、〇

右分六包。一日三回。一回一包。

依１２３之順次。秤取於巴刺賓紙上。研和而分包。

（九十四）

1 安知必林　一、〇
2 乳糖　二、〇

右分六包。一日三回。一回一包。

順次秤取１２。研和而分包。

（九十五）

1 單那爾並　〇、三
2 重炭酸曹達　二、〇

右混和。分三包。一日三回。與以二日分。

倣前法而調製之。

（九十六） 1 篤利亞那兒 〇、八

2 乳糖 一、〇

右研和爲一包。臨臥頓服。

採1入於乳鉢中研爲粉末。次加2而研和之。

（九十七） 2 弗那攝精 二、〇

1 拕沕兒散 一、〇

3 白糖 二、〇

依1 2 3之順序。秤取而研和之。作爲六包二日分服。

（九十八） 1 米庫列甯 二、〇

2 乳糖 一、〇

右混和。分三包。

倣前法而調製之。

（九十九） 1 烏魯篤羅並

2 奇烏累欽
3 乳糖　各二、〇
右混和分六包。二日分服。
倣前法而調製之。

（一百）
3 煆性麻倔涅曳謨　三、〇
2 龍膽末　一、五
4 重炭酸曹達　五、〇
1 薄荷腦　〇、〇六
右一日三回。三日分服。
研磨1於乳鉢中。另混和2 3 4於紙上。加入其中。再研和而分包。

（一百一）
3 炭酸麻倔涅曳謨　二、〇
2 芳香酸　一、〇
1 硫酸麻倔涅曳謨　八、〇
右二日分服。

研磨1於乳鉢中後加2。次加3。研和之。

（一百二）

2	單那爾並	二、○
1	燐酸古垤乙涅	○、一
3	乳糖	二、○

右混和。分六包。

先研和1與3。次加2。再研和而分包。

（一百三）

1	單尼搿恩	○、三
3	重炭酸曹達	二、○
2	大黃末	○、一

右研和。分三包。一日三回分服。與以三日分。

依1 2 3之順序。秤取而研和之。

（一百四）

2	知阿克兒	二、○
1	奇阿斯泰材	○、五
3	重炭酸曹達	二、○

右混和。分三包。一日三回。一回一包。

倣前法而調製之。

（二百五）

2	阿片丁幾	〇、五
1	白糖	二、〇

右分六包。一日三包。

入1於溫乳鉢中。加2而研和之。阿片丁幾中之水及酒精分由乳鉢之溫度而揮散。於是可得乾燥散劑。取阿片丁幾〇、五時。用滴數爲適宜。凡滴點之重量。依壜之大小而有差異。丁幾類二十滴約一瓦。此指一磅壜之滴數。通常使用之滴壜。一瓦約四十滴。

（二百六）

3	重炭酸曹達	三、〇
2	莨菪越幾斯	〇、〇三
1	薄荷油	半滴

右分三包。一日量。

取1之一滴。研和於3之一、〇中。取其半量。倣（二十五）法。秤取2及3之二、〇。

加入其中而研合之。包於巴刺賓紙中。

(二百七)

2 重炭酸曹達 六、〇
1 番木鼈越幾斯 〇、一
3 薄荷油 一滴

右混和。分十包。每三時一包。

混和1與2之少量。加3與2之殘餘而研和之。包於巴刺賓紙中。

(二百八)

1 非沃斯越幾斯 〇、三
2 沈降炭酸石灰 六、〇

右混和。分六包。一日三回。一回一包。

研和2之少量與1。後加2之殘餘。再研和之。包於巴刺賓紙中。

(二百九)

2 別臘密童 〇、六
3 炭酸卡野古羅
4 重炭酸曹達 各三、〇
1 莨菪越幾斯 〇、〇五

右研和。分六包二日量。

研和1與4。次加2 3再研和之。包於巴剌賓紙中。

（一百十）
1 阿片越幾斯 〇、一
2 白糖 二、〇

右混和分三包。與以六包。

倣（一百八）例而調製之。

（一百十一）
1 綿馬越幾斯 二、〇
2 白糖 一、〇
3 加厤拉 二、〇
4 甘草末 三、〇

右混和。分六包。

依1 2 3 4之順序。秤取而研和之。包於巴剌賓紙中。

（一百十二）
1 甘汞 二、五
3 沃度 〇、〇五

2　白糖　五、〇

右混和。分十包。用法口授。

以甘汞與沃度共研和之。則生過沃度汞。故必先研和1與乾燥2之半量。容於一器中。次秤取3於時計玻璃上。投入他器中。再加2之半量研和之。後混和兩者。以匙研和之。用巴刺賓紙與着色紙。重疊包之。

（一百十三）

1　甘汞　二、〇

3　乳酸鐵　〇、五

2　白糖　三、〇

右分十包。一日三包。

倣前法而調製之。

（一百十四）

1　甘汞　一、〇

3　炭酸痲倔涅叟謨　二、〇

2　白糖　一、〇

右研和。分三包。一日量。

倣(一百十二)例而調製之。

(一百十五)

1 甘汞 二、〇

3 金硫黃 〇、一

2 白糖 五、〇

右作十包。用法口授。

倣(一百十二)法而調製之。

(一百十六)

1 精製樟腦 〇、五

2 鉛糖 〇、一

右散分八包。一日三包。

倣(八十七)法。研1爲粉末。加2混和之。但主藥之量少。故加乳糖二、五。研和而分包。

(一百十七)

1 硝酸銀 〇、〇五

2 次硝酸蒼鉛 五、〇

右分六包。一日三回。

研和1與2之少量。更加2之殘餘研和之。倣(一百十二)例。用巴剌賓紙與着色紙。重疊包之。

(一百十八)

1 硝酸銀 〇.〇六

2 次硝酸蒼鉛

3 重炭酸曹達 各四.〇

右混和。分六包。一日三回。二日分。

倣(一百十七)例。研和1與2。後加3再研和之。倣前法而分包。

茶劑 Species

茶劑者。患者自製浸煎劑而服用之義也。即將無劇毒性之草根木皮。細剉爲粉。而供飲用。單味混和者有之。二味以上混和者亦有之。又配伍鹽類。每分包而與之。今舉日本藥局方之茶劑製法如左。

製茶劑時。將供用之藥物。刨剝剉切。或搗碎爲均等之小片。去其細粉。而混和之。又用於浸劑或煎劑之藥物。由粗細之度。而其成分溶出有難易。故供茶劑之藥物。用細剉截罨法。研爲粗末。

（二百十九）　甘草根
杜松實
茴香　各一五、〇

右爲剉劑。一食匙注入二碗之熱湯。煎出服用。

（二百二十）　加密爾列花　八、〇

右細剉。爲茶劑。用法口授。

細剉包於藥紙包中。或容於麻布製小袋中。

丸劑 Pilulae

丸劑者。將有臭味之藥物。或製他劑有嫌忌之藥物。製成丸粒。使易於服用。或便於攜帶之製劑也。調製丸劑之藥物。區別爲主藥、賦形藥、結合藥、黏稠藥之四種。

賦形藥及其應用

賦形藥卽甘草末、澱粉、桂皮末、龍膽末及其他芳香性植物粉末等。最汎用者。以甘草末爲首。澱粉用於白色美觀之丸粒。桂皮末等用於有臭氣之藥物。

結合藥及其應用

結合藥卽甘草根末、甘草越幾斯、龍膽越幾斯、亞拉毘亞護謨、達拉加僞答、亞爾答亞根末、澱粉糊、石鹼末白陶土、黃蠟、水飴等。凡丸劑不可無易溶性及耐久性。依日本藥局方之規定。丸劑之結合藥。通常用甘草羔或甘草越幾斯。除特別場所之外。不用達拉加僞答、亞爾答亞根末。用甘草末、甘草越幾斯製者。乾燥之後。易於消化。而用達拉加僞答、亞爾答亞根末者。硬固而難溶。

金屬鹽類或植物粉末等主藥之量多。用達拉加僞答時。非若甘草羔末之能使用於賦形藥兼及結合藥。或製成白色丸粒。然金屬鹽類、樟腦、知母兒等。用主藥十分之一量。植物粉末、規尼涅鹽類等。用主藥二十分之一量。至於亞爾答亞根末。配伍於引溼性之藥物。澱粉糊與達拉加僞答同。石鹼末接觸於樹脂類及白陶土接觸於有機物。皆有分解藥物之作用。黃蠟用於油類及拔爾撒謨。水飴較甘草羔之易溶性更大。故不便於夏期之結合藥。

黏稠液及其應用

結合藥用甘草羔末、亞拉毘亞護謨末、達拉加僞答、亞爾答亞根末時。則黏稠液宜用倔利攝林、單舍利別、水等。就中以成自倔利攝林一分水二分之倔利攝林水爲最佳。

丸衣及其應用

丸衣者。防丸劑之相互接觸。或製丸之際。防其接觸於截丸器之謂也。通常用石松子。至若澱粉用於白色丸粒。芳香性植物粉末。用於有臭氣之藥物。甘草末用於不快味之藥物。丸劑因大氣之接觸。屢起溼潤。欲豫防之。以篤僧拔爾撒謨包被丸粒爲佳。

丸粒之重量

欲便於嚥下。且適於截丸器之凹溝。丸粒之重量。大約〇、一。而藥物與黏稠液之比。爲四與一。換言之。卽黏稠液須丸粒之五分之一。

石鹼丸劑

以石鹼爲賦形藥而調製之丸劑。配伍之藥物。若爲越幾斯類或黏稠性植物粉末。則能研和爲適宜之稠度。然在他種藥物。僅以石鹼爲賦形藥。則失於脆質。製丸之際。甚覺困難。然滴加少量之亞拉毘亞護謨漿或酒精揑合之。則可得適宜之稠度。

凡石鹼丸劑。充分揑合之後。當檢其稠度。蓋石鹼丸劑。始雖脆稠。充分揑合以後。則成軟稠之塊。

拔爾撒謨油類依的兒製越幾斯丸劑

以植物粉末爲賦形藥而製之丸劑。必須多量之粉末。從而可得多數之丸粒。若以半量或同量之黃蠟熔和之。則得適當之丸劑。藥物若無揮發性。則直接與黃蠟共熔融於磁皿中。冷後混和他種藥物。若有揮發性之藥物。例如結列阿曹篤或的列並油等。先以黃蠟熔融之。乘其半冷。而混和他種藥物。然單用黃蠟。難得良好之稠度。故必加適宜之甘草末。以節其稠度。

鹽類丸劑

鹽類丸劑。必依其性質。而擇適宜之器械及賦形藥。例如銀、銅、水銀鹽等。宜用磁製乳鉢。銀鹽及過滿茄酸加僧謨等。接觸於有機體。有分解之虞。故其賦形藥。宜用白陶土。又潮解性鹽類之賦形藥。宜用亞爾答亞根末。且投入之時。宜用密閉玻璃瓶。其他之鹽類大概以鐵製乳鉢捏合之。其賦形藥通常用甘草末及甘草羔末。

規尼涅鹽丸劑

本劑之賦形藥及結合藥。不得其宜。則失於脆質。或過於軟泥。截丸之際。頗覺困難。若單爲規尼涅鹽。則滴加少量之稀鑛酸。與賦形藥共捏合之。則得防其脆質。然配伍還元鐵時。不能加酸。宜加多量之結合藥而製之。然較處方箋中之丸數爲多。

酸類丸劑

酸類作丸劑時。如亞砒酸、單甯酸、希倔林酸、(三硝基石炭酸)撒里矢爾酸等。皆不須特別之注意。惟撒里矢爾酸宜用倔利攝林與澱粉。亞砒酸宜用蜂蜜與甘草末。

燐丸劑

採燐入於試驗管中。加哥囉仿謨溶解之。或投入單舍利別。加溫使熔融之。塞其管口而振盪之。使成乳濁。然後加哥囉仿謨或單舍利別。以甘草末爲賦形藥。再加達拉加侃答而製之。

(一百二十一)

1　珊篤甯　〇、五

2　大黃末　一、〇

右作丸三十粒。以石松子爲衣。一日三回。一回十粒。

(一百二十二)

1　莨菪越幾斯　〇、三

2　阿片末　〇、七

3　甘草末　適宜

研和1 2。加單舍利別。而捏合之成丸劑。若爲脆質。則加甘草羔末〇、五。

身體之一部分。發起知覺麻痺。麻痺之輕者。其始惟無痛之感覺及溫熱之感覺。至後則觸覺與部位之感覺並失。膝蓋腱反射其始往往亢進。至後則亦就消失。觸其神經而試之。頗爲肥厚。

運動亦被妨礙。而顏面及手足之筋肉。更萎縮而起麻痺。或爲愚人之容貌。

營養神經亦被侵害。皮膚乾燥而萎縮。然指趾則滑澤而放光澤。凡起麻痺之部分。概不發汗。

毛髮脫落。爪甲色變而生凹凸。每有脫落者。病勢更進。則麻痺部成慢性之潰瘍。於足部穿孔。其指趾或手足。每有可手取。麻痺癩與斑紋癩。較結節癩更爲慢性。往往有歷十八年至十九年而死者。

急性喉頭加答兒（一作急性喉頭炎　舊譯作聲腔新炎）

急性喉頭加答兒者。喉頭發癢、發咳嗽。喀痰初爲黏液狀。後爲黏液膿狀。聲音嘶嗄。或竟無聲。熱度或有或無。

慢性喉頭加答兒（一作慢性喉頭炎　舊譯作聲腔久炎）

慢性喉頭加答兒者經久聲嗄喉頭瘙癢、喀痰。喉頭黏膜肥厚。或潰爛。其豫後概良。然往往再發。若爲喉頭結核。則豫後不良。

急性氣管枝加答兒（博醫會作氣脘急炎舊譯作新氣脘炎又名風寒咳嗽一作肺氣管內皮發炎）

急性氣管枝加答兒者。惡寒、發熱。咳嗽、喀痰。其痰初爲黏液狀。後爲黏液膿狀。聽診上有笛聲、鑼聲、水泡音。打診上無變化。俗名傷風咳嗽。於小兒則呼吸困難。四肢有發青藍色者。

氣管枝喘息（博醫會作痵症又名氣脘痵症舊譯作氣喘又名微絲氣脘閉縮而喘周禮金匱謂之上氣素問謂之喘息又有喘急喘促痰喘或喘之別名）

氣管枝喘息者。突然（多在夜間）呼吸不和。呼氣延長。咳嗽不已及喘鳴。顏色蒼白。前額發冷汗。頸靜脈怒張。喀黃色或黃綠色之痰。其豫後於生命上概良。然難全治。

慢性氣管枝加答兒（博醫會作氣脘疚炎舊譯作久氣脘炎又名久嗽）

慢性氣管枝加答兒者。咳嗽、喀痰。熱候缺如。有時亦呈輕微之熱候。於聽診時可聞呼吸音疏烈水泡音。發於全胸。在溼性症發作性咳嗽甚劇。喀出多量之液痰。其於乾性症則發笛聲及騷鳴。其喀痰爲黏液或膿狀。喀痰量少。乾咳頻發。其喀痰多量。呈黏液膿樣。且放惡臭者。卽惡臭化膿性氣管枝炎也。

鼻加答兒（有急慢性二種急性博醫會作急齆又名鼻急泗炎舊作頭風鼻塞古有傷風感冒等名慢性博醫會作鼻疚泗炎舊作久頭風又名鼻齆）

鼻加答兒者。鼻內有瘙癢之感。發嚏噎。有黏液狀之分泌物。其後則爲膿狀。嗅覺減退。往往鼻腔閉塞。言語帶鼻音。間有發頭痛者。又名鼻感冒此症若久不愈。則變爲慢性。俗名腦漏。

百日咳（博醫會譯作嗁嗽症又作百日嗽舊譯作哮咳嗽又名小兒咳嗽作聲又名時行咳嗽古名頓咳又名連聲咳一作痙咳一名疫咳又名痙攣咳）

痙咳者。初呈氣管枝加答兒之症狀(卽通常咳嗽)一二週後。變爲痙攣性咳嗽。先爲長吸息若雞鳴。又若吹笛。次呼吸頗短。咳嗽頻發。次又爲長吸息。發作時眼球突出。兩眼流淚。頸靜脈怒張。顏面及四肢發汗。輕症一日發作三四次至二三十次。重症一日發作至百次。四五週後。始見減退。發作輕快。又經二三週而愈。其經過至二月以上。有六七月之久者。或併發加答兒性肺炎。

肺氣腫（舊譯作肺胞變大積氣古名肺脹）

肺氣腫者。咳嗽、喀痰。呼吸困難。頸圍强大。因胸鎖乳頭筋之肥厚。胸圍闊大。呈洋樽狀胸廓。呼吸之狀。爲胸式呼吸。呼吸筋甚見過勞。熱候缺如。橫隔膜壓下。肝變常位而在下部。心右室肥大。打診時肝臟淸音明朗。爲鼓音性。心之濁音部狹小。聽診時呼吸音減弱。起笛聲及溼性水泡音。

肺水腫（博醫會作肺痰舊譯作肺積血衆水金匱有肺水之名而未詳病狀不知是此症否）

肺水腫者。有漿液滲出於肺之氣胞及組織間也。其症狀爲發熱。脈搏不正。呼吸困難。面色蒼白。喀痰中有泡沫。至喀出漿液性血痰。聽診時起溼性水泡音。打診時有濁音。

加荅兒性肺炎（博醫會作肺細葉炎舊譯作肺小葉炎又名肺痰炎）

加荅兒性肺炎者。體溫三十九度至四十度。熱型不整。呼吸增加且困難。咳嗽、喀痰。脈搏增加不穩。食思缺乏。顏面蒼白色。口脣靑藍色。患部聞半濁音、鼓音、溼性水泡音、氣管枝音。

肺結核（博醫會作肺癆症舊譯作內傷癆症肺體生米粒瘖肺變壞生癆古名勞瘵虛癆傳屍癆）

肺結核者。身體日漸瘦弱。久咳、喀痰。痰中含膿球血液。或有喀血者。胃不思食。盜汗。便通不整。日晡潮熱。肌膚蒼白。胸壁陷沒。行動則氣促不寐多怒。其豫後不良。

肺壞疽（博醫會作肺疥舊譯作肺腐症一名肺體壞死卽古時肺癰之一種）

肺壞疽者。喀惡臭汚穢之痰。痰中有彈力纖維。幷混壞疽片。呼氣放惡臭。咳嗽胸痛。呼吸困難。消化不良。發急激之衰弱。打診時有濁音、鼓音。聽診時聞溼性水泡音。放置喀痰。則分三層。第一層爲泡沫。第二層爲漿液。第三層爲膿樣。其豫後不良。然體格强壯之人。間有愈者。

肋膜炎（博醫會作胸統膜炎一名胸膜炎舊譯作肺胞膜炎又名肺衣炎古名脇痛）

肋膜炎者。初屢屢惡寒、發熱。胸部發刺痛。因呼吸咳嗽等而增減。乾咳。顏面蒼白。食氣缺損。身體倦怠。頭痛。肋膜有摩擦音。有滲出物則呈濁首。聲音振盪微弱。肺胞音微弱。此外鄰接之器官有壓迫狀態。

急性胃加答兒（博醫會作胃急炎一作急性加答兒性胃炎舊譯作胃新炎古書稱食傷或大食傷）

急性胃加答兒者。惡心。嘔吐。噯氣。嘈囃。口渴。嫌食。頭痛。眩暈。胃部膨滿而疼痛。舌被厚苔。便秘。或乘腸加答兒而下痢。又或發熱。其豫後概良。

慢性胃加答兒（博醫會作胃疢炎一作慢性加答兒性胃炎舊譯作胃久炎即古書所謂淡飲癖囊之類）

慢性胃加答兒者。胃部腫滿。壓迫則疼痛。惡心。噯氣。眩暈。舌被灰白色或褐色之苔。口發臭氣。食思缺損。全身倦怠。時或喘息。黏液分泌增加。大便秘結。嗜酒者每晨吐出唾液狀物質。其豫後概良。

胃癌（博醫會作胃疽一作胃脠瘍舊譯作胃生毒瘤又名胃毒癰古名脾氣擴泄或名飲癖又包括於反胃症中）

胃癌者。初起僅消化不良、食慾缺乏、胃部壓重、便秘等。後加胃痛。屢發噯氣、嘔吐。吐出暗褐色物如汁粉。於胃部觸知硬固而凹凸不平之腫瘍。(亦有不能觸知此腫瘍者)壓之則發疼痛。該腫瘍不隨呼吸而上下。經過一年至二年。漸次衰弱。皮膚枯燥。陷於惡液質而死。

胃擴張（博濟會作胃脹）

胃擴張者。胃部壓重。膨滿。食思缺乏。或亢進。或煩渴。空腹時胃痛。嘈雜。呑酸。噯氣。食後即大嘔吐。舌苔帶赤色。胃部有振盪音。羸瘦。便秘。又頻頻飢餓。打診胃部。則呈鼓音。胃之下界。達於臍部。或臍部以下。有時可視察其下界。其豫後或良或不良。

胃潰瘍（博濟會作胃瘍一作胃圓形潰瘍又作圓形胃潰瘍舊譯作胃內皮生潰瘡古名胃癰又名胃脘癰）

胃潰瘍者。初呈胃加答兒之症候。時時有胃痛發作。此發作必於食後之俄頃間。食後嘔吐。吐出食物黏液等。吐物之反應爲酸性。混有多量之血液。猝然吐血。其血色鮮紅。混有食物。吐血後排泄之大便呈黑色。有時下痢。有時便秘。其豫後多良。然若大出血及穿孔。則往往不良。

急性腸加答兒（博濟會作腸炎舊譯作肚腸炎又名大小腸內皮發炎古名泄瀉）

急性腸加答兒者。一日間屢次下痢。腹痛雷鳴。腹脹。口渴。舌面被苔。發熱。全身倦怠。利尿減少。甚有裏急後重者。糞便之性狀。放腐敗臭。又往往起惡心、嘔吐、嘈雜等。

慢性腸加答兒 即久泄瀉博醫會作腸疚炎

慢性腸加答兒者。有時便秘。有時下痢。糞塊往往與黏液膿狀物黏和。下腹有壓重不快之感。身體羸瘦。精神沈鬱。小兒患此症。多呈完穀下痢。

盲腸炎及盲腸周圍炎

盲腸炎及盲腸周圍炎者。右腸骨窩部發劇痛。其疼痛波及於下方。感覺過敏。咳嗽努力。則該部有疼痛。惡寒、發熱。脈搏增加。嘔吐。便秘。起腹膜炎及腹部膨滿等。其豫後或良或不良。

十二指腸蟲 博醫會作虧血勾蟲症又名小腸虧血蟲症又名勾蟲症

十二指腸蟲者。汎發貧血。甚至爲惡液質。頭痛。疲勞。心悸亢進。時時眩暈。耳鳴。顏面蒼白。皮膚浮腫。消化不良。於大便中發見十二指腸蟲卵。

蛔蟲 舊譯作圓蟲古名蚘蟲又名食蟲又名長蟲

蛔蟲者。其確徵在於大便中發見蛔蟲及其卵。在成人概不呈症候。在小兒則往往有惡心、嘔吐、倦怠、不眠、不安、惡寒、發熱、腹痛、口渴、頭痛、眩暈、瞳孔散大、下痢、舌苔、皮膚及鼻腔之瘙癢等諸症。又或發全身痙攣。

蟯蟲（舊譯作線蟲又名寸白蟲又有短蟲穀道蟲大孔蟲等名在婦人陰道中則謂之陰蟨蟲）

蟯蟲者。於大便中。發見蟯蟲及其卵。肛門瘙癢。並起疼痛。夜間尤甚。因是不得安眠。便意頻數。便通不整。小腹一定部壓重及疼痛。婦人則有膣黏膜加答兒、潰爛等。

絛蟲（博醫會作帶蟲古名寸白蟲又名長蟲其蟲寸寸有節色白故名寸白蟲又作扁蟲）

絛蟲者。其確徵在於大便中。發見絛蟲節。有全不呈症候者。又或有便通不整。食思缺乏。或起善飢症。或起惡心嘔吐、腹痛、倦怠、不安、耳鳴、流涎、鼻癢、瞳孔散大、心悸亢進等諸現症。

口腔加答兒（博醫會作口炎）

口腔加答兒者。口內之黏膜。發赤而腫脹。口臭。灼熱。口腔疼痛。嚥下及咀嚼困難。黏液及唾液之分泌旺盛。舌被灰白色之厚苔。其豫後概良。

加答兒性黃疸（素靈難經金匱等書謂之黃疸景岳全書謂之黃癉）

黃疸者。初呈胃加答兒之症候。次眼結膜、皮膚、口蓋、口唇等呈黃色。心窩痞滿。肝部腫大壓痛。大便呈灰白色。尿帶褐赤色。振盪之。則生黃色泡沫。混以哥囉仿謨而振盪之。

輕減。僅忍耐數日可也。因在小兒止血困難。常招後出血之危險。

要之在本症之初期。施冰囊於頭部。而靜俟其後之經過。爲最良之方法。

特異療法。注射賴美爾氏血淸。該血淸有免疫之效。用法每日一回五、○至一○、○皮下注射。然對本症之效果。賞讚之人極尠。

危險小兒比大人易起心臟萎弱。凡易起心臟萎弱之一切事。不可不避之。如安知比林、非那塞丁、亞思比林等之解熱劑。禁連續內服。因此等解熱劑。用少量毫無功效。與大量對心臟則惹起可恐之結果故也。規尼涅歐乙規尼涅。比較的害少。然據黑納佐氏言亦不可用之。

水治療法。甚稱用者。爲波氏罨法。其法以法蘭乃爾（一種絨布）由背至胸、更由腋窩亙臍之高而輕捲之。法蘭乃爾用溫湯或微溫湯或水浸溼而輕絞之。法蘭乃爾之外。更以同大之木棉布片捲之。木棉布片之上。再用古答百兒加或油紙覆之。水之溫度。等於室溫最佳。溼布交換之度數。視乎熱度。高則頻換之。每回一時間乃至四時間。波氏罨法有效之理由。於氣管枝肺炎條下述之。

代罨法以冷水洗滌之法亦可。卽每一時間以冷水洗全身。

微溫全身浴(攝氏三十一二三度)亦可試之。但解熱之效少。然有用於興奮兒。以收鎮靜之效者。

不可行冷浴。因持續用之有招心臟衰弱之虞。

室溫大約在攝氏十五度乃至十七度爲宜。不可過熱。室內空氣。須保有一定之溼度。不使過於乾燥。暑氣盛時。可置冰桶於室內。務使清涼爲要。旋風器亦可用之。但不可直接吹於患兒。

內服藥　賴美爾氏血清。既如上述無效。此外對肺炎菌之藥劑。能消肺胞及間質炎性浸潤。尚未發見。且如逍遙性肺炎浸潤之機轉。實發於各處。而防之之藥劑。亦尚未見於世。據理論上言之。不服藥亦無不可。然實地家全不用藥。則有種種之困難。可投稀鹽酸里母那埵等藥劑。對熱有清涼之作用。且爲佳味之健胃劑。待分利後。可用祛痰劑。蓋肺胞內容物。於分利後。發生釀酵素。一部分自溶解而吸收。一部分由咳嗽而被喀出。故於此時期而用祛痰劑。非無意義也。經過久時。稍試用大量規尼涅、亞思比林、別拉米敦等之解熱劑。然決不可持續用之。分利後尚融溶遲延。可於胸部施波氏罨法。且使內服沃度曹達。不害小兒之胃。是優於沃度加里之處也。視其年齡。一日用〇、二乃至〇、八。此外用稀釋沃度丁幾亦可。近時又有稱用沃奇恩 Gothion 與沃德阿兒 Godeol 者。吸收佳良且有不刺戟皮膚之利點。沃奇恩爲水酸化貌羅邦與沃度之化合物。用量一日〇、五乃至一、〇。混同量之阿列布油或同量乃至三倍之無水拉納林。塗布於胸部。沃德阿兒爲沃度之膠質化合物。外用時直以毛筆塗布於胸部。頗爲便利。

用以上簡單之方法。雖多取佳良之轉歸。然往往要對症療法者不少。

咳嗽　對咳嗽用痲醉劑者。比大人極稀。年長之患兒。咳劇嗽甚。因知覺過敏。甚興奮時。可混燐酸古垤乙湼或鹽酸莫爾比湼於稀鹽酸里母那垤中與之。或行莫爾比湼皮下注射。用量一日〇、〇〇一乃至〇、〇〇二。一乃至二回分服。注射用。三歲乃至五歲者二乃至三密瓦。十歲之患兒。用五乃至七密瓦。年長兒因呼吸及咳嗽而訴高度之肋膜痛時。視其年齡。貼六乃至十個乾角於疼痛部。數回反覆用之。多收好結果。

便秘　對便秘先用砂糖水、菓子露、林檎粥等。無效時灌腸。

腦症　對腦症試用前記之浴治療法。或用大量甘汞。如頭痛劇烈而發中耳炎者。須速乞專門醫士療治之。

心臟鬱血之症候。卽起阿諾隨、異常呼吸困難、脈微細等。往古在大人之肺炎。有刺絡之法。至中古漸廢不用。然近來用於小兒肺炎。其效甚著。雖在乳兒肺炎亦可用之。殊於汎發性或兩側肺炎爲宜。

心臟萎弱。全同於傳染病。在肺炎亦最可怖之一症候也。此危險在重症肺炎易起。勿論矣。然在輕症者。若不豫防。亦可罹之。故始終須注意心臟。若現萎弱徵候。則無庸躊躇。速與以心臟劑。

其順序先用實芰答利斯浸。無效。行咖啡涅皮下注射。次用樟腦油。代實芰答利斯以實芰布拉丟謨（〇、〇一乃至〇、〇五一日三回）代咖啡涅以撒酸曹達咖啡涅水溶液（〇、〇五乃至〇、一乳兒量〇、三乃至〇、五長兒量）亦可。

不問生來强壯與羸瘦。分利之際。必須注意心臟。發熱繼續之時期愈永久。分利時之危險愈多。又有由熱度急降至常度或其以下。而來虛脫之狀態者。卽脈搏細小而遲。自覺萎弱感寒。有發多量之汗者。有不發汗者。然此虛脫之狀態。外觀上不足顧慮。與以懷爐。加混武蘭地酒之牛乳、於肉羹汁內。每於三十分時與之。可使沈衰之心臟。再行恢復。此際殆不必用依的兒、樟腦精等之皮下注射。然在熱分利前。豫爲心臟衰弱之準備。是萬全之策也。

合併症之膿胸、中耳炎、心外膜炎等之療法。與單獨所起者無異。玆不贅。

(三)氣管枝肺炎之療法　氣管枝肺炎之療法。總以氣管枝之流通。不妨礙吸氣之通過。豫防起多發性膨脹不全爲主眼。今日最稱爲有效之方法。順序記之。爲浴治療法、芥子纏絡法、興奮劑、祛痰劑並室內空氣之溼度。

浴治療法　注加開水於攝氏三十八度之浴中。浴溫爲四十度。在浴中摩擦身體。一回五分乃至十分時間。體溫雖昇一乃至一、五度亦無害。患兒若不甚萎弱。一日二三回入浴亦可。因浴恐起心臟萎弱。可於浴前加武蘭地酒於茶或咖啡內而使飲之。或加奇嘎林〇、二於水五、〇內而灌腸。

有窒扶斯樣之腦症時。初行三十八度浴五分時間。次注加室溫之水於項部。

波氏罨法。(詳前)對本症亦甚有效。發汗之時。用攝氏三十三四度之水。此罨法之有效作用。其說不一。郝納佐氏分爲三種。(甲)冷罨法接觸於身體。催進深呼吸。(乙)罨法下之皮膚發赤起小丘疹及表皮脫落。刺戟皮膚血管爲之擴張。因之使全身血液循環佳良。(丙)患兒呼吸之空氣。由罨法所發之水蒸氣爲溼潤。

何伊布乃爾氏之芥子纏絡法。爲毛細氣管枝炎之療法。極爲緊要。然在氣管枝肺炎。亦不可缺。其法在約千五百瓦攝氏四十度之溫水中。加五百瓦新鮮芥子末。善爲攪拌。十分乃至十五分時間。則放臭氣。且刺戟眼鼻黏膜。此際以布片浸之。堅榨而後。由小兒之頸部迄於足部。全身纏絡。其上以毛布等再纏絡之。頸部更纏一層布片。不使吸入刺戟性之芥子油蒸氣。放置五分乃至十分時。俟患兒之皮膚發赤。悉除去之。用微溫湯清拭皮膚。或行微溫浴。後再用普通之波氏罨法。全身芥子纏絡法。一日只可用一回。不可多用。在心臟衰弱之兒及有溼疹或痙攣素質之兒禁之。

芥子浴。乃入四乃至五食匙之芥子末於袋中。投於浴湯內。以手壓榨袋。而將芥子油析出。令患兒入於此浴湯中之法也。浴畢。患兒之身體。注意拭淨。而使靜臥。此浴亦以皮膚潮紅爲度。芥子末每回須用新鮮者。

或如波氏罨法。以芥子湯施罨法於胸部亦可。此際待皮膚發赤。直去芥子罨法。而代以波氏罨法。

凡在浴治療法之際。不可只委於看護婦或患兒之親屬。醫師亦必監視之。

藥劑　用於本症爲祛痰劑及興奮劑。然祛痰劑有效與否。在今日尙屬疑問。處方例如左。

吐根浸（〇、二至〇、五）　一二〇、〇
單舍　一五、〇
右每二時一小兒匙內服。

吐根末　〇、〇一
甘汞　〇、〇二至〇、〇三
右爲一包量每二時間內服一包。

高度氣管枝肺炎在小兒强壯者發病後四乃至五日間反覆用少量之吐酒石溶液（吐酒石〇、〇五乃至〇、一 水一二〇、〇）亦可起下痢則止其服用郝納佐氏甚賞用此法。患兒體力若强。雖在幼兒亦用之。然據多數之醫士。謂不如不用爲安全。對呼吸困難及起阿諾隨。吸入酸素最佳。在長兒以橡皮管之玻璃端插入口內。在幼兒只迸出酸素於面前爲是。如呼吸困難甚。可兼使內服吐根末海葱醋蜜。除去氣管枝內充滿之黏液。以圖呼吸之安靜。

處方　吐根末　一、〇乃至二、〇

蒸餾水　三〇、〇
海葱醋蜜　一五、〇
右每十分時間一小兒匙。以起嘔吐爲止。

然在困憊之小兒。嘔吐益增衰弱。與之須要注意。凡有萎弱、恍惚狀態者。禁用催吐劑。可以攝湼瓦浸或遠志浸代之。

處方　攝湼瓦(五、〇)　一〇〇、〇
安母尼亞茴香精　一、五
亞爾答舍利別　二〇、〇
右每二時間內服一小兒匙。

因分泌液閉塞氣管枝則難望本症之治愈。故咳嗽刺戟之消失。爲本症最可恐之事。右之處方。亢進咳嗽之刺戟。以催痰之喀出。甚爲合理者也。

在氣管枝肺炎。起衰弱狀態。比格魯布性肺炎爲多。即吸氣力弱。腦及他之臟器。來靜脈鬱血。屢陷於虛脫瀕危之狀況。因心力沈衰之虛脫。在氣管枝肺炎。無他項原因。乃熱持續永久或呼吸機能不全之結果。此時之療法。宜與以興奮劑。以恢復心力爲要。

興奮劑爲樟腦及安息香酸。其處方例如左。

精製樟腦

安息香酸　　　　各〇、〇五至〇、二

白糖　　　　　　一、〇

右用膠紙（卽阿布拉他）包之。每二時服一包。

小兒禁用葡萄酒及武蘭地酒。是因興奮時短易起心臟痲痺故也。內服困難。望速奏效。宜行樟腦皮下注射。郝納佐氏賞用樟腦〇、六至一、〇硫酸依的兒一〇、〇之混合液。每日注射三四回。一回用卜蘭灣氏注射器一至數筒。注射部雖屢生紅色浸潤而無害。最甚之浸潤。經十至十二日。貽多少之物質缺損而愈。此外用咖啡湼奇嘎林（滴數按小兒年歲爲一回量一日三回）實芰答利斯（按小兒年數之匙浸出爲二日量）實芰布拉丟謨等之强心劑。與格魯布性肺炎同。病室內空氣溼度高。最利於一般之呼吸器患者。然在肺炎尤爲緊要。西洋有特製之氣管枝氣釜。大口長如大藥鑵。日本以藥鑵代之。置病室內使放散蒸氣。或在枕邊用吸入器撒霧亦可。所用水以食鹽水或炭酸曹達溶液爲佳。至食餌因食慾障礙。不能攝取多量。幼兒用母乳。長兒用牛乳。稀粥亦佳。餘如飲料可多與之。如茶、咖啡等。雖有興奮劑之作用甚佳。由口飲用不便。可行食鹽水灌腸。不能則行皮下注射。禁用酒類。且患兒臥病牀。每二時間須抱起一回。在室內遊走三十分時。稍長之兒。務勤變其臥位。如永爲背位、側位。恐增進就下性炎症。萎弱幼兒、用木棉布片摩擦全身。以刺戟皮膚。使起充血。此外發汗多量。在水治療法。可直中止。否則衰弱之小兒。忽有陷於虛脫。

熱　對熱一週間放置之可也。若妨熱則有害於經過。胸部疼痛。用波氏罨法或全胸貼乾角。此等誘導法。較發泡劑芥子泥。尤爲優良。熱如持續。則試用少量解熱劑鎮靜劑。即別拉米敦、亞思比林。(視其年齡一回量〇、一至〇、四)於午後三回(三時五時七時)分服。何伊布乃爾氏賞用臭素規尼涅(〇、一至〇、三)之坐藥。安知比林或撒酸曹達(安比或撒曹〇、一至〇、三水五、〇)之注射。或安比(〇、一至〇、二五水五、〇)之灌腸。一日一至二回。非那塞丁〇、一至〇、三。晚上內服亦可。

舌口腔　常被侵犯。用三%過酸化水素或五%硼酸水。爲含漱或洗滌。

便秘　對下痢與格魯布性肺炎同。

恢復期之療法　萎弱及貧血。宜規尼涅、鐵劑。選強壯食餌。愈後則推獎外氣療法。

芝素崇仲景爲醫學辨誤。著世補齋醫書三十三卷。且曰如仲景方而不可用。則病人豈容我以嘗試者何以用之一人有效。用之人人而無不效。且何以彼之不用仲景方者。曾不聞一效也。吾既用之而屢效矣。則吾豈能舍吾效者不用而用彼之不效者耶。夫病者何所求。不過求其效耳。然不用仲景方而效不至。則人何樂乎不用仲景方哉。觀此卽可知陸氏之卓識超羣。其所尊崇者。舍仲景其誰與歸。

十九　趙元益

趙元益。字靜涵。江蘇新陽人也。博通中西醫學。曾歷英法義比各國。同治初。西士傅蘭雅等。來遊吾國。傳工於算。尤長於醫。與靜涵譯醫算各書。歷二十餘年。譯醫書六種。曰儒門醫學、西藥大成、內科理法、法律醫學、濟急法、保全生命論。皆靜涵所筆述者。嗚呼。當風氣未開之際。趙氏獨能納西方鴻寶以壽吾國民。其有功於醫界。豈淺鮮哉。

第三節　清代之醫派

清代醫學中之不易言。其爲醫學流派乎。醫學流派者。所以區別一代醫學家之類似也。而清代著名醫學家類似龐雜。其醫派之不易言。殆卽因於此歟。四庫全書提要醫家類云。儒之門戶分於宋。醫之門戶分於金元。觀元好問撰傷寒會要序知河間之學。

與易水之學爭觀戴良作朱震亨傳知丹溪之學與宣和局方之學爭是吾國醫學流派自金元始也金元劉張朱李四大家出而醫學流派興醫學流派興而吾國之醫學爲之一變清代諸子上承明季金元爭競猶有餘波其宗秦漢之學說者有之宗唐宋之學說者有之宗金元之學說者有之宗明季及近代之學說者亦有之即不宗歷代之學說而獨樹一幟者亦未嘗不有此清代著名醫學家之類似龐雜而醫派之所以言之不易也說者謂清代之醫派可分爲古派今派二類喻嘉言柯韻伯張隱庵高士宗徐靈胎陳修園黃坤載等崇奉岐黃折衷仲景古派也葉天士薛生白余師愚吳鞠通王孟英等力闢蠶叢獨開新境今派也夫清代醫派至爲龐雜詳析言之猶恐未備豈古派今派之說所能概括已哉詳論清代之醫派醫學未變遷以前著名醫學家可分爲七派焉喻嘉言生於明清更替之際著尙論篇變易傷寒體例矯正叔和編次一掃前代諸家註釋之舊習又著醫門法律發明金匱之秘旨徐忠可之金匱論註尤在涇之金匱心典註釋俱本嘉言故嘉言成一學派也張石頑著張氏醫通方藥主治多本明薛已醫案張介賓景岳全書偏於溫補自葉天士有景岳發揮之刻陳修園有新方八陣之砭溫補派已立於失敗之地清代宗傳溫補自石頑始故石頑又成一學派

也柯韻伯著傷寒來蘇集傷寒論註論翼等書發明傷寒闡扶經義張隱庵高士宗輩頗與韻伯相類故韻伯又成一學派也葉天士著臨症指南等書治溫疫用辛寒以開閉結芳香以驅穢濁爲千古治疫之祖同時有薛生白著醫經原旨溫熱條辨等書亦頗與葉氏相頡頏繼而吳鞠通著溫病條辨王孟英著溫熱經緯及章虛谷俞東扶諸人均宗天士之說故天士又成一學派也徐靈胎著蘭臺軌範難經經釋醫學源流論等書發明素靈金匱之奧秘又著傷寒類方削除陰陽六經門目發明傷寒眞義其中如大青龍湯註云脈浮緩身不疼但重乍有輕時無少陰症者此湯主之靈胎則以爲病情甚輕不應投以麻黃桂枝石膏此條必有舛誤又甘草茯苓湯註云傷寒汗出而渴者五苓散主之不渴者此湯主之靈胎則以爲此汗出者乃發汗後汗出不止非傷寒自汗辨證詳明採摭嚴切故靈胎又成一學派也陳修園著靈素淺註傷寒淺註金匱淺註等書襲取景岳隱庵輩之註疏隨人俯仰僅有編纂之功而無著作之力與汪訒庵吳儀洛輩相伯仲故修園又成一學派也黃坤載著素問懸解靈樞懸解難經懸解傷寒懸解等書謂傷寒自王叔和混熱病於內後又有傳經爲熱直中爲寒之說傷寒因以致亡且簡編亦多失次又謂素問靈樞難經代遠年湮文次均皆譌亂因創素

問靈樞難經傷寒錯簡之說坤載篤信古人過深有食古不化之弊故坤載又成一學派也統觀七派嘉言派黜邪崇正韻伯派去僞存誠天士派援古證今靈胎派補偏矯枉各有特長宗之者尙多石頑派執一失中坤載派膠柱鼓瑟各有偏陂宗之者甚少修園派因陋就簡而宗之者頗不乏其人斯可覘清代各醫派之消長矣及自醫學變遷以後又一變而爲守舊維新兩大派守舊派以尊經闢西爲主旨維新派以斥經崇西爲目的爭意見而不爭是非唐蓉川鄧笠航輩遂乘此時機竊中西會通之美名倡鬻壁騎牆之盲說此又清代醫學流派之大變遷也嗟乎清代之醫派龐雜如此豈易言哉豈易言哉

第四節 西洋醫學之輸入

咸同時。英人合信氏來粵。著西醫論略、內科新說、婦嬰新說、全體新論等書。此西洋醫學輸入中國之權輿也。嗣後美國醫學博士嘉約翰氏來廣州。設博濟醫局。施醫贈藥。並附設醫塾。廣招生徒。當時風氣未開。蜚語沸騰。求治者尙少。嘉約翰氏遂於臨症之暇。繙譯醫籍。以授生徒。譯成化學初階、體質窮源、體用十章、割症全書、炎症新論、裹紮新法、內科全書、內科闡微、西藥略釋、眼科撮要、婦科精蘊、花柳指迷、皮膚新篇、衛生要

商標 所羅挨 'SOLOID' 商標 TRADE MARK

商標 內淨 'NIZIN' 商標 TRADE MARK

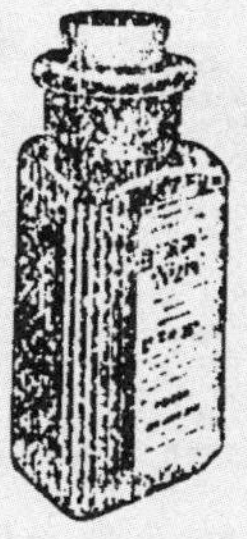

所羅挨內淨瓶樣

所羅挨內淨。西名鉦化硫安尼林酸。醫藥界業已證明其減稜效力較勝他種鉦鹽類。有激發性。水易溶化。如按分劑作藥消水。施於洒膜上。無刺戟發毒諸弊。據醫者之經驗。謂治急性白濁症有良效。射尿脂與陰道。用二釐至六釐0.13 Gm至0.389 Gm化水一量兩。實有良效。不致痛癢。亦不發炎。用此所羅挨內淨。既極簡便。又可縮短療治期。又按此分劑之藥消水。洗頑瘍(久不收口之頑瘡)爲最妙之消毒激發藥。各種皮膚頑症。洗之亦效。治睟白濁炎、睟炎積血及他眼痛。皆有靈驗。其良方如左。所羅挨內淨二釐 所羅挨硼强酸六釐 水一量兩溶化。用眼盃洗之。每日四五次。爲最廉最美之眼藥水。

本藥行備有所羅挨內淨與他種良藥樣品。如蒙醫界函索。當卽郵奉。惟須詳示姓名地址。並提明因閱中西醫學報而知云云爲要。

英京 上海 寶威大藥行

著名良藥

TRADE MARK 'KEPLER' 商標

COD LIVER OIL WITH MALT EXTRACT

商標 解百勒

麥精魚肝油

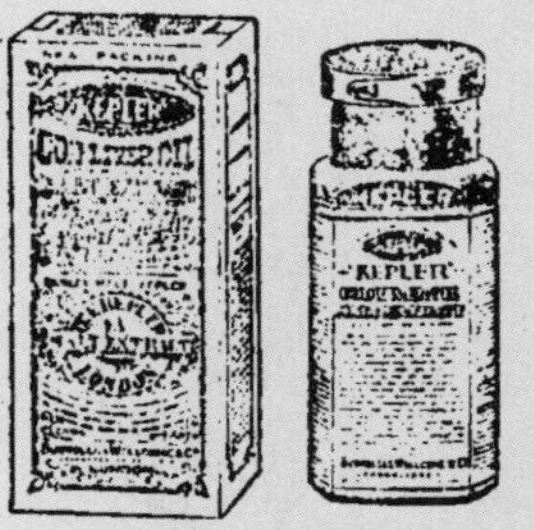

此圖由眞式縮小

解百勒麥精魚肝油。含有兩種最可貴食物要素。即純鱉魚肝油與解百勒麥精是也。○鱉魚肝油。醫學界久已承認。爲消耗諸症與疾病匱乏育質者之最妙食品。惟其氣味每爲病者厭惡。又胃消化力不强者。亦常不能受容。因此不能得其實益。是爲憾事。自有解百勒麥精魚肝油以來。此種缺憾。悉行解除矣。因鱉魚肝油一化入麥精中。其滋味便成佳美。不第食性乖僻者。易於進服。即虛不受補者。亦可得其化育之功。○解百勒麥精涵有茁壯大麥之濃厚育素。亦有消化作用之糟粕。以增鱉魚肝油之效力。且使別種食物。亦易消化。○解百勒麥精魚肝油。既有此兩種寶貴食物。則其自爲各症匱乏育質之妙品。癆瘵瘰癧虧弱人服之。其恢復元氣之效力。堪稱無雙。病者藉此强壯之力。得以止遏病勢。更因此得以健痊。其於肺體炎症。以及各種熱病。難進飲食者。惟此可容納而消化之。○久病未痊。重症新愈。此爲至寶至美之食品。○禀賦柔弱。小兒單薄。按法投服。獲益匪淺。力量增加。○乳母日常服之。身體强健。乳汁濃厚。○解百勒三字。爲此品之商標。如果所服者爲眞解百勒品。其獲益也。必如願以償。 此品有大小瓶兩種。

上海 英京 寶威大藥行